激進代謝法 脂肪 擊潰 21天

Radical Metabolism

安・露易絲・吉特曼
Ann Louise Gittleman／著　游卉庭／譯

A Powerful New Plan to Blast Fat
and Reignite Your Energy in Just 21 Days

目次

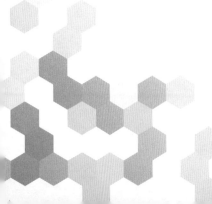

謹將本書獻給在天堂支持我的啦啦隊
伊迪絲與亞瑟·吉特曼

前言

寫下此書的理由

勇敢無懼地追求能燃燒你靈魂之物。

──────無名者

請幫我一個忙。

我要你丟掉所有你自認知道的健康和減重概念。你即將在這本書讀到的，無疑會完全抵觸傳統甚至是其他的飲食智慧。不過，不論你之前嘗試了什麼，請準備好迎接身體健康將會面臨的徹底轉變，正是因為我們現在做的毫無效，所以**我們現在就需要完全不同的計畫**。

美國人不僅繼續變胖，患病者更多，環境更毒，但這並不代表沒有人努力。有 60% 的美國人渴望能減重，但只有 5% ～ 10% 的人真正做到。2013 年光是在減重產品和相關服務上，美國人就花了六百億五千萬美元。[1] 你可能會想，既然有這麼多人在健康上投資龐大金錢，美國應該是地球上最瘦且最健康的國家，但事實完全相反。**美國反而是全世界肥胖和慢性疾病的領頭羊國家。**

美國人口裡有超過 1/3 肥胖人口，而罹患第二型糖尿病的患病率即將追上阿茲海默症的患病率。數十年以來，美國人的壽命期望值，首度在 2015 年因為心臟病、中風、阿茲海默症、糖尿病和腎臟病死亡而下降。在美國，每兩名女性就有一位，而每三名男性有一位會罹患癌症，更不用說我們許多人每天都面臨的常見症狀，像是疲勞、消化和抑鬱。

有許多客戶是已經減了十幾年肥後來找我。事實上，即便自 1980 年代起就有許多營養建議陸續出現，已經做了每件「正確」的事的人當中，仍有很多人現在還在努力。儘管你們已經選擇純粹、無麩質飲食，且吃了很多大骨湯，還是沒能成功減重。本書將會告訴你們失敗的原因，並提供必要的矯正方法。

或許你還嘗試了許多新式飲食，像是強調比照祖先過往飲食的生酮飲食法。要讚揚這些飲食法帶給我們的影響還太早——特別是不談精製糖、麩質和過多碳水化合物，卻偏好更多蛋白質和脂肪的這一塊；這些飲食法還是會有容易犯下的錯誤。今天，我們的身體很難消化脂肪，引發消化病症；現代人很難維持體力，以及減肥過度，《激進代謝法》會用全新強大的方法幫你串聯這些現象，你可以把這當作超乎生酮飲食、原始人飲食和主要飲食法之外的新潮流。

當前的健康數據固然可怕驚人，但一定有希望！你不必如此看重數字，我的用意是想向你介紹才最新發現的祕密，可以重燃延遲的新陳代謝、調和荷爾蒙，休養腸道。肥胖和慢性疾病密切相關，早已是眾人皆知的事，但我不僅提供重新活化新陳代謝的計畫，還會告訴你，一些早就應該了解所有以「自體性免疫症狀」下，混淆在一起的神秘疾病，這種疾病今天困擾著數百萬人。我要讓這本書撼動你所知的世界，重新設定你個人的治療軌跡，讓此書成為你最後一本減重書籍。

重寫營養法則

至於我是何方神聖，為何該聽我說呢？過去三十年來，我一直在挑戰傳統醫學，分享最新的尖端療法。1988 年，我不怎麼情願的帶著我的第一本著作上全國舞台，之後身為得過獎的《紐約時報》暢銷書作家，整合功能醫學系的同仁都叫我「有遠見的健康專家」和「健康先驅」。在我的職涯裡，我曾經有幸被《Self》雜誌評論為全美「十大知識淵博的營養學家」之一，也曾拿到美國醫學撰寫者協會的「優良醫學知識傳播獎」，更在 2016 年獲得控癌協會的「人道主義獎」。

我是一位跳脫窠臼的營養學家！在 1980 年代，當時每個人都只吃碳水化合物——正確說來是脆燕麥麩片麥果和葡萄堅果這兩大牌，好避免吃進其他類的脂肪。我曾在第一本著作《Beyond Pritikin》（直譯：超越普里特金飲食）（拒絕低脂普里特金飲食是我當時最大的營養調理建議）公然反對當時號召重新攝取高穀、高碳水化合物、低脂肪的飲食建議。在書中我曾提出新的飲食模式，強調減重、心臟健康和免疫一定要攝取脂肪。這說法當時可是無人問津的健康邪說，但今天優質脂肪的重要性已經是普遍知識。我反對普里特金法之後，知名的健康大師羅伯特・阿特金斯博士邀請我到紐約市在 WOR 的廣播節目做固定來賓，最後更找我幫忙管理他在紐約整合醫療門診的飲食部門。

在那之後沒多久，我便寫了《Super Nutrition for Women》（直譯：給女性的超強營養學），為了荷爾蒙健康而進一步譴責碳水化合物，推廣高脂肪飲食。在我的《紐約時報》暢銷書《Before the Change》（直譯：改變之前）中，我是第一位討論更年期前後營養方針的人。當「無麩質」和「解毒」這些詞彙成為美國常用語彙之前，早在 1997 年，我就曾在《Your Body Knows Best》（直譯：你的身體最知道）警告麩質的危險，更言之鑿鑿的提醒環境毒素。

2002 年，我發表了可能是我最有名的著作《The Fat Flush Plan》（直譯：甩掉頑固脂肪全計畫）。在這本書中我提出淨化的重要性，還有肝臟是燃燒脂肪的主要器官和解毒者，不過根據《紐約時報》這又是另一個邪說。不過這本著作獲得非常多大眾響應，也因此有了其他 5 本相關系列。自那時起，關於肝臟毒性及排毒淨化的書，如雨後春筍出現在書店架上。2016 年，我甚至還發表了全新改版的《甩掉頑固脂肪全計畫》。

我仍然毫不懈怠的想挖掘出阻礙減重和危害健康的根本原因和隱性因子。在《Guess What Came to Dinner?》（直譯：是誰來晚餐？）一書中，我也寫了寄生蟲是如何不只是第三世界的問題：牠們是如何偽裝成更常見的症狀，比如減重阻抗、代謝症候群、脹氣、發炎和慢性疲勞。我還提到更年期可用的天然替代方法，但當時的醫生只會開藥給女性，彷彿更年期本身就是種疾病。2005 年出版《The Fast Track Detox Diet》（直譯：快速排毒飲食法）之後，有一次我在《20／20》節目上大膽表明是化學物質比如雙酚 A 讓我們肥胖的。當然，現在外源性雌激素和有毒環境荷爾蒙也已被主流醫學接受。2010 年，我在《Zapped》（直譯：搗毀）一書裡探討被忽略且具爭議性的電氣汙染引起的生物危機，包括 Wi-Fi、手機和智慧型測試器等，同時也指出因電子用品而上癮會如何改寫我們的大腦，損害我們的身體。

近 30 年來，我發現自己不斷在改寫營養法則──現在我又寫了這本《擊潰脂肪 21 天激進代謝法》，這是為什麼呢？因為最新的科學描繪了全新但不盡完美的景象。年過半百的我，面臨這樣的轉變，也同時碰上代謝變慢的情況。本書提到的計畫是從我發現對我和他人都有效的方法衍伸而來。我很樂於向你們報告，不論年齡多少，是否接觸環境汙染源，你們的新陳代謝都能重新振作起來。

我們現在正處於全新的毒素夢魘中，舊的方法完全不管用。我們體內深處，每天都因為荷爾蒙的環境汙染因子，而面臨了看不見的戰爭，任其漸漸地磨損我們細胞的防備。石化製品、塑膠、重金屬、假的荷爾蒙、輻射、細菌和其他帶毒性的物質都會使我們生理的荷爾蒙陷入混亂。這些毒素大多會隱藏、埋伏在我們的食物、空氣和水，還有身體營養、居家和清潔用品，甚至是科技用品中，這也讓它們變得更加邪惡。現在已經不再是父母或祖父母的世界了，我們的星球還有我們的身體都在哭著求助。

我們的體內有超過 7 千萬兆個細胞，而它們每一個現在都深陷危機。一旦有夠多細胞受損，則體內的組織和器官功能很快也會淪陷。健康的細胞要從健康的細胞膜開始，若沒有細胞膜，你的體內就會毫無遮蔽，無法抵禦這些毒物侵擾，最後荷爾蒙受到干擾，引起發炎，而炎症正是今天導致慢性疾病的第一名因子。

回頭看 1858 年，「現代病理學之父」魯道夫・菲爾紹（Rudolf Virchow）醫師曾說：「所有疾病都從細胞出現障礙而起。」他指出要治療疾病，一定得先了解病因，而病因總在細胞裡。這種範例很多：阿茲海默症是因為大腦內部細胞處理前類澱粉蛋白質不完全；基因易感性導致高膽固醇，是因為不全細胞攝取脂蛋白；癌症會在細胞出現畸變生長模式時出現；自體免疫性疾病會在細胞溝通混亂時增加。而新陳代謝亦是如此。

在與數千名「肥胖、疲勞、40歲」女性共處之後，我眼前的拼圖漸漸成形。顯然在這個世界裡，如果代謝系統開始變得有毒，任何飲食法都不可能有效。許多飲食法失敗的原因，就是它們無法重新啟動體內燃脂的主要組織。人體內有三個重要的代謝活化組織：褐色脂肪、肌肉與微生物群系，也就是棲居在腸道裡的大部分的微生物有機體。它們每一種都偏好特定食物才能適當運作，如果你沒能正確提供這些燃脂組織需要的能量，它們就無法換給你激進代謝和健康體重。

另一項被忽略的重要關聯，就是大量被醜化的 omega-6 脂肪角色──這也是傳統和替代療法健康專家輕視的一環。我們如今已聽了太多要拋棄 omega-6 脂肪、選擇 omega-3 脂肪的話術，但其實優質的 omega-6 脂肪是重振懶散粒線體（即細胞內的能量引擎）最重要的能源。必要脂肪和特定的必需胺基酸可以加速代謝，維持減重狀態，但對於環繞保護粒線體的細胞膜來說，它們也是重要的養分。

稍後你就會讀到，粒線體與能活化代謝、吃掉非常多葡萄糖和脂肪，使減重和減脂更有效，減少胰島素阻抗風險的「褐色脂肪」有關。

除此之外，如果輸入營養、輸出毒素的細胞膜變得虛弱且不安定，就不可能治好任何疾病。「激進代謝法」就是探討要吃什麼東西，才能重建、強化這些皮脂（脂肪）為主的細胞膜，好預防毒素跨越到傳輸鏈去破壞每個細胞、組織和體內器官，影響大腦到甲狀腺、膽囊、肝臟、腎臟和皮膚的功能，這也是 omega-6 脂肪能發揮其才之處。真正的治療需要我們從根基──也就是細胞就保護好自己。終於，有突破性的研究揭露了如何把消失的 omega-6 放回體內，提升細胞能量，獲得活力來加速燃脂。

不過重新恢復 omega-6 的地位只是這本書的其中一項特別概念。如果你不能好好消化，吃「好的脂肪」也得不到什麼好處，所以這裡也會討論到，被多數人遺忘，但卻在瘦身系統裡扮演了強大角色的膽汁。膽汁儲藏在膽囊裡，可以分解膳食脂肪，將毒素排出體內。哈佛醫學院的研究就發現，膽汁健康的人，新陳代謝會有顯著增長。

更有芬蘭的精彩研究發現，膽汁產量變少的人罹患甲狀腺機能不足的風險幾乎會多上十倍。隨著有越來越多人甲狀腺機能不足，這資訊等於為數百萬名因新陳代謝緩慢且疲勞、皮膚乾燥和便祕的甲狀腺機能低下患者帶來希望。除了甲狀腺機能低下，研究也指出不好的膽汁會引起慢性疲勞、偏頭痛、抑鬱以及自體性免疫功能不全。

如果你沒了膽囊也沒關係！激進代謝法計畫與其他飲食法不同，可以幫你補足這方面的不足，確保能完整運作，消化所有身體能量需要的優質與必需脂肪。這便是激進新陳代謝主義和原始人飲食、原始人飲食進階版和／或生酮飲食不同的地方。如果你沒有膽囊，或是膽汁不夠好（就如大部分減重受阻的人一樣），我不希望你在沒有營養之下攝取過多脂肪，因為這會使你增重而減不了重，還會有體力減退、腸胃問題、腎臟壓力大和其他問題。

言而總之

當你讀下去，本書可能會打破你一直以來對於何謂健康，特別是飲食方面的信念和假設。我也希望能做到這樣！我說的可不只是減重而已，我指的是充滿活力的過日子。一起來減緩老化的速度吧──我是指用必要的工具來閃避與老化相關的疾病，這樣你就不用花很多年被困在醫院裡玩旋轉門了。若你認為「激進」這個詞太過嚇人，請放心，這裡提出的策略確實相當簡單且直接了當，是為了能方便和忙碌日常生活結合而設計，但是這些簡單方法真的能創造徹底的成果！

本書的第一部份中，在你直接進行計畫之前，你會先學會這計畫的科學知識基礎，如此一來你才能了解其原理。我會先一一講解能解決新陳代謝系統怠惰問題的 5 大激進法則，而這是此計畫的根本。如果你想要重燃體內細胞能量，讓燃脂組織解決你壞掉的新陳代謝，每一個法則一定得說清楚講明白。只要實行基本的激進法則 4 天，一定有超過 80% 的讀者能有所感。

第二部分是飲食計畫。先是 4 天徹底密集淨化，再來是 21 天徹底重振，這是設計好輔助排毒和修復代謝的兩階段「細胞美容」。最後一個部分則是以 50 種美味食譜來延伸能選用的菜單，並會提供如何堅持此法的額外說明。總之你將會學到：

- 如何控制 omega-6 油脂來補充褐色脂肪能量，輕鬆助燃燃脂火苗，同時強化細胞膜與排毒
- 苦味食物是怎麼成為治療代謝與消化的關鍵、護持你的膽囊健康、膽汁流量、分解脂肪，以及更能吸收溶脂性維生素好強化免疫和肌膚健康
- 驅使新陳代謝加速、重啟膽囊運作（或是你沒有膽囊後要用什麼來替代膽鹽）以及讓自己能「從細胞至靈魂」能被充分餵養來治療內臟的絕佳食物（香草、新鮮蔬菜、包括水田芥在內的苦味食物、莓果和營養補充品）
- 如何讓蛋白質和胺基酸的攝取適當好避免肌肉流失、加強粒線體

和重置「代謝調節器」

- 如何降低接觸難以察覺但可能早已汙染你喜愛的食物,如大骨湯、巧克力和綠茶的毒素
- 如何整飭廚房,遠離常見食品汙染物,比如鋁箔和鐵氟龍
- 如何結合濃湯和果汁,成為能活絡、重置系統的淨腸劑
- 提神的木槿和蒲公英茶這些淨化飲料是如何清除毒素另外還會講解益菌生與益生菌食物(豆薯、味噌、德國泡菜、優格)如何使免疫力最大化

練習徹底自我愛護

如果你和我一樣有著超過 40 歲的新陳代謝系統,現在是時候讓它加緊速度了。誰會不想轉變懶散的系統,減去多餘體重、增加體力、消緩炎症呢?如果你一直覺得停滯,那現在你可以紓解它。滿心期待能站在全身鏡前看自己會是什麼感覺?這又會如何改變你的生活?這一切可不是空想——這可是我許多客戶在實行我的計畫後回報的成果。

以下是幾位女性採行激進新陳代謝計畫後的感想:

我減掉了約 7 公斤,肌膚也明顯不同!我本來是油膩膩的油性肌,現在幾乎恢復正常。這是我實行的第 3 週,這陣子我都睡得很好。

——歐維姬,46 歲

因為我吃了這些「清腸」食物,思緒更加清楚了。我現在可以輕鬆地繼續寫部落格,實行日常打坐。我每天早上檢測的血糖值也都很

正常！這讓我得以減少胰島素的劑量，按照這速度來看我想不久之後就不用再繼續吃藥。至於膝蓋的疼痛指數也減緩許多，讓我每天更能快樂的散步。而日常的家務也不再只是家務而已……此外我還獲得額外獎勵，我減掉了約 5 公斤，腰和屁股也變小了！

——柯蘇姍，61 歲

我的慢性發炎終於有了很大的改善，在能控制炎症以前，運動對我而言就是折磨，特別是運動完的隔一天就是得付出代價的時候。現在我的關節感覺更好了，而且我也不再容易脹氣。

——傅馬蓮，50 歲

「食譜」非常美味，我很喜歡在食物裡添加那些苦味食物……所有其他的食物嚐起來更好吃也更新鮮。芝麻、葵花油和印度酥油都很好吃。儘管還是有往常的工作量和日常壓力，「我」還是感到美好、活力、專注也平靜。我總共在 21 天內瘦了約 4 公斤，減了 8.5 吋！

——狄瑪琳娜，54 歲

因為這計劃處理的是現代世界中所有的有毒環境干擾，你可以把它想成生活計畫而非只是「飲食計畫」。為了讓你自己重拾健康並持之以恆，這些改變需要成為習慣，畢竟即便你可以採取行動來減少家中的毒素，我們整體的環境毒素問題也很難立即解決。

這是需要徹底改變的最後、重要時刻，但這些方法不是得一晚就得全部實行，如果你覺得太多，那就慢一點做……就像嬰兒牙牙學語一樣。壓力就如不好的脂肪會對健康有害，如果利用這些改變反而壓力增加，就會造成反效果。不論是利用網路或其他媒介，請理解我們想幫你走完這計畫的每一步。對自己好一點，認同並褒揚自己任何最小的成就都是很重要的，如果你原本用了 10 年才讓新陳代謝系統變糟，那就不能期待能在 30 天內完整修復你和新陳代謝的關係。不過只要你有毅力且意志堅定，就能成功。你可以徹底改善自己的新陳代謝，成就一個老當益壯、充滿活力的自己。

讓我們開始吧！

自我檢測

你的新陳代謝系統
是否潛藏毒性？

　　你是否曾經歷下列狀況？如果有，那你的新陳代謝系統可能有毒，一定得實行「激進代謝法」。下列症狀出現越多，你就越需要做「激進代謝法」！不過就算你只勾選一個或兩個症狀，還是能受益於此法。

症狀	勾選
1. 自從 40 歲之後新陳代謝似乎變慢了？	
2. 第二型糖尿病或疑似糖尿病的診斷	
3. 有胰島素阻抗問題，血糖常不穩定	
4. 血脂量測低於標準（低密度脂蛋白濃度和三酸甘油酯過高、高密度脂蛋白濃度過低）	
5. 血壓升高	
6. 還沒真的到更年期就有「更年期肥肉」：腹部脂肪增加，腰臀圍比例偏高	
7. 一直處於飢餓狀態	
8. 正餐之間越來越常感到煩躁、情緒不好	
9. 一整天都需要像是咖啡或糖果等的點心	
10. 早上 11 點及下午 4 點會感到疲累	

症狀	勾選
11. 半夜經常醒過來	
12. 對食物過敏或不耐症，比如麩質或乳製品	
13. 有膽結石或膽囊手術史	
14. 有噁心、胃灼熱、打嗝、胃食道逆流、胃氣、脹氣或其他消化症狀	
15. 吃完肥胖食物後出現升糖指數不穩定	
16. 糞便顏色淺	
17. 便祕	
18. 有小腸菌叢過度增生問題，常感到腹部脹、腹痛、腹瀉等症狀	
19. 有自體免疫性疾病，像是橋本氏甲狀腺炎、類風濕性關節炎、多發性硬化症等	
20. 身體經常疼痛與發炎	
21. 有頭痛或偏頭痛	
22. 身體有如坐骨神經痛的疼痛	
23. 皮膚問題，比如玫瑰斑、牛皮癬或肌膚乾燥	
24. 掉髮問題	
25. 即使睡了還是很累	
26. 有排毒問題	
27. 有無人能解的「罕見」或神祕的症狀──你是否是醫生眼中的「難搞」病人？	

PART 1

解救新陳代謝的
*5*大激進法則

第**1**章
解救緩慢的新陳代謝

就算是奇蹟也需要時間。

————仙度瑞拉的神仙教母

本章你將會學到……

- 你是否具備了毒性新陳代謝的各種徵象？
- 影響食慾和脂肪儲藏的三種代謝活化身體組織
- 如何讓守門員——細胞膜開心快活？
- 衰弱的膽囊要如何讓你從胖子變瘦子？
- 能解救新陳代謝的五大激進法則

　　如果你和多數人一樣，那你應該覺得年齡越長就更難減重。你或許也感受到某些難以找出根源的「神祕症狀」——可能是慢性疼痛、腦霧或是疲勞。前言那一章結束時的問卷上你勾選了多少呢？或許你可能才剛確診有自體免疫性方面的問題，像是橋本氏甲狀腺炎或類風濕性關節炎。最新的科學研究指出，我們本來認為這些有關聯性的想法，可能實際上毫無關係。有毒的新陳代謝所造成的影響是漸進式的，還可能非常可怕，所以一開始先出現的額外重量和氣力不振，經過一段時間後就會發展成更大的問題。

同病相憐如你

艾美黎亞是擁有兩個孩子的職業母親，42 歲的她不僅變很胖，還有甲狀腺低下和持久性疼痛。儘管她認為自己的飲食很健康，一星期也運動很多天，還是排球教練，她在 13 年前生下女兒後，便眼睜睜地看著自己的腰圍越來越粗。過去 10 年來，她嘗試了 3 次減重，只為了減掉 14 公斤。

艾美黎亞的年度健檢也沒特別問題，只不過血壓和三酸甘油酯是有緩慢穩定上升的現象。她上一次檢查時，三酸甘油酯甚至高達 175，血壓則是從原本的 90 ／ 60 增加到 145 ／ 85。血壓高升，加上體重增加，這讓艾美黎亞的熱心醫師建議她開始吃降壓藥，不過她並不想開始當藥罐子。

一年以前，艾美黎亞在膽結石嚴重發作後動手術摘了膽囊，而醫生也向她保證她沒有膽囊也沒關係，還會感覺更好。然而，她發覺自己的新陳代謝在手術之後就突然變糟，便祕的狀況比以往更嚴重，而她最煩的腰間肥肉也往錯誤的方向移動。艾美黎亞的醫生一直說她這是因年齡產生的正常變化，不用擔心。儘管如此，她不僅擔心，還對自己的身體或感受非常不滿。

艾美黎亞也開始有胃食道逆流，這是在她跟著朋友一起嘗試新飲食法後才出現。她完全遵照書上教的飲食方法──吃更多「好」脂肪，攝取無麩質食物，不吃乳製品、減糖並多散步。但她只覺得更糟，不僅常常在餐後腹疼還脹氣，時不時還有便祕和拉稀的困擾。雖然她晚上都覺得很累，但她怎樣都睡不好，疲勞的狀況越來越嚴重，幾乎是白天也撐不下去。她與丈夫之間的關係也惡化，因為她對性愛變得無感，也經常對情緒不穩正處於青春期的女兒發脾氣。

她用盡了辦法卻毫無起色，難道老了就會這樣嗎？畢竟很多朋友也都有同樣的狀況，可能這是正常的吧……真是負面的想法啊。於是她開始回頭吃甜食，也立刻將好不容易減掉的一點體重又迅速胖回來。

這樣的故事是否聽起來很熟悉呢？

艾美黎亞的故事就是每天我從客戶口中聽到的綜合版本。僵持不下的體重、疲勞、睡眠問題、情緒起伏大、消化問題、健檢結果數據幾乎都不正常，而這是大多數人的典型狀況。普通醫師通常會向患者再三保證一切沒事，但這只會讓家長們更覺得擔憂挫折。最常見的病症源頭就是新陳代謝系統潰堤——這可不正常，更不該忽視；而好消息就是這狀況可以逆轉！

本章你會讀到的是**從細胞來探討健康**。減重受阻源於細胞受損，特別是細胞膜。悲慘的是，這是健康照護包括整合與功能醫學往往會被忽略的地方。

有三種代謝活化組織，會直接與身體如何利用能量與儲存脂肪有關，它們每一處都需要不同能源，也有特定的營養需求，才能適當作用。除非你面面俱到，不然瘦身的過程可能會面臨中斷，最終使自己走向代謝症候群之路。

那究竟什麼是代謝症候群呢？這種病症也稱為糖尿病潛伏期，代謝症候群指的是綜合下列症狀的病：血壓上升、血糖上升、腹部身體脂肪增加，而腹部皮脂或三酸甘油酯指數上升。當這些症狀一起出現（通常都會如此），就會增加肥胖、第二型糖尿病、中風和心臟病的風險。許多有減重阻抗的人，也會符合代謝症候群的狀況，此外也通常會出現有胰島素阻抗。

胰島素是負責從血流把糖帶到細胞的荷爾蒙；**胰島素阻抗**是指身體多處器官和組織會抵抗胰島素給的信號，導致生成越來越多的胰島素。血液中的胰島素含量增加時就會增重；反之若胰島素含量降低，就可能減重。胰島素阻抗會引起慢性血糖上升，損害身體且引發第二型糖尿病。這也是為什麼很多糖尿病最後會造成神經病變、腎臟和血管受損，還有胰臟受損，無法再生成胰島素。

解決方法？如果你努力瘦身未果，那你可能需要實行一種或多種的 5 大解救新陳代謝激進法則。

在我們進一步探討激進法則之前，我們得先從新陳代謝開始討論一些基本概念，之後我們會看看細胞膜在新陳代謝、健康和疾病上扮演的重要角色。我也會（簡單）介紹相對而言較新的科學概念表觀遺傳學，這會徹底推翻我們對於健康和疾病的理解。表觀遺傳學是關於體內產生的變化——例如身體如何從健康變得不健康，或不健康變得健康。表觀遺傳學是在不改變基因狀態下改變基因表現，最棒的就是你得以控制自己的基因，而非是基因定生死！

何謂新陳代謝？

先從基本概念說起，「新陳代謝」源自希臘語中的「改變」，你的新陳代謝系統會將你攝取的食物透過各種延續生命的化學反應機制轉成能量，而這多數都發生在細胞上。但是新陳代謝影響的可不只是你每天要攝取多少熱量才不會胖——它還會影響你全身的健康。我們需要拓展我們對於新陳代謝的理解，因為它確實控制了每件事、每一種生理活動、以及每一個細胞膜。人體內大約有 7 千萬兆至 1 億萬兆個細胞，而任何一個細胞的細胞膜受害就不可能運作。即便你自己毫無感覺，新陳代謝的過程隨時隨地都在體內進行。

所有的事都是由細胞開始控制——胃口、燃脂和脂肪儲存、產生氣力、荷爾蒙、組織修復、生病或受傷的復原、抵禦疾病，甚至是年齡老化都是如此。新陳代謝控制了消化，讓營養進入細胞並代謝廢物。你該感恩有新陳代謝才能讓身體排毒。

飲食很重要，因為新陳代謝過程有賴於你吸收的營養。這些營養成分可分解生成能量和重要的蛋白質如 DNA，加上酵素的輔助，新陳代謝反應會形成讓基本營養物轉型成其他分子的代謝管道，而排毒管道也有類似過程。

如果你有體重問題，那你與怎麼吃也不會胖的朋友相比，差異在於她的新陳代謝機制效率比較好。許多人都會出現我說的「毒性代謝」——也就是重要化學反應出錯時有的現象。身體得依靠這些營養物才能操作基本功能，如果你沒有這些營養，或是因某種原因身體吸收不了，那系統就會出現問題。

重要的是要知道，過胖只是問題更嚴重的一種症狀——這是身體警告你有地方不對勁的方法。而體重增加還不是唯一的警告！或許你上一次驗血時發現了血糖值上升或血脂檢測高於標準，又或許你的甲狀腺功能略微低下，這些現象與其他症狀都是新陳代謝系統在發送求救訊號，就看你是否決定要解除警訊！

　　毒性代謝是指細胞沒能吸收到需要的所有營養，或是身體出現毒性——不幸的是多數人兩者兼具。若無法排毒，毒性就會漸漸積累，身體有毒就像是在一個永遠沒換過水的泳池裡游泳一樣。

　　不只標準美式飲食（SAD）缺乏營養，就連現今我們生存的環境裡也是毒素無處不在。美國化學學會的大型數據資料就登錄有超過一億種不同的化學物質。[1] 我們是否「在化學中享受生活」呢？不是吧！這些化學物質正用無數種方法侵入我們的食物、水源、空氣——舉凡是在化學環境下生長的牛肉和荷爾蒙到摻有干擾內分泌化學物質的瓶裝水皆是。我們的身體會神乎其技的排掉毒性，想想看這又是多大的工程啊。

　　毒性代謝會使毒性負擔增加、警告荷爾蒙受到干擾和炎症增加，而對身體造成很大的壓力，進而導致肥胖和罹患多種可怕疾病。現在每三位老人當中，就有一位是因為阿茲海默症或其他類型的失智而死，我們近期才發現這種可怕的疾病可能源於大腦內排毒系統出現故障。心臟疾病仍是美國今天男女性身亡的第一名殺手，每年有超過 6 萬人因此死亡——也就是每死 4 個人就有一名是因此而死[2]；而每 3 位成人當中，就有一位出現糖尿病潛伏期，或完全發展成第二型糖尿病。可悲的是我們的孩子和寵物也出現了這些趨向。

　　上述是壞消息，但也有好消息：因為這些疾病有共同病因，它們也有共同的解決方法！只要能矯正毒性代謝，就能反轉這些疾病，同時還能減去那些多餘的體重，這樣就能感覺更年輕、更有活力，更重拾多年未有的精力。而原來環繞腰部的肥肉也能消失，因為你已經排除病因，創造了我們都值得擁有的激進新陳代謝！

從《超級減肥王》身上我們學到什麼

大部分傳統飲食之所以失敗就是因為太容易復胖。目前最深刻的案例就是 2016 年發表在《肥胖》期刊上一篇關於 14 名參加減重競賽實境節目《超級減肥王》參賽者的研究。[3]

研究人員發現這些參賽者當中，有 13 位至少在比賽期間復胖了幾公斤，其中還有 5 位復胖的體重還比賽前高。這群參賽者不只平均復胖了 41 公斤（約是他們減掉的 70%），比起其他不曾減重如此多公斤的同年齡、相似身體組成的人，他們的胃口更好，新陳代謝更慢。

這究竟是怎麼一回事？研究人員指出，參賽者們的瘦體素在節目結束後飆高，再也沒能回復。瘦體素是一種飽食荷爾蒙，能告訴你是否吃飽了。這與探討前任參賽者會在賽後難以控制食慾和渴望大吃的報告相符。

雖然這是最極端的案例，但多數人都會在節食減肥後復胖一點。你得減掉的體重越多，新陳代謝就越可能衰退──不管有無運動都一樣。你的身體絕對會毫不懈怠地堅決要重新找回設定點。

體重至少有部分是取決於能量攝取耗用的長期關係，這是由複雜的荷爾蒙網絡來控制。

這些荷爾蒙會對腦部造成深遠影響，特別是會強烈影響飲食和胃口的下視丘，把它想成體內的體重調節計吧。至於這調節器如何運作尚未明朗，但我們已知道影響的因素有很多，例如活動程度、飲食、胃口、生活習慣、生活環境、心理因素、整體健康和基因。

在你試著改變體重時，身體會為了維持調節或其設定點而抗拒。

它會試著讓你吃進更多食物，且通常會吃錯誤的食物，這也是對大多數人而言，很難維持與設定點不同的體重的原因──體重差異越大，身體就更容易反彈。

基本上，減重後的復胖並不代表就是減重失敗──你只是缺少了新陳代謝的紐帶！《超級減肥王》研究上有個好消息是，超過一半的參賽者減重後，他們原體重的 10% 均成功沒有復胖 。不過你可以將毒性代謝轉成徹底代謝，來提升這比例。現在你將能獲得這些參賽者不知道的重要資訊。新陳代謝是由荷爾蒙控制，而荷爾蒙都是在細胞膜上運作。荷爾蒙與意志力的決鬥往往都是前者勝出──除非你學會如何用謀略打敗它！

見微知著來解決疑難：細胞膜醫療

「細胞膜醫學」有朝一日將會獲得與益生菌同等的地位，屆時是生是死將取決於細胞的健康。細胞就是如此重要──它們才是主角。你的器官和組織若沒有細胞就健康不了，而細胞若沒有強韌的細胞膜也無法健全。而新陳代謝的神奇魔法只有在這些細胞守門員狀態良好時才會發生。

情報機密報你知。細胞壁或細胞膜曾一度只是支撐細胞的包裝，就像三明治外有層保鮮膜一樣；不過現在我們知道，它們對細胞功能來說是很複雜、變幻無常的重要結構。外細胞膜最基本的功能就是區隔細胞內部組成和其外部環境，有結構性整合的作用；細胞膜也是「舞台監督」，控制進入（營養）和排出（毒素）的物質。細胞膜允許特定分子在需要時進出細胞，一定要夠強悍，才能抵禦入侵的微生物。細胞膜主要是兩層脂肪細胞組成。[4]

　　除了外細胞壁（即通常說的細胞膜）之外，還有許多薄膜會環繞細胞內的分子，這些薄膜會環繞能產生能量的粒線體，此外還有一層膜會保護含有基因物質（DNA）的細胞核。這些薄膜的基本結構就和你體內數百萬兆個細胞相同。細胞膜占據了人體的一大部分——若是一一鋪平，這些薄膜能覆蓋的面積將是 100 平方公里，光是肝臟的薄膜面積，就等同是 5 個足球場那麼大！[5]

　　你攝取的脂肪之所以如此重要，原因之一便是所有細胞膜都是由脂肪組成。事實上，細胞膜幾乎等於人體內的大多數脂肪，每一個細胞都是由 3 種特殊脂肪組成：磷脂（含磷的脂質）、醣脂（含糖的脂質）和膽固醇。最重要的是磷脂，磷脂醯膽鹼更是最重要的一種，占了細胞總脂質量的一半。

以形補形是真的！

　　細胞受損的方式有 3 種：外細胞膜（細胞壁）受損、能量補給（粒線體）受損，還有基因密碼（DNA）受損。這些都會破壞到細胞膜，也就是細胞能保護內在寶藏的第一道防線。DNA 的損害通常都是致命傷，引發細胞突變或細胞死亡，而這便是主導自體免疫和退化過程，還有怠惰新陳代謝的機制。

　　細胞膜會因為環境毒素（汞、鉛、氟化物等）而歷經磨難，當然也會因為飲食不當而受苦。如果你吃進加工過的脂肪，身體實際上就會將這些脂肪吸收到細胞膜上，使薄膜劣化。這正是「以形補形」的終極驗證——直接反映在細胞上！吃進髒東西，就會產出髒東西。我們現在知道，脂肪酸會改變細胞膜的真正結構和外表特性，影響到依賴這結構的細胞運作過程。

細胞膜也會因為糖分而受損。事實上，任何食物都會刺激胰島素作用，生成一種會破壞細胞膜的酵素，稱為磷脂酶 A2。這也是為什麼激進新陳代謝飲食要避免所有形式的糖分、加工食品和飲料，還有超量的水果和穀物的原因。

科學研究已發現，身體在消化膳食脂肪酸的幾分鐘內就會把它們整合到細胞膜上，這過程稱為「脂質膜重組」。這可以解釋攝取的食物是如何與各種疾病直接相關，例如第二型糖尿病、癌症、心臟疾病、自體免疫和炎症疾病，甚至包括老化。如果細胞是用劣質脂肪酸組成細胞膜，好比變質植物油和反式脂肪，那它們從血中把氧氣帶入細胞的能力就會降低——而這問題可是非常大！粒線體需要細胞內的氧氣（外加脂肪和糖分）才能產生能量，而細胞內的氧氣則是預防疾病之必要。為了要延長架儲期，一般的市售油品多會烹煮過頭且加工過度，最後反而是抵禦而非吸收氧氣。因此，如果細胞整合這些受損、抗氧的油脂到細胞膜上，那就糟糕了。這些油脂的部分我們會在第 3 章進一步討論。

好消息是，如果不論好壞細胞膜都能在幾分鐘內改變，那想像一下 25 天實施激進新陳代謝計畫後的成就吧！

你生鏽了嗎？

細胞膜受損會立刻對身體所有方面造成嚴重後果。因為細胞膜是由脂肪組成，它們很容易受到脂質過氧化的影響，這是細胞膜內自由基從脂質「竊取」電子時會出現的現象，好比儲藏室內的橄欖油變質發酸一樣。脂質過氧化出現時，體內會有下列影響：

- 毒性代謝增加，代謝「火力」大減
- DNA 受損
- 細胞無法有效警示免疫系統
- 荷爾蒙發信號受到干擾（雌激素、黃體素、睪固酮、甲狀腺、胰島素、瘦體素等。）
- 粒線體產生的能量（三磷酸腺苷）減少，引起粒線體相關疾病（慢性、退化和自體免疫）
- 組織和器官功能減弱
- 心血管疾病風險增加
- 因為不正常細胞增生使癌症風險增加

　　細胞膜受損與胰島素阻抗和減重受阻有密切關聯，因為新陳代謝仰賴細胞正常警示。可以把這想成是細胞「生鏽」──也就是身體的修復速度跟不上持續受損。[6][7]

　　那身體如何對破壞做出回應呢？只能發炎，特別是細胞炎症。細胞膜發炎就無法排除毒素，使毒素被困在細胞內，最後演變成垃圾場，接著就會生病。發炎會引發心血管疾病、癌症、荷爾蒙失調、糖尿病和其他如今猖獗的病症。細胞只有在可以淨化累積的毒素時重新再運作，要做到這一步就得治癒細胞膜。

基因不會定生死

　　細胞膜還有另一個神奇的功能，它們實際上可以控制基因開關。我們向來會認為，基因決定了我們的命運，但表觀遺傳科學已經反駁了這一點，基因實際上可以塑造！

　　簡單來說，表觀遺傳學就是研究基因表象產生的各種變化，而不是基因密碼本身的改變。這些變化會影響細胞如何轉譯基因藍圖。把DNA 想成一種操作系統，而你的基因組就是應用程序，每天甚至每小時會更新一次。表觀遺傳的變化會在基因因應不同情況又開又關時發生，這些變化會因為飲食和生活習慣、環境刺激元，甚至是思維和情緒等因素而引發。基本上，你所做的每件事都會影響基因表象，不管是吃飯、睡覺、運動、大笑、哭泣、喜歡或生氣。表觀遺傳學的研究為許多事提供新觀點，舉凡是減重受阻到心臟病或心理健康等。

　　我們現在知道，表觀遺傳學會影響新陳代謝如何做出好的或壞的改變。以壓力為例，壓力是一個很大的表觀遺傳因子，而相關疾病可以歸結於我們能否適應壓力，如果我們無法適應，可能就會啟動壞的基因。試想兩個都有乳癌基因的人，一個人面臨重大的生活壓力但沒能學會有效的壓力管理；另一個人則懂得如何有效管理壓力。焦慮的那一個人可能會「打開」自己的癌症基因，導致癌症徵兆出現；而不焦慮的那個人則永遠不會有徵兆。這就是表觀遺傳如何變化的過程，此處要了解的重點是，不論我們講的是癌症或變胖，基因在每一刻都會持續翻動。

　　許多人會說自己減重減得很辛苦，感覺就像是「開關」被按來按去

——好比是新陳代謝斷路器被按掉卻又無法重新設定。這就像你家的電力供給，突然所有東西都中止下來。你的狀況是否也是如此？這種比喻其實跟事實也差不了多少！當你實行本書指導的方法，你所做的就是改變自己的基因表象，「按下開關」真正重新設定 DNA 才能治療。

五大解救新陳代謝的激進法則

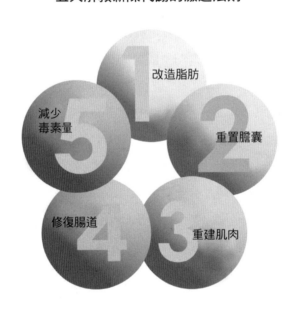

用激進新陳代謝解救自己

看完上述說明後，接著讓我們來討論我的「5 大激進法則」來解救新陳代謝吧。要創造激進的新陳代謝系統——也就是讓你窈窕、健康、有活力的燃脂新陳代謝，有 5 個主要的基本概念。接下來的章節會陸續詳談每一個，但我們先來看看整體的概念。

❋ 激進法則 ＃ 1：改造脂肪

攝取足夠的 omega-6 脂肪對新陳代謝和細胞膜的健康來說至關重要，而且重點是要吃對食物。

在我開始這趟找尋毒性代謝根源的任務時，第一個「頓悟」的就是與 omega-6 必要脂肪酸的普遍誤解。不幸的是，現今還有許多營養和健康專家會把 omega-6 妖魔化，讚揚 omega-3。如果這本書讓你什麼都沒學到，也請拜託記得這一點：所有 omega-6 脂肪會引起發炎的概念只是迷思！

雖然多數美國人確實攝取過多的 omega-6，他們也攝取了大量的各種毒食——但這與新鮮全食裡含有的健康 omega-6 脂肪是截然不同的兩回事。美國人多習慣攝取加工食品，這種食物全都含有過度加溫烹煮、終極精製的油品。記住——你一吃它們，身體會立刻將這些摻雜化學物質的脂肪輸入細胞膜。有毒的 omega-6 確實容易引發炎症，且根本傳送不了真正 omega-6 的健康好處。

事實上，我們並沒有攝取夠多的好的 omega-6 或 omega-3，而是吃了太多加溫烹煮、氧化、會破壞細胞膜而引發炎症和疾病的油。因此，第一個激進法則就是要減少這些變質油品，並以優質適量的 omega-6 和 omega-3 脂肪來替代。[8] omega-6 與 omega-3 的最佳比例為 4：1。

當然，你的身體需要適當的脂肪新陳代謝，才能利用這些或其他膳食脂肪，這就會提到激進法則 # 2：維繫健康膽汁與膽囊。

✳ 激進法則 # 2：重置膽囊

談起要如何逆轉毒性代謝，減去頑固的多餘身體脂肪，那就不得不提膽汁和膽囊的重要性。雖然有許多醫師認為膽囊是「可以丟棄的器官」，但這想法可是大錯特錯。膽囊有許多重要的生理功能，會大大影響新陳代謝。

膽汁是肝臟為了分解攝取的脂肪和護送毒素排出身體而製造。膽囊是梨形的發達器官，位於肝臟下方，其目的是儲藏、集中，在需要之時排出膽汁。若沒有膽汁輔助，你就無法消化或吸收脂溶性營養素、維生素 A、D、E 和 K，以及我剛提過的燃脂性必要脂肪酸，就如你已經了解，這些脂肪對健康的細胞膜來說非常重要。除了細胞膜之外，脂肪也對大腦的健康、荷爾蒙製造、免疫過程、能量和心血管健康一樣關鍵。大腦大約有 60% 的脂肪，與身體其他部位不同的是，大腦不以脂肪作為能量的主要來源。

膽囊的疾病與肥胖如今正普遍發生，結果此二者原來相關，而中間的聯繫便是膽汁。許多人之所以拿除膽囊，就是因為他們體內出現了又濃又稠、完全堵塞無法流動的膽汁。標準美式飲食就是可怕膽汁的最佳配方，一旦膽汁變得濃稠，就無法流到小腸，反而積累在膽囊裡，很快就會出現膽結石和炎症，而當你還沒意識到這一點時，你人已經躺在往手術室做膽囊手術的病床上了。

那麼，膽囊與變胖又有什麼關係呢？如果你無法正確分解脂肪，那脂肪就會以不適用的形式被吸收到血液中，身體只好儲藏它們——

就像是在臀部多填補廢料一樣。有非常多人有膽汁和膽囊的問題，但自己卻完全不知道。沒有健康的膽汁，不論你吃的再健康，都無法取得擊潰脂肪、促進免疫力、保護細胞膜、提供能量的好處；你獲得的只是放屁、脹氣、胃酸逆流、便祕和增胖。

現在就是時候好好細心呵護膽囊了，因為通常出現問題徵兆時，就代表情況很危急。就算你已經拿除膽囊，要改善膽囊功能和改善膽汁流動的方法很簡單，第 3 章將會完整的介紹，但一個關鍵方法就是要攝取更多的苦味食物，這包括水田芥、芝麻葉、甘藍菜、芥菜、蒲公英葉、葡萄柚、薑，甚至是黑巧克力等。

今天有許多人還有與膽汁質量有關的另一個問題：胃酸（氫氯酸或 HCl）不足。沒有足夠的氫氯酸，就無法在進食時釋出膽汁。胃酸不足不僅無法消化脂肪，也難以消化蛋白質，因此就要看下一個激進法則。

✳ 激進法則 # 3：重建肌肉

第三個能解救新陳代謝的激進法則，是預防或逆轉與年齡有關的肌肉量流失，也就是所謂的肌少症。什麼會與肌肉流失有關呢——又是脂肪！雖然肌少症通常會被視為老化的問題，但肌肉量減少實際上發生的更早，且通常會與肥胖、胰島素阻抗和代謝症候群有關，這也會進而完全發展成第二型糖尿病。[9] 淨體重對健康和長壽非常重要。

若你習慣久坐不動，那自 30 歲後，每十年你都會流失 3% ～ 5% 的肌肉量。為什麼肌肉會隨著年齡增長而流失呢？這原因有很多，包括荷爾蒙失調、炎症、缺乏運動（特別是坐太久）以及營養不足。幸好「激進代謝法」能調整這全部的問題。

肌肉流失的兩大原因為：攝取劣質蛋白質和減弱的蛋白質消化。就如前面提到的，許多人並不知道自己有胃酸不足的問題。蛋白質的消化需要足夠的胃酸和消化酵素，而多數美國人不是缺少就是幾乎根本沒有。對 30 多歲的人而言，胃酸生成少了 40% 是很常見的現象，而 70 歲的人則會另外減少 50%。這可能會引發像是胃食道逆流、胃氣、脹氣、噁心和其他的症狀（包括脾氣暴躁）。如果你屬於鹽酸不足，那也會發生礦物質不足的狀況，因為珍貴的胃酸對吸收礦物質來說也很重要，而礦物質不足則是現今的另一大問題。

氨基酸是構築蛋白質的基材，所以若能提高優質蛋白質與氨基酸的攝取量，那身體就會獲得需要的營養素，才能製造肌肉和其他的瘦體組織。老話一句，氨基酸對於打造強韌的細胞膜來說非常重要！第 4 章我們會再詳細的談氨基酸，特別是為了要維持淨體重，你每天必須攝取的 10 大必要氨基酸。就如必要脂肪酸一樣，氨基酸也有必要氨基酸。不過身體無法像處理碳水化合物與脂肪那樣儲藏氨基酸，因此每天攝取蛋白質是必要之事。

當然不論你攝取的飲食或營補充品有多棒，如果你的消化系統本身不健康那什麼都沒用，因此第 4 個激進法則就是要修復腸道健康。

✳ 激進法則 # 4：修復腸道

我們的消化道一直在遭受打擊。腸道發炎如今很是猖獗，一旦腸道發炎，身體其他部位也會跟著鬧不適。腸道滲透率高（腸漏）的人比較容易受腹部脂肪積累、荷爾蒙失調、代謝症候群和第二型糖尿病的影響。失調的微生物群與肥胖和減重受阻有直接關係，你的新陳代謝會受到消化道內的整體微生物群數量與其種類影響。

科學家現在已發現微生物群的重要性，這種棲居在腸道裡可維持健康的微生物群系是消化的關鍵，也是免疫防禦的第一道防線。如同其他的細胞，你體內的微生物群系會因為環境毒素、不良飲食、寄生蟲感染、荷爾蒙失調、抗生素和其他藥物，還有情緒壓力而遭到攻擊——這些都會導致菌叢不良。菌叢不良或是說腸內菌叢失調，指的就是「良性」微生物太少而「惡性」微生物太多，這樣就容易造成局部和整體性發炎風暴。有很多種病都是因為菌叢不良，比如腸漏症候群、食物過敏、小腸菌叢過度增生、腸躁症、便祕和拉稀、疲勞、肌膚問題、毒性增加，而糖尿病、心臟病、失智症、關節炎、自體免疫性疾病等等來自體內毒素負擔增加。你體內的微生物系統有助於控制身體酸值和膽固醇指數的平衡。

微生物系失衡也因為全新發現的腸腦關係而與生理和神經問題有關。近期的科學研究發現，腸道基本上就像是「第二腦」，裡面布滿了超過一億個神經細胞，控制的不只有消化還有情緒。[10] 你是否曾有過胃部翻騰的緊張感呢？這就是腸神經系統再跟你說話。

要重置不適的腸道有很多重要的方法。首先最重要的就是要用益生菌食物來讓好的菌叢住在腸道裡，比如天然發酵的德國泡菜和韓國泡菜，還要有適當的條件來使其繁殖，像是纖維和益菌生。有些適應不了益生菌食物的人則需要用其他方法。

✳ 激進法則 # 5：減少毒素量

最後一個也很重要的激進法則是要減少毒素量。如果身體有嚴重的毒素負擔，就無法適當運作或進行許多代謝程序，因為根本沒有足夠的資源來運作。

現今的我們居住在一個毒海當中，舉凡是日常用品中會綁架我們雌激素受體並干擾荷爾蒙的化學物質（也稱為致胖因子），以及不斷攻擊我們 DNA 的重金屬和電氣汙染。身體充滿毒性時，你所需要的所有資源只能排毒──這最後只剩稀少的資源來促進燃脂。多數人需要的就是徹頭徹尾的大掃除！在第 6 章與第 7 章，你將會學到如何減少毒素量的竅門和方法，一切就從廚房開始。你將學到哪些藏匿著毒素會導致脂肪增加，還能了解如何鏟除這些毒素保持健康。

現在大至知道整體，讓我們仔細來看看第一個激進法則──這些優秀的脂肪，就是激進代謝計畫的基本要件！

第 **2** 章
激進法則 #1：改造脂肪

先滋養方得茁壯。

————無名者

> **本章你將會學到……**
> - 使新陳代謝出差錯的脂肪謊言
> - 關於 omega-6 與 omega-3 脂肪的徹底思維反轉
> - 你不該拒絕攝取的「禁忌的脂肪」
> - 要減去多餘體重實際上真正需要的身體脂肪種類
> - 關於脂肪的使用和消耗，要讓代謝從疲乏反轉到有驚人效果

　　做好難以置信的準備吧——本章將會把你從過去 50 年使新陳代謝走鐘的營養脂肪謬論中拉出來，這第一個激進法則就是要改造你飲食中的脂肪。吃進足夠的優良脂肪非常重要，這樣才能把新陳代謝轉成燃脂模式、滋養細胞膜還有超載能量。

　　提到膳食脂肪如何影響身體脂肪，數十年來有非常多半真半假的說法和誤解，誤導人類健康和腰圍。好的健康需要的不只有良好動機，你得有正確的資訊，而目前你所聽到的根本不是事實，我們先來討論其中存留最久的迷思吧：**吃了脂肪，你就會更胖。**

　　竟然還有很多人相信這個迷思，簡直嚇壞我了。儘管反證的證據已堆積如山，但這迷思仍然持續散播，甚至在所謂的營養專家們之間

也是如此。最新的研究就是要釐清：讓我們發胖的並非脂肪，而是精製糖和毒素，不過這也只是冰山一角而已。若你仍然認為吃進脂肪會讓你變胖，那請繼續讀下去，因為等到你看完本章之前，我敢承諾你一定會開心地想跳舞。

請想想過去 50 年來最流行的飲食建議：**低脂、高碳水化合物**。這與新陳代謝和健康要變好應該要吃的完全相反，也難怪肥胖、糖尿病、心臟病和許多疾病如今完全失控。

恐懼脂肪的概念最早源於 1950 年由研究者安塞爾・基斯（Ancel Keys）發表的有瑕疵的報告。在他的《七國研究》中，基斯只挑了符合其理想的數據來支持自己的理論，也就是攝取脂肪，特別是飽和式脂肪，就會引發心血管疾病。傳媒因此跟風，到 1961 年以前，就連美國心臟協會也發表了反脂肪的飲食指南。正當媒體大肆報導之時，食品工業也開始大量推出低脂的再製食品，標榜能從堵塞父母冠狀動脈和減少壽命的惡質食物中「拯救我們自己」。悲哀的是，低脂、高碳水化合物的飲食反而讓數百萬人更早步入死亡，而時至今日，有許多醫學專家仍然堅持重炒這種資訊錯誤、傷害健康的建議，儘管他們可能本意良善。

事實是，你的身體無法在沒有膳食脂肪之下生成細胞，身體需要脂肪才能產生荷爾蒙、細胞之間傳遞信號，使炎症不至於進展。脂肪之於心臟、大腦和神經系統的功能更是重要。更重要的是，脂肪是製成細胞膜的元素，只不過我們現在才開始了解到這事實影響有多深遠。

我已有數十年都站在「脂肪戰爭」的前線，每當提起關於脂肪與新陳代謝的最新科學，我得提到幾位關鍵人物的重要貢獻。神經脂質研究基金會的董事派翠西雅‧坎恩是細胞膜科學和必要脂肪酸對健康細胞膜很重要研究的先創者，她稱此為「細胞膜醫學」。另一位重要人士是全世界主要研究必要脂肪酸與其在身體代謝管道上角色的權威之一，布萊恩‧佩斯金教授。佩斯金首度提出「親體必要油類」一詞，稍後你會學到。其他要提到的科學家還包括美國國家衛生院的亞倫‧賽普瑞斯博士，賽普瑞斯博士發表許多關於棕色脂肪發熱特性的突破性研究。另外也還有其他學者，為這本《擊潰脂肪 21 天激進代謝法》提供概念基礎。

在我們投入脂肪對細胞膜很是重要的內容之前，我們需要了解身體各部分偏好能量的基本資訊。

人體的運作是靠脂肪而不是糖！

要讓懈怠的新陳代謝反轉積極運作的關鍵目標之一，就是要讓身體從燃糖模式轉成燃脂模式，但如果你吝於補充膳食脂肪就做不到這一點。攝取促進新陳代謝的脂肪時，也一定要少吃糖分和會被身體轉化成糖分的碳水化合物。

人體有神奇的能力，可以根據不同能量運行，特別是糖分和脂肪。脂肪對人體來說是最適當的能量，**我們的身體本來就不以醣類（糖）為主要能量來源。**

今天最典型的飲食通常含有大量的糖和碳水化合物，而人體的新陳代謝引擎在這種燃醣模式下，會因為補給不斷而動彈不得。但我們古代已採集狩獵為生的祖先可不會這樣，因為他們的飲食糖分很少，身體必需要儲藏脂肪才有能量。我們的燃脂引擎就如同沒有用到的肌肉，不僅會越來越弱，有時候還會完全關閉。

燃糖為主的新陳代謝會出現很多問題，這會讓你的血糖和胰島素飆高，使你會想吃更多的糖和碳水化合物、暴飲暴食、身體脂肪儲存的更多─特別是腹部脂肪，也就是所謂的內臟脂肪。包覆臟器的脂肪，好比肝臟、胰臟和小腸，比皮膚底下的脂肪（皮下脂肪）更容易發炎和產生胰島素阻抗。燃燒醣類而非脂肪時，會讓體內產生更多自由基，使氧化的損害和炎症更嚴重。癌細胞也會因為糖分而更活躍。

如今科學研究告訴我們，以人工濃縮熱量的其他形式的糖，也就是果糖（比如蘇打汽水和再製食品中的高果糖玉米糖漿）會特別損害新陳代謝和整體健康。攝取高果糖會增加代謝症候群、肥胖、第二型糖尿病、心血管病和非酒精性脂肪肝疾病的風險。[1] 驚人的是，約有30% 的一般人口和70% 的肥胖人口都有非酒精性脂肪肝疾病。[2] 為什麼呢？因為肝臟會立刻將果糖轉化成脂肪！更慘的是，這過程會遺留毒性代謝（比如尿酸）的痕跡，代謝酒精就會如此。

好消息是，改變飲食就能將代謝引擎從燃糖轉換至燃脂模式。你確實需要一些膳食糖分，但只要燃脂引擎重開爐灶，需要的量就變更少。燃脂的新陳代謝會更有效率：它能穩定血糖值和胰島素、降低食慾、分解身體脂肪、使癌細胞飢餓，還能抑制炎症。

增脂減糖也是其他飲食法如原始人飲食和生酮飲食常見的原則，不過還有一個問題：**許多人都很難消化代謝脂肪**。如果你沒有意識到這個問題，那吃下更多健康脂肪和減少糖分，也無法改變你想要的代謝模式和減重，甚至還可能更容易生病。你必須再進一步使身體

能力更有效率，真正利用脂肪，這也就是激進代謝法能做到的—超越
原始人飲食和生酮飲食，使身體宛如精瘦的機器！

細胞膜醫學

　　治療新陳代謝要從細胞的層級開始。細胞的智慧位於其薄膜上，
甚至還比核心更厲害。細胞核存放的是 DNA，但也就如此爾爾，它含
有所有的資料，但卻無法行使任何活動—其功能基本上就像圖書館。
另一方面，細胞膜會參考 DNA 再告訴它該怎麼行動，主導所有的細
胞活動。生物學家和表觀基因學家布魯斯・立普頓博士睿智地稱這些
神奇的細胞結構為「膜腦（mem-Brains）」（這裏有圖）

　　這些微小的膜腦都嵌有數千個荷爾蒙接收器。荷爾蒙主導細胞

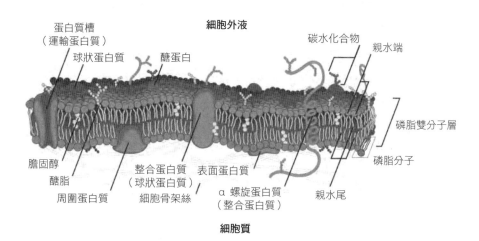

功能，但負責「聽取」荷爾蒙訊息的就是細胞上的接收器。現今猖獗
的粒線體問題，有一大部分都是因為荷爾蒙接收器受損所引起，因此

解決之道就是要修復這些接收器，但一般所做的反而是對系統投入更多荷爾蒙，這不但無法解決問題，實際上還讓接收器更受干擾，而這就稱為荷爾蒙阻抗。

牽涉新陳代謝的荷爾蒙阻抗類型便是胰島素阻抗，如果沒有好好治理就會引發第二型糖尿病。胰島素由胰臟製造，是可以控制、儲藏血糖的荷爾蒙。第二型糖尿病患者體內會有大量的胰島素，但他們的胰島素接收器徹底失效。**要逆轉荷爾蒙阻抗的方法，就是要調理細胞膜——從其根本來處理問題。**[3]

適當的膳食脂肪可以讓細胞膜保有水分且更有效用。毒素也容易吸附在細胞膜上，幸運的是同樣能穩定細胞膜的飲食也可以排毒。附在荷爾蒙接收器上的小型結構脂質筏可以穩定荷爾蒙，但炎症會破壞它。脂質筏是由飽和脂肪與膽固醇組成，**因此這兩種脂肪實際上可以治療荷爾蒙！**

一談到膽固醇，最新的研究已證實，攝取飽和脂肪和心臟病風險增加，或是膽固醇與心臟病之間並無關連。你終於可以不用擔心吃進富含膽固醇的食物和飽和脂肪（只要是不同種類的食物即可，比如蛋與草飼肉品），因為這些膳食元素對於細胞膜、荷爾蒙功能與新陳代謝來說無比重要。[4]

所有荷爾蒙問題（不論是胰島素、甲狀腺或與更年期相關）的關鍵在於，重新調整並改善飲食中的脂肪。這也是激進代謝法之所以不同，以及為什麼別的飲食法失敗的原因。細胞得不到需要的物資就無法正常運作，只要修復細胞，就能解決問題。

這時代主要的疾病可透過移除表觀基因的毒素和穩定細胞膜來預防
……

—派翠西雅・坎恩博士

炎症與減重受阻的關係

若你想要有能變瘦的新陳代謝，那降低慢性炎症就絕對必要，而激進代謝法就能做到！發炎會導致發胖和數種疾病，其中一個原因就是攝取的必要脂肪酸失衡。

重要的是要知道，發炎本身並不是壞事，只是在炎症失控時會變成問題而已。發炎是身體保護自己的一種方式——沒有發炎，你的割傷、感冒或斷腿就永遠復原不了。當你受傷，或是因為感染而受威脅，免疫系統會發出警報，並發送像是組織胺、前列腺素和細胞因子等的發炎介質好增加血流量，讓特定的免疫細胞到受傷處，這些是身體修復時的必需品。急性炎症會出現暫時泛紅、疼痛、腫大和／或發燒，但這一兩天就會消失。另一方面，若身體長時間持續發炎，那你就會病得很嚴重。

慢性炎症指的是免疫系統持續活動中，這會讓體內引起許多用不上的效果，其中一項就是胰島素增加。發炎會讓化學信號出錯，身體因為處於壓力之下會開始積累脂肪儲藏。脂肪細胞不只是能儲藏能量的小倉庫，還能發送信號，讓免疫系統不致於過載。嚴重的發炎就代表有更多脂肪細胞，而更多脂肪細胞就會引發更嚴重的炎症——成了惡性循環！接著你的腰部就開始積累更多的游泳圈，研究指出體重增加時，炎症也會變多。[5]

要避免慢性炎症並伴隨肥胖，身體需要的就是均衡的 omega-6 與 omega-3 脂肪攝取。

請注意：在我們討論這些神奇地 omega 如何運作之前，我希望你們能知道，我提供的食物來源會放在附錄 1。這份「脂類術語」能在你碰到任何不熟悉的術語時幫助你。脂肪有很多的種類和分類，而相關術語會非常龐雜。

omega-6 脂肪：你不該拒絕的「禁忌」脂肪

最近有很多關於 omega-3 和 omega-6 脂肪酸的生物學角色，以及我們應該要攝取多少的爭議。omega-3 和 omega-6 為必要脂肪酸（EFA），也就是說他們非常重要。我們的身體無法製造，因此我們必須要從食物中攝取，omega-3 和 omega-6 都是細胞膜一部分結構和功能的整合來源。[6]

在科學界開始認為發炎是慢性疾病的主要驅動者時，他們才開始尋找源由。從血流量中發現，我們大多數的飲食都含有大量的 omega-6 脂肪酸，omega-3 比較少，因此 omega-6 這個分類就變成炎症的怪罪對象，特別是花生四烯酸（AA）。Omega-6 脂肪被標上了「易發炎」，而 omega-3 則是「抗炎」，就這樣降低你的膳食 omega-6 攝取，增加了 omega-3（例如含有魚油的營養補充品）的誤導守則便如星星之火。[7]

問題在於這沒有那麼簡單，不是所有 omega-6 脂肪都一樣。人體內確實有過多的 omega-6，還是充滿毒素的 omega-6 類型，也就是因不斷再製而破壞的油品。我們所說的就是從薯條、包裝零食（添加起酥油）和含有糖分和氫化植物油的垃圾食物當中找到的油分——這些確實都容易引起炎症。氫化植物油的攝取量，是上個世紀任何所有食物中增幅最多的。一項估計曾指出，美國人如今攝取的植物油含量，是西元 1900 年美國人攝取的 10 萬倍。[8]

很不幸的，就像一場糟糕的傳話遊戲，劣質的 omega-6 油品中的毒素最後被概括為所有 omega-6 都有。事實是另外還有優質的功能性 omega-6 脂肪，而我們體內缺乏這些，攝取的 omega-3 也不夠，這兩種我們都不足！

避免攝取 omega-6 脂肪的普遍建議實際上會對健康、新陳代謝和減重的努力造成反效果。飲食中若減少優質的 omega-6，將會進一步使已經外擴的腰圍更大，因為功能性 omega-6 正是啟動燃脂引擎時所需要的強效脂肪。這些 omega-6 對於身體炎症系統的檢測和平衡有正面效果，還能有效修復細胞膜，而強韌的細胞膜是讓體重適中並有激進代謝的關鍵。我們會在之後的「親體必要油類」部分再詳述。

迷思：所有 omega-6 都容易引起發炎，所以你該能避則避。

正確的比例

幸虧有太多的精緻植物油、再製食品、穀物和穀飼肉品，標準美式飲食已讓許多天然必要脂肪酸比例嚴重失準。**為了要讓代謝最有效，攝取的 omega-6 和 omega-3 脂肪酸一定要比例正確：黃金比例為 4:1。**

過去傳統飲食的 omega-6 對上 omega-3 的比例約為 1：1 至 5：

1，但標準美式飲食如今給我們的指標大概是 20：1。如果你攝取的 omega-6 是 omega-3 的 20 倍，那全都來自垃圾油品，這也就是說，它們是被破壞的油，沒有任何營養價值。另外的麻煩在於，所有的垃圾 omega-6 會透過一種稱為競爭性抑制的機制，使 omega-3 停止運作。Omega-3 無法贏過這麼多的 omega-6，因此只有垃圾的 omega-6 被整合在細胞膜上，削弱細胞膜進而產生所有問題。切記──吃垃圾，就會製出垃圾。

或許要了解這件事很難，不過再一次的，知道自己可以兼具 omega-6 優勢和不足是很重要的事──**不足的是健康、功能性的 omega-6**。

驚喜的是，我們的細胞多數偏好 omega-6 而非 omega-3 ──特別是我們的粒線體，主要利用的就是 omega-6。原因在於 omega-3 脂肪酸容易氧化，而氧化的脂肪酸對細胞有害，就好比鼻子聞到酸臭的魚油一樣，這會造成發炎，加速老化。

與缺少 omega-3 的人相比，健康異常的狀況會很快在缺乏 omega-6 的人身上出現（除了心臟、大腦、視網膜和血小板異常的狀況除外）。當動物缺乏 omega-3 和 omega-6 脂肪酸時，異常的狀況光靠 omega-6 就能調整，若是只靠 omega-3 矯正反而會使許多病況惡化。omega-3（以 EPA 和 DHA 的形式）佔了大腦和神經系統總脂質的 14%，而 omega-6（以花生四烯酸的型態）則佔大約 10%。由此可見，這兩種一定得定量補充。

迷思：你需要盡可能消耗多的 ω-3 脂肪酸。

沒錯，你可能會吃太多魚油！

你絕對聽說過魚油的好處，或許甚至是每天都有吃。魚油的好處在於其高含量的 omega-3，一份在《美國臨床營養期刊》上發表的研究指出，攝取魚油且一週散步 3 次達 45 分鐘的人，能比控制組的人減去至多 5 磅的體重，這包括能減去大量的身體脂肪。[9]

問題在於，因為現代的魚油熱，許多有健康意識的人反而矯枉過正。他們開始攝取大量的魚油或磷蝦油，而沒有搭配功能性 omega-6 平衡。omega-3 和 omega-6 攝取均衡時，所有系統都能正常作業，可是若是獨善其一，就會出現問題。

omega-3 會與 omega-6 搶著想結合到細胞膜上。研究指出，在 omega-3 主導的狀態下（若只是吃魚油補充品時就會發生），omega-3 脂肪酸會代替粒線體細胞膜裡的重要脂肪心磷脂。請記住，粒線體偏好的是大量的 omega-6！心磷脂減少會造成細胞能量驟減，粒線體疾病今天很常見，幾乎牽涉到每一種器官系統。因為細胞的粒線體負責製造超過 90% 的體能，它們可是每一種疾病的影響因子，包括阿茲海默症到糖尿病、退化不全、自體免疫、特定的癌症等等。[10]

基本概念就是不要過量！魚油補充品可以是飲食時的健康補給，因為它們能均衡以植物為主的 omega-3 和 omega-6。為了能支撐而非扼殺代謝，一定要確保吃的魚油是新鮮、乾淨且還沒氧化。把目標設定在完美 4：1 的 omega-6 和 omega-3，這樣就能兼得兩種 omega 的好處！

可增強代謝火力的強效脂肪

現在你已經了解為什麼要攝取均衡的 omega-6 和 omega-3，現在就來看要吃哪一種脂肪 vs 要把哪一種食物從餐盤上拿走吧。我們只要能將增強燃脂引擎火力、讓我們能快速減重的友善脂肪，對吧？雖然我們要整合有高含量 omega-3 和 omega-6 的食物，激進代謝法的主要重點則是「瘦身六味」。首先，我們會介紹親體必要油類的概念，接著會談論富含 omega-6 的全明星食物：亞油酸（LA）、α 次亞麻油酸（ALA）、γ 次亞麻油酸（GLA）和共軛亞油酸（CLA）。

✳ 親體必要油類

在討論功能性的 omega-6 和 omega-3 時，我們其實說的是純粹、未經加熱或再製、有機、非基因改造且富含天然營養的調和油品。正如早前說的，布萊恩‧佩斯金博士為這類油品提出一個名詞：親體必要油類（PEO）。親體必要油類只有兩種，分別含有 omega-6 和 omega-3：亞油酸與 α 次亞麻油酸。[11] 身體可以從這兩種「親體」油品中製造許多其他的脂肪酸，這也是飲食之所以要攝取足夠的這兩種脂肪酸的原因。佩斯金教授主張，受損（非功能性）必要脂肪酸不是非要不可，並非「必需」之物，因此我們的飲食不需要它們—我也同意此點。

親體必要油類是細胞、組織和器官的基材，也是粒線體的精神食糧。PEO 也是組成我們性激素的基本元素，還對內分泌系統有「鎮定作用」。男性似乎比女性更需要大量的 PEO。每一個細胞內含 25% ～ 33% 的 PEO。一般而言，堅果、種籽和其冷壓油類為主要的 PEO 來源。

✳ 亞油酸：能補給代謝的大型多元不飽和脂肪酸

你可以幫亞油酸（LA）當成 PEO 執行長！亞油酸是富含 omega-6 的超級明星，是最強大的親體油，可以執行許多重要的生理功能。LA 也是最重要的多元不飽和脂肪酸，種籽、種子油和堅果類富含此油（葵花籽、大麻籽、芝麻、高亞麻葵花油和高亞麻紅花油、松子、核桃等等），要打造激進代謝一定要吃這類食物。

- 亞麻油酸是下列與代謝有關生物化學過程的關鍵角色：
- 細胞膜結構的維護
- 加強細胞膜滲透性，包括皮膚、消化道和血腦障壁細胞膜
- 預防毒素侵入細胞
- 膽固醇的傳輸與同化
- 同化類花生酸（許多細胞活動會有的大量重要警示分子）

你所攝取的 LA 有一大部分會立刻被用來維護、修復內部和外部的細胞膜。事實上，美國心臟學會於 2009 年發表的公告指出 LA 可以保護心血管！[12] 還有更多證據表明，LA 儘管是 omega-6 脂肪，實際上卻有強大的抗炎特性，而且還「對心臟無害」。這之所以重要是因為，長時間以來 omega-6 一直被誤解、指控為容易引發炎症因此會增加心臟病風險。根據《新英格蘭醫學期刊》，富含多元不飽和脂肪酸的飲食與低脂或高碳水化合物的飲食法相比，更可以有效穩定膽固醇，降低心臟病風險。[13] 記住，我們現在說的好處都是來自功能性完整、未經改動的 omega-6 油品，而非垃圾油類（好比玉米油、菜籽油油、棉花籽油、瑪琪淋、起酥油等。）垃圾油類只會增加心血管疾病

風險。[14]

除此之外，亞麻油酸能大量吸引氧氣。細胞為了要健康，它們需要足夠含量的氧氣，才能修復、成長。如果細胞的氧氣不足，那就無法運作而死亡。亞麻油酸和細胞氧氣的關係曾被《小兒科》裡一篇探討囊腫性纖維化患者的研究加以強調。[15] 這些患者的症狀有很多被證實是源於缺乏 LA 而引發的氧合弱化。

哪裡可以取得：大麻籽和大麻籽油、葵花籽與葵花籽油、芝麻與芝麻油、松子和松子油、胡桃、核桃、巴西堅果、草飼乳品

✳ α 次亞麻油酸：能增加能量的 omega-3 親體必要油類

α 次亞麻油酸（ALA）則是 omega-3 的 PEO。我們的身體本來就能把 ALA 分解成 EPA 和 DHA，雖然有些人可能很難轉換。EPA 和 DHA 是魚油廣為人知的兩種 omega-3，α 次亞麻油酸可從大多數植物取得，其中亞麻籽、奇亞籽和南瓜籽油的含量最多。

你所攝取的 ALA 有 85% 會立即作為能量應用，剩餘的則用來建造細胞膜，特別是心臟、大腦和視網膜內的細胞。α 次亞麻油酸以證實對心血管和呼吸系統有益，也有助於自體免疫的狀況，例如紅斑狼瘡和類風濕性關節炎。這種很有營養的 omega-3 是荷爾蒙整合的起點，也與基因表徵有關。還有證據表明，ALA 或許能抑制因雌激素而增生的乳癌細胞。[16]

哪裡可以取得：亞麻籽和亞麻籽油、奇亞籽和奇亞籽油、南瓜籽和南瓜籽油、鼠尾草油、印加果、胡桃和胡桃油、巴西堅果、腰果、榛果、綠葉蔬菜、奶油南瓜、球芽甘藍、甘藍菜、水田芥、海藻油

❋ γ 次亞麻油酸：omega-6 王國內的燃脂者

有一種能影響代謝的特殊 omega-6 類型就是 γ 次亞麻油酸（GLA）。這種特殊的多元不飽和脂肪酸空前絕後，可以藉由活化棕色脂肪來燃燒脂肪。什麼是棕色脂肪呢？這是一種充滿粒線體的多脂肪組織，肥胖的人身上通常很多。讓我說明一下。

人體內有兩種重要的脂肪細胞：棕色脂肪和白色脂肪。白色脂肪是皮膚下的飽和脂肪層，能儲藏過多的熱量；而棕色脂肪是能燃燒過多熱量來提高體溫而非體力的特殊燃脂組織。換句話說，**棕色脂肪屬於代謝活化。**

嬰兒出生時體內有大量的棕色脂肪，這可以維持他們的體溫。冬眠期間動物會仰賴棕色脂肪來維持體溫。棕色脂肪在體內的位置比白色脂肪還要深，包覆著心臟、腎臟、腎上腺、頸部、脊椎與大型血管中；其顏色是因為集中燃脂細胞單位即粒線體而呈現出來的顏色。

雖然棕色脂肪只佔總身體脂肪的 10% 以下，但它與其他脂肪組織結合作用時，能燃燒所有熱量的 1/4。棕色脂肪啟動時會從血流中攝取大量的醣分，有助於讓血糖值平穩低下。白色脂肪與棕色脂肪的另一項差異在於，白色脂肪會產生容易發炎的因子，但棕色脂肪則會產生抗炎因子。發炎通常會導致增胖，進一步使代謝速度變慢。[17]

隨我們年齡增長，我們就容易流失棕色脂肪。積累的白色脂肪越多，那棕色脂肪就更難活化代謝。體型偏瘦的人比起肥胖的人，體內有較多「活化的」棕色脂肪。好消息是只要你知道正確的方法，就能重新啟用棕色脂肪！

　　GLA 是棕色脂肪的再活化器，可以刺激粒線體，使身體開始燃燒而非儲藏更多的能量。GLA 能刺激一種通常會被稱為鈉幫浦的代謝過程，可以用掉身體一半的熱量。GLA 也能提高血清素，帶來飽足感，此種強大的 omega-6 經證實能和緩發炎，降低血壓，鎮定經前症候群，可能還能放慢有藥物阻抗的特定癌症擴散。穩定的 GLA 供給能幫助肌膚保濕，維持柔軟和滑順。

　　GLA 是減重上少見被公認的搖滾明星，不過幾乎每個人都缺少這東西──即便最懂的健康養生的人也是如此。會影響身體將 LA 轉化成 GLA 的因子很多，例如暴食、攝取過多的糖分和精製穀類、胰島素阻抗、甲狀腺或腦垂體問題、全素飲食、缺乏蛋白質和維生素、壓力等等。我們的這個生物轉化能力也會隨年齡減少。

　　哪裡可以取得：好在你可以從種子油類中取得 GLA，例如黑醋栗子油（含量 17%）、月見草油（10%）、大麻籽和巴西莓果。我建議把黑醋栗當成補充食品，因為它的營養均衡最好。如果你努力減重卻難有成效，那就把大麻籽和大麻籽油添入飲食中，這也可以當作 GLA 補充品，或許正好就是能改變現況的入場券！

✳ 共軛亞油酸（CLA）

　　共軛亞油酸（CLA）是一種重要的 omega-6 脂肪酸，特別能把腹部的脂肪運走。CLA 是亞油酸的衍生物，會存留在稱為脂蛋白脂酶的酵素中，與脂肪細胞內的脂肪儲存有關。目前已有數百份 CLA 研究但並非全部都認同其功效。不過，有很多證據都證實 CLA 可以做到：

- 獨立於食物攝取之外，可減少腹部脂肪

- 活化棕色脂肪
- 活化產能效應
- 增加白色脂肪內的粒線體濃度
- 保留淨體重
- 降低食慾
- 抑制瘦體素（飽食荷爾蒙）
- 有助於預防骨質疏鬆
- 減少發炎
- 抑制癌症細胞增長（乳房、直腸、肺、皮膚、胃）

　　有些研究已經證實 CLA 大大有效！一群肥胖的男性在不需改變飲食或生活方式的情況下，消除了大部分的腹部脂肪，腰圍少了 1 吋[18]；而同份研究中，攝取有 CLA 的女性也消除大部分的腹部和大腿脂肪，腰圍則減少 1.2 吋。這也就是說，比起依賴另外吃營養補充品，最好是盡可能全食中攝取越多 CLA 越好。

　　哪裡可以取得：CLA 可在多數動物性產品中找到，而草飼類動物含量最多。好的植物性來源則是白蘑菇和番石榴籽油。光是要從食物取得有療效的 CLA 含量很難（請見下方附表），所以如果你想選用營養補充品，我建議每天服用 3 ～ 4 克就好。有研究發現，要減脂則 3.2 克最有效。

食物裡的 CLA 含量	
食物	CLA（毫克）
紅花油	每一大匙 3 毫克
葵花油	每一大匙 2 毫克
牛肉（傳統飼育）	每四盎司 71 毫克
牛肉（以牧草飼育）	每四盎司 433 毫克
牛奶（傳統飼育的牛）	每一杯 44 毫克
牛奶（草飼牛）	每一杯 160 至 240 毫克
起司（草飼；瑞士與寇比含量最高）	每一盎司 180 至 270 毫克
奶油	每一大匙 54 毫克
蛋黃（1 顆）	3 毫克

超載你的新陳代謝：攝取好脂肪，剔除壞脂肪

　　現在你已經知道親體必要油類的價值，以及它如何成為代謝的燃料，現在讓我們來看看要取得它們要吃什麼食物，還有要避免什麼食物。以下列出的該吃和不該吃食物最為重要，整體來說你只需要想著：新鮮的全食、非再製並且是盡可能貼近土地生長的越好。你將會在詳述完整激進代謝法的第 9 章看到更多相關資訊和更完整的食物列表。下面除了該吃與不該吃的東西之外，代謝的火源也可以透過能穩定瘦體素的營養品來助燃，比如來自健康品牌 UNI KEY 的激進代謝膠囊，就是結合非洲芒果、蔓越梅、酮體和毛喉素的強力配方。

✳ 該吃：堅果

　　如果你嗜堅果如命，那我要跟你說個好消息！堅果（與種籽）是激進代謝法的核心。堅果一直以來都因其營養價值而受褒揚，然而它

們之所以如此之好的原因其實你一直搞錯。堅果的營養超能力來自於這些偉大的 omega-6！即便是長期以來以「對心臟有益」omega-3 含量聞名的胡桃，其實**本身的 omega-6 也比 omega-3 多 5 倍。事實上正是因為 omega-6 才讓這些堅果有對心血管有益的優勢**。[19]

有機的杏仁、巴西堅果、開心果、榛果、松子和類似的堅果，全是優質 omega-6 的親體必要油類來源，不過可千萬不要吃過量。一定要確保搭配一些好的 omega-3 食物，因為競爭性抑制不分哪一類都會出現。（請注意：選擇西班牙出產的杏仁，因為美國品種有經過輻射。）西伯利亞松子油富含皮諾斂酸（類似亞油酸），是可以治療胃腸發炎症狀的特效藥。

夏威夷果是特例，因為它自己有一個特殊的單一不飽和脂肪酸 omega-7，而許多人可從未聽過這個 omega！說到擊潰脂肪，特殊的 omega-7 棕櫚酸是個厲害的發電機。這種 omega-7 已證實能有效降低胰島素阻抗、降低血糖、抑制脂肪儲藏，減少 LDL、提升 HDL，還是非常強大的炎症抑制因子。[20] 這種脂肪酸還能幫助打造膠原！[21] 那麼，你要到哪裡找這種代謝奇葩呢？夏威夷果和其果油、沙棘和深海鯷魚都是來源。

✴ 該吃：種籽和冷壓種籽油類

我們已經介紹過，種籽和種籽油提供的親體油，對於加強細胞膜、使荷爾蒙有效和增強全新瘦身系統有多重要。大麻籽油是代謝明星，其 omega 比例為 3：1 ——你找不到比這更好的比例！大麻籽含有 60% 的亞油酸，其他富含 omega-6 的種籽包括奇亞籽、葵花、紅花、芝麻、亞麻、南瓜和杏桃種籽。甜杏仁除了富含 omega-6 之外，還是抗癌鬥士維生素 B17 的來源（扁桃苷或苦杏仁苷）。請留意不要過量服用甜杏仁，因為其成分包括有毒的氰化物。

有一個初來乍到的厲害元素為黑種草籽（及其油類），這也稱為黑香菜貨直接叫黑籽。黑種草籽來自黑種草，為亞洲原生，有非常強大的療效，包括可以重振糖尿病患者的胰臟細胞，還能殺死 MRSA 這種可怕的抗藥性黃金葡萄球菌。印加果來自祕魯，也有印加花生之名，富含 omega-3 和 omega-6 脂肪和蛋白質。在美國，印加果由 SaviSeeds 品牌販售。

大麻、大麻、頂呱呱！

大麻籽是大自然賦予我們最棒的禮物之一，只要一小包，就能提供全身好處。要獲得大麻的營養好處，可以攝取油類、種籽（一般這些是指已經去殼的「大麻籽心」），或是打成粉末添加在大麻奶裡。大麻籽本身有 1/3 的健康脂肪，1/4 的蛋白質，也是天然 GLA（ɣ 次亞麻油酸）的絕佳來源。要找到具備必要脂肪條件的食物很難──大麻籽的 omega-6 比 omega-3 為 3：1。

大麻籽的蛋白質含量也不遑多讓──等同於牛肉或羊肉，但為更容易消化、更有生物有效性的型態。大麻籽也是完全蛋白質，提供所有的必要氨基酸；30 克的大麻籽（2～3 大匙）就含有 11 克的蛋白質。大麻籽內的纖維大部分都存在殼內，因此大麻籽心相對地纖維含量較少，不過儘管它們缺少纖維，卻能補充其他營養素：鈣、鎂、鐵、磷、鉀、鋅和維生素 A、B1、B2、B3、B6、D 和 E。大麻籽也具備強大的抗炎效果，這多半是因為其本身大量的 GLA 成分。

整體來說，這些細小的精力人能有助於維持體能、促進減重、減少食慾、降低血壓、改善血糖和脂質狀況，還能鎮定炎症。大麻籽心帶有細緻的堅果香氣，味道不錯，能灑在沙拉、蔬菜和許多料理上。攝取大麻籽或生大麻籽油可以保留其本身易碎的脂肪，要用密封的容器儲藏在冰箱或冷凍庫裡。

大麻為大麻屬，栽植數千年以來功能很多，除了營養豐富的種子和油類，還有工業用纖維、紙張、織料、建材甚至是燃料都有。但在近期以前，大麻的營養價值因為與毒品大麻是同屬而一直被忽略；事實上，大麻籽之所以難以產生「興奮」感，是因為其四氫大麻酚（THC）含量非常少。

✳ 該吃：椰子油與 MCT 油

椰子油不像 omega-6 和 omega-3 一樣是必要脂肪酸，不過椰子與椰子油也有非常多對大腦和代謝有益的好處，還能支持免疫系統。椰子肉有約 80% 是脂肪，其中又有 92% 為飽和脂肪。（一直認為椰子油是壞蛋的人請記得，今天健康食品商店裡那些各種天然、非精製的產品，大多數都與 1980 年代添加在垃圾食物內的超精製、除臭且漂白的椰子油大不相同——後者可是心血管的夢魘。既然我們現在談的是椰子油的益處，那當然不是在講那些垃圾食物！）

以椰子為主食的族群，其心血管和大腦疾病的患病率比西方人低很多。椰子與椰子油提供能抵抗大腦不全疾病如癲癇和阿茲海默症的蛋白質。2015 年的一份研究中，阿茲海默症患者每天攝取一定劑量的特級初榨椰子油，結果證實認知能裡有明顯改善。[22]

椰子油含有約 2/3 的中鏈脂肪酸（MCFAs）這也稱為中鏈三酸甘

油酯（MCT）。MCT 比長鏈三酸甘油酯（LCT）少見。LCT（12 ～ 18 個碳長）是標準美式飲食中顯著的脂肪類型，MCT（6 ～ 10 個碳長）會由喜歡碳水化合物的人代謝，但它們能在不引起任何胰島素相關的碳水化合物問題下提供能量。這類脂肪酸會直接進入肝臟，轉成生酮並立刻用來產能。MCT 能抑制食慾、穩定血糖、提升高密度脂蛋白（HDL）並改善整體脂質狀態，還能促進排除多餘的身體脂肪，特別是內臟脂肪；MCT 也有抑制食慾的效果。[23] 生酮飲食證實對癌症有益。

椰子含有豐富的抗氧化素，也被視為抗老食物。椰子可以增強甲狀腺功能，改善消化和吸收脂溶性維生素，還能刺激膽固醇轉化成許多重要荷爾蒙的前驅物孕烯醇酮。椰子有 50% 的脂肪是自然界非常少見的月桂酸，你的身體會將月桂酸轉化成單月桂酸甘油酯，這個禮物能讓你的免疫系統有抗病毒、抗菌、抗霉與抗寄生蟲的特性。

請注意：儘管椰子油有其健康好處，但在 4 天密集徹底清潔計畫和 21 天激進重啟計畫中你將不能攝取椰子油，這樣才能重建體內健康的 omega-6 和 omega-3 儲存。在那之後，一旦你已經做到重啟的延續階段，就可以重新加回椰子和其他健康脂肪。

☀ 該吃：橄欖油

橄欖油並非是食品工業想你相信的那樣是心臟健全的萬能藥，但適量且優質的橄欖油可以是健康飲食的一部分。橄欖油富含油酸，被列為單一不飽和脂肪酸（MUFA）。它與椰子油屬於同一類──皆為非活性油品，無法像 omega-3 或 omega-6 供給量高，但仍然有其優點。橄欖油最棒的健康資產在於有高含量多酚，這可能就是它大部分的益處了。多酚是微量營養素，擁有大量抗氧化特性比如抵禦癌症和心臟病，還有暫緩老化速度。即便整體體重並無變化，橄欖油已經證實有助於預防內臟脂肪積累。[24]

可是請小心——今天大部分販售的橄欖油因為已經氧化，只剩下僅有的少數針對營養成分。假的橄欖油也是普遍常見的問題。所謂的義大利橄欖油最多有 80% 不是假的、摻了劣質油、著色劑就是更糟。此產業充斥欺瞞，因此你一定要非常小心油品的來源。[25]

✴ 該吃：草飼動物產品、乳製品和野生深海魚

來自牧草飼育——吃的是生物學上適合攝取的草的動物產品（紅肉、禽肉、蛋、乳製品），其營養成分已證實遠比傳統飼育，也就是以狹窄空間飼養，餵食加有穀物和成長激素藥物再製食物的動物還多。30 年來針對草飼動物肉品的研究證實有更好的脂肪酸和抗氧化物質，包含高含量的共軛亞油酸（CLA）、礦物質、維生素（包含 A、B1 和 B2，還有 E）和麩胱甘肽。[26] 讓牲畜自由進食牧草也比較有人性和環保，傳統飼育的動物產品因為動物生活空間太擁擠，加上其他產業程序，容易有細菌汙染（沙門氏菌、腸道球菌、葡萄球菌和大腸桿菌）。請確保攝取全脂乳製品，因為脂肪才是你能獲得驚人omega 之處！

攝取來自深海的野生魚類，遠離養殖魚。鮭魚是大自然中含有最豐富 omega-3 脂肪酸的來源之一，但要確保自己吃的是正確的種類。這主要是因為魚類的食物，比起野生鮭魚，養殖鮭魚有較高濃度的 13種汙染物質（包括多氯聯苯或稱 PCB）。此外請不要吃壽司——生魚

通常會有所有的寄生蟲，像是條蟲和肝吸蟲。

✳ 不該吃：加工或基因改造油品

　　種籽是親體必要油類（PEO）最棒的來源。種籽的外殼能保護它不受氧氣影響，氧氣會使油氧化，破壞其生長的能力。氧化油同樣對身體有害，加熱特定的脆弱油類時，它們就帶了毒性容易引起發炎，這也是 PEO 為什麼一定得是有機、冷壓且加工程序最少的原因。（關於最好的烹飪用油資訊，請見第 207 頁。）越是多元不飽和，油類就越劣質。正確的榨油過程只有少數小製造商會做，在氮封之下使用冷壓技法，以免油遭到氧化破壞。此外，它們應該要以深色或不透明的瓶罐包裝，避免受到日光曝曬，否則就會對精緻的油造成比氧化還要多千倍的傷害。橄欖油應該要冷藏。

　　當然，這可不是大多數油商做的方式！大多數油商會使用高壓和溫度來擠壓油好大量生產（玉米油、菜籽油、大豆油、葵花油、紅花油、棉花籽油、胡桃油等。），這樣的方式也**擠掉了它們的營養價值**。葵花油、紅花油和大豆油曾經是富含亞油酸的油品，如今卻含有高量油酸。不論原來種籽的質量如何，MUFA 或 PUFA 油只要加熱就成了毒藥。

　　遠離任何非有機和／或基因改造油品，因為它們大多被脂溶性殺蟲劑和其他破壞細胞分子汙染；還要避免基因改造油品，即便標上了「冷製」一詞也不要吃。

✳ 不該吃：菜籽油、花生油與其他超長鏈脂肪酸（VLCFAS）

提到脂肪酸分子，大小差別很大！22 個碳數以上就會有問題，因為它們太長，以至於粒線體內無法代謝，最後只能「垂掛」在粒線體細胞膜外。這一類包括菜籽油、花生油（還有整顆花生和花生醬）以及芥子油。雖然琉璃苣油富含 r 次亞麻油酸（GLA），但它也是超長鏈脂肪酸來源之一，所以最好還是不要用。

✳ 不該吃：反式脂肪

我敢肯定你不是第一次聽到這警告吧。反式脂肪（即氫化脂肪或反式脂肪酸）指的就是分子結構有變異，使脂肪無法消化，對細胞有毒害。有研究已經清楚指出，反式脂肪會增加發炎，提高心臟疾病風險，還可能會增加第二型糖尿病的風險。最常見的罪魁禍首，便是瑪琪淋和奶油替代品中有的部分氫化植物油。

基本概念就是，如果你想要加速代謝，那一定要讓好好餵養細胞，養好細胞膜，因為它們監管所有代謝運作。要讓它們像上好油的機器，就需要正確的脂肪！你的飲食應該要包含足夠且比例恰好為 4：1 的 PEO 油類攝取。[27] 這些正好就是激進代謝法強調的食物！

總結一下本章你所學到的東西，以下是條列出優質脂肪和劣質脂肪的表格。要想知道更多資訊（包括選用市面上販售已含最佳比例 omega 油脂的 PEO 油品），請參考第 9 章裡脂肪的部分。

能用的脂肪，能丟的脂肪	
能用的脂肪 新鮮、有機、非基因改造、冷壓	能丟的脂肪 氧化、加熱、酸臭
種籽與冷壓種籽油 大麻籽、大麻籽心、大麻籽油（品牌：Nutiva） 高含量亞油酸紅花油 生葵花籽高含量亞油酸葵花油 芝麻與芝麻油 亞麻與高木酚亞麻籽油 奇亞籽 南瓜籽與南瓜籽油 種籽奶油（整晚浸泡後攪碎） 黑種草籽（即黑草）、黑種草籽油、黑油、黑種草籽油 印加果種籽（即印加花生）（品牌：SaviSeeds） 杏仁果／仁和甜杏仁果油 鼠尾草籽油	加熱、加工、加壓且／或氧化油
	非有機且經基因改造油
	超長鏈脂肪酸：花生與花生油、菜籽油、芥子油和琉璃苣油
	反式脂肪
生堅果、堅果油、堅果奶油	加熱／烘烤／受輻射的堅果與堅果產品
特級初榨西伯利亞松子油（品牌：Siberian Tiger Naturals）	
酪梨與酪梨油	
整顆橄欖與橄欖油	
螺旋藻	
椰子、椰子油、椰子奶油、椰奶、椰子優格、椰肉醬	
MCT 油	

烹飪用海藻油	
野生深海魚 鮭魚（低汞） 沙丁魚 鯷魚 魚子醬 鮪魚（低汞）	**養殖魚類、壽司和生魚片**
草飼動物肉品、禽肉、蛋和乳製品 **（後者是如果不會對酪蛋白過敏或** **乳糖敏感）** 禽肉 羊肉 水牛肉 動物性脂肪，比如牛油和豬油 茅屋起司或瑞可達起司 硬性起司 鮮奶油 克非爾 優格 奶油 印度酥油	**傳統飼育動物肉品、禽肉、蛋和乳製品**

第**3**章
激進法則＃2：重置膽囊

探索之旅並非只是尋找不同的景貌，還要用全新的雙眼去看。
　　　　　　　　　　　　　　　　　　──馬塞爾・普魯斯特

本章你將會學到……

· 膽汁如何變成增胖、荷爾蒙危機、消化問題和身體毒素的開關？
· 濃稠的膽汁如何讓甲狀腺走鐘？
· 不論醫生怎麼跟你說，膽囊至關重要
· 如何得知膽汁是否中毒或堵塞？
· 即便沒了膽囊也能打造健康膽汁的最佳辦法
· 苦味食物如何快速促進瘦身，改善整體健康？

　　如果你一直在實行其他高脂飲食（比如原始人、原始人進階版、生酮、消化道痊癒飲食（GAPS）或 FODMAPS 飲食法）但仍然過胖，那你的膽囊或你沒有膽囊或許就是原因。又若你的甲狀腺機能呈現緩慢低下──那一樣，你的膽囊或許也是罪魁禍首。

　　也許你跟大多數人一樣，沒有多花心思在膽囊上，或去思考它與代謝之間的關係，我們每天一天到晚生活繁忙充實，滿足到根本沒意識到這個器官為我們做了多少的事……許多專家都會談論肝臟的重要性，大量發表毒性論述，但卻隻字不提膽囊或膽汁。

　　膽汁是被遺忘的開關。雖然膽汁並非什麼引人注目的主題，但它確實控制許多重要功能：膽汁能幫助身體分解所有吃下的脂肪，而脂肪對健康的細胞膜非常重要，此外膽汁能帶走身體排出的所有毒素和荷爾蒙代謝物。所以，膽汁不僅僅是消化、吸收脂肪的真正關鍵，更是能排毒的工具，讓毒素能排出肝臟。膽汁（儘管被低估）是體內專門的排毒機制之一，因此有毒膽汁運作到最後就是你無法有效減重，如果肝臟無法清洗脂肪，那就無法分解荷爾蒙或其他代謝廢物。

這一章我們會串連膽囊與肝臟、膽汁、新陳代謝、增重和荷爾蒙失能之間的關係節點。事實上，稍後你就會知道，膽汁延伸的關係正是甲狀腺遲鈍的第一條線索！

膽囊疾病和肥胖皆是目前普遍流行的病症。消化脂肪的問題因為現今的高脂飲食法而成關注焦點，比如原始人飲食和生酮飲食法，美國人終於開始懂得對糖說不，改與脂肪開始新的戀愛關係——**這可是好事**。不過這樣的新關係有很多都因為一開始不和而一拍兩散。有些無法消化脂肪的人，在感覺更糟時就直接終止計畫，但他們並不知道真正的問題並非高脂飲食，而是膽囊功能退化還有遲緩的膽汁。膽汁就是遺失的關鍵——沒有它你根本健康不了。

你的新陳代謝是否因有毒、濃稠的膽汁而停滯不前？

現在要來學習一點生物化學的基本概念。肝臟和膽囊組成肝臟系統，此系統運作良好時就有好的循環、乾淨的血液和健全的細胞代謝。

肝臟非常重要，若肝臟停止運作，你只能存活一兩天。肝臟是人體最大的器官之一，重量大約 1.3kg，位於上腹部右方，橫隔膜下方。因為肝臟是身體最主要的排毒器官，在現在充斥毒素的環境中，肝臟承受龐大的衝擊。許多食物和生活方式因子,好比精製糖和穀物、不健康脂肪、纖維不足、攝取太多酒精和咖啡因、藥物和情緒壓力,對肝臟來說負擔很大。

肝臟是唯一一個能自行復健的器官——就算它有 75% 受損,只

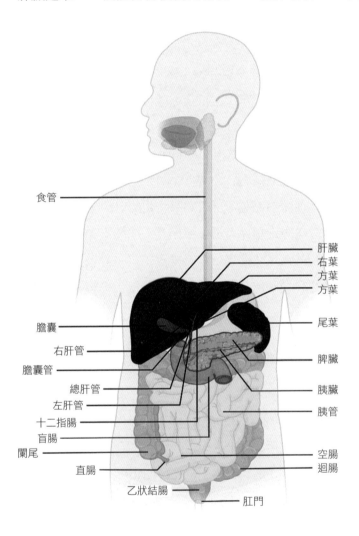

食管

肝臟
右葉
方葉
方葉

膽囊

尾葉

右肝管
膽囊管

脾臟

總肝管

胰臟

左肝管

胰管

十二指腸
盲腸
闌尾

空腸
迴腸

直腸

乙狀結腸

肛門

要有足夠的營養還是能重新運作。現今最廣泛的肝臟疾病是非酒精性脂肪肝（NAFLD），便是端看肝臟脂肪積累而定，這也是肝臟不再處理脂肪，開始儲存的徵兆。NAFLD 的患病率從 1988 年以來便多了一倍，並與肥胖、糖尿病、高血壓與脂質失衡有關。此病症通常很難發現，還會進一步發展為更嚴重的症狀，最後肝臟完全失能。

　　若肝臟運作遲緩，體內每個器官都會受到影響，減肥也會因各種層面受影響而停滯。脂肪肝就是有毒的肝臟，因為肝臟的其中一個職責便是中和每天侵襲身體的大量毒素。如果你肚子多了一圈，可能就有脂肪肝。如果肝臟因為汙染分子和代謝廢物而堵塞，不僅有脂肪囤積，全身上下其他器官也可能開始有脂肪包覆。橘皮組織、體重增加以及內臟脂肪增加都是肝臟可能毒素過載的跡象，這就是新陳代謝罷工的源頭，你只有在肝臟功能重置後才可能減肥得了。對肝臟造成如此壓力的因子，也同樣傷害著膽囊和膽汁——只不過沒有人曾這樣告訴你罷了。

膽囊與膽汁

　　信不信由你，膽汁確實在身體維持窈窕上扮演重要角色。但首先，你必須懂一些基本的解剖學和生理學知識。膽囊是肝臟最好的朋友，且對肝臟運作非常重要。肝臟每天能分泌約 500-600 毫升的膽汁，膽汁會儲藏、濃縮儲藏在膽囊裡。膽汁會把膳食脂肪分解成比較好消化、好吸收的更小分子。攝取脂肪時，膽汁會從膽囊釋出，經過膽管進入小腸。

　　健康、適量的膽汁對身體吸收你在第 2 章所學的重要脂肪酸來說非常重要。它也能幫你吸收脂溶性維生素，比如維生素 A（抵禦感染）、維生素 E（生育維生素）、維生素 K（治療骨頭）和維生素 D（有療效，宛如荷爾蒙的維生素，可以促進免疫，抵禦乳癌和大腸癌）。脂肪是每一個荷爾蒙的驅動器，因此無法消化脂肪會有嚴重的後果。如果沒消化掉的脂肪球從膽囊進入血液，那細胞就無法整合脂肪到細胞膜上，身體沒有其他辦法，只能儲存在臀部。

數十年來我們吃了加工食品，還有欠缺營養的低脂和零脂飲食，加上永無止盡的接觸毒素，這些都默默破壞膽囊功能，使膽汁成為濃度過高、堵塞的稠液——我稱之為有毒膽汁。有毒膽汁是指濃稠、無法流動的膽汁，無法完成它該做的工作。膽汁可能因為膽固醇過多、毒素過量、膽管堵塞或沒有攝取充分能使膽汁稀薄、流動的特定營養素（例如卵磷脂）而中毒。有相關研究還認為，血糖值升高與濃稠膽汁和膽囊構造有關。

有毒膽汁和肥胖會彼此相依，有份動物研究指出，胖子分泌和釋出的膽汁只有瘦子的一半。[1] 2016 年，一份於美國心臟學會期刊《動脈粥樣硬化、血栓和血管生物學》發表的研究便指出，膽結石會使冠狀動脈疾病風險增加 32%。[2] 膽汁有異常時你就會生病——就是這樣簡單。

除了消化脂肪，膽汁也在排毒上扮演重要角色——它可以沖掉所有肝臟搜集的毒素。膽汁就像磁鐵，它能抓住所有骯髒的東西，讓毒素能跟著糞便排泄出去。膽汁是重金屬、藥物、外來化學物質、食物防腐劑、髒汙（像殺蟲劑和阻燃劑）等這類物質釀造的惡臭酒——只要是肝臟排出的東西都會進入膽汁。

　　問題在於，如果膽汁濃稠，堵塞且流動不了，那所有爛泥就會沉積全身！過量的毒素會囤積在脂肪細胞時，請想想——**身體必須要找地方放！**而沉積的身體脂肪增加，膠原生成變少，更容易促成橘皮組織。

　　隨著毒素積累，健康便每況愈下。毒素過量是今天我們許多慢性疾病的一大要因。膽汁的質量與它能消除的毒素數量成正比。患有過敏、關節炎和關節發炎的人，他們本身就已有 75% 的膽汁不足，當他們開始有重大慢性疾病比如癌症或心臟病之前，其膽汁生成已有 90% 受損。有毒膽汁與許多健康疾病有關，包括肥胖、荷爾蒙失調、甲狀腺機能低下、自體免疫性問題等等。

膽結石

　　如果你開始出現噁心、嘔吐、疼痛、疲勞或各種其他狀況，那可能正是膽囊正發出緊急求救訊號。

　　膽汁遲緩時就會形成膽結石。膽結石是膽囊或膽管中形成的硬性物質，為膽固醇和膽紅素鈣或碳酸鈣組成，形狀相當大——最大可像高爾夫球。[3] 大部分有膽結石經歷的人不會有明顯的症狀，因為結石會堆積在膽囊裡且不太轉移，不過有時膽囊會發炎（膽囊炎）。你不會聯想到膽囊或膽汁的難解症狀還包括

- 甲狀腺機能低下（膽汁不足的徵兆，無法刺激脂肪細胞內的活化甲狀腺荷爾蒙）
- 便祕（沒有充分膽汁潤滑）
- 噁心或嘔吐（膽汁不夠）

- 突然感到很疼，沒多久痛感就惡化；右側肋骨下方、肩胛骨之間、右肩或頸部右側出現疼痛
- 眼睛部位的頭痛
- 打嗝、排氣、脹氣、飽足感不間斷
- 胃食道逆流（GERD）
- 用餐後覺得嘴裡有苦味（膽汁逆流）
- 大便顏色很淺或浮在水面（膽汁排出不足）
- 痔瘡（肝臟堵塞）
- 難以減重
- 纖維肌痛症（肝臟和膽囊有毒）
- 心情起伏大，例如煩躁、抑鬱或焦慮
- 皮膚和頭髮乾燥（必要脂肪酸不足）
- 靜脈曲張
- 曾服用處方籤藥物或娛樂性藥物（為了維繫肝臟和膽囊功能而服用）
- 容易喝醉（需要更多的肝臟和膽囊支持）

　　如果膽結石確實轉移，有時候會卡在膽囊口或是膽管中，造成嚴重上腹部或右腹疼痛。一般而言，此種疼痛會在吃完東西一個小時內開始，特別是吃完高脂飲食，然後會持續數小時才消緩，雖然也可能持續陣痛更久。若症狀真的很嚴重，會引發有性命威脅的膽囊發炎，此炎症多數得住院動膽囊手術。胰臟則是膽結石經過膽管卻卡在胰管時的另一個麻煩。如果膽汁滲入血液中，就可能會出現黃疸（皮

膚和眼白發黃）的徵兆。不幸的是，很多人在面臨醫學救治之前，並不知道自己有膽囊或膽結石的問題，但這其實才是最重要的預防。

切除膽囊是今天美國最常見的腹部手術。[4] 膽囊與肝臟不同，無法自行再生，已經沒有膽囊的人除了有嚴重的健康問題之外，還會增加肥胖的風險。[5]

迷思：你並不需要膽囊。

比起許多醫生實際上仍會對患者說膽囊切除沒什麼大不了的，但沒有膽囊確實會有更可怕的缺點。膽汁一點也不髒——它可是好東西！把膽囊想成一個水槽，而膽汁是油，你的膽囊會集中從肝臟接收到的膽汁，以鈉和酵素加以混合。若沒有這一個油槽，膽汁沒有地方可去，不論有無膳食纖維輔助，只能持續緩慢地直接進入小腸。無法將攝取的脂肪與排出的膽汁匹配，就會使消化脂肪的能力退化，造成營養不足——使腰間的游泳圈更大。

膽囊切除後常見的現象就是發胖。有動物研究指出，血液和肝臟內的三酸甘油脂指數會增加，極低密度脂蛋白（VLDL）的生成亦然。VLDL 是「非常低密度的脂蛋白」的英文縮寫，是低密度脂蛋白（LDL）最嚴峻的情況。膽酸的循環也會增加，影響能量均衡、體重、葡萄糖指數、胰島素敏感度和膽固醇調節。有研究指出代謝症候群、第二型糖尿病、心臟病和脂肪肝的風險也會在膽囊切除手術後大大增加。[6]

就算你的膽囊還在，如果膽汁沒有正常流動，還是可能會碰到許多已切除膽囊的人有的各種毛病。不論你是否還有膽囊,要維繫膽汁運作也有辦法。

膽酸和膽鹽?想想:洗碗精

不要被膽汁相關的名詞嚇到了!膽汁基本上就是去油劑,就像洗碗精一樣。這都多虧了膽酸和膽鹽(其實是同種物質的不同形貌),膽汁才能把大顆的脂肪團分解成小的脂肪粒(乳化作用),好讓酵素(脂酶)完全消化它們。

膽酸是由膽固醇組成,為膽汁裡 80% 的有機分子。透過肝臟合成之後,膽酸會與胺基酸牛磺酸和甘胺酸結合,形成初級膽酸,初級膽酸為水溶性,較能乳化脂肪。如此結合而成的物質稱為膽鹽,小腸中膽鹽會把細菌轉化成次級膽酸。

每天都有大量膽酸被沖入小腸中,95% 的膽酸會被吸收到血液中,返回肝臟,剩下的 5% 則會排到糞便裡。大腸裡,膽酸會帶入水中,增加流動,預防便祕。如果膽酸沒能正常重新由大腸吸收,就會引發稱為膽酸性拉稀(bile acid diarrhea)的症狀,主要會出現慢性脹氣、尿急和水狀拉稀。膽酸性拉稀通常會被誤診為腸躁症,據估影響了 1% 的美國人口。[7]

膽酸也與血糖密切相關,患有第二型糖尿病或胰島素阻抗的人一般欠缺膽酸。許多研究都指出,適當的膽汁分泌對於血糖均衡來說非常重要。[8]

因為膽鹽是從膽固醇而來,所以膽汁也有助調節體內的膽固醇。人體內的膽固醇近 80% 會被肝臟利用產生膽鹽——每天大約是 500 毫克。因為膽鹽是膽汁的主要成分,飲食內有更多膽鹽就能讓肝臟生成更多膽汁,這對於切除膽囊後特別有用。膽鹽補充品包括牛膽汁和膽汁補充錠 Bile Builder。

優良膽汁養成的第一名營養成分

回頭想想細胞膜，就如你在第 1 章所學，細胞膜是由脂肪構築而成：磷脂與膽固醇。猜到了嗎？這些磷脂也是膽汁的重要成分！

膽鹼是身體每個細胞內非常重要的營養物質，最早是在膽汁內發現。膽汁內的膽鹼能幫助脂肪乳化，使脂肪變成水溶性。膽鹼也與其他作用有關，比如脂質傳輸、肝臟修復、神經傳導、大腦發展和認知。[9] 膽鹼能幫助控制器官內的脂肪沉澱，特別是肝臟——因此若大量欠缺膽鹼就會引發脂肪肝疾病。[10] 重要的是，膽鹼也有助於使同半胱胺酸指數低下，因為同半胱胺酸指數偏高會增加心血管疾病風險。

膽鹼不足會使膽汁生成失敗，也會造成肌肉受損，最多有90% 超過 40 歲的女性都欠缺膽鹼！

膽鹼可以從食物取得，比如牛肉、杏仁、花椰菜、白豆和莧菜。雖然雞蛋是很好的膽鹼來源，但我建議不要這麼做，因為雞蛋對膽囊來說是最可怕的敏感食物。每日建議的膽鹼攝取量為女性是 425 毫克，男性 550 毫克，但我建議不論男女每一餐建議攝取 500 毫克，也就是每日膳食建議攝取量（RDA）的幾乎 3 倍——至少維持數週。在這之後，你就能減少攝取量，變成一天吃兩次（搭配正餐），此份量對於患有脂肪肝的人來說特別有效。

卵磷脂所含的膽鹼份量不盡相同，經證實能支持膽汁流動、膽固醇均衡，還能有效建構脂質、細胞膜和大腦與神經系統功能。[11] 我自己碰到的患者，當然還有我本身，都因為卵磷脂補充品獲得不少益處，比如促進減脂、消化改善，以及消緩便祕、排氣和脹氣。不過有新的研究發現了一些問題，所以我就不建議服用卵磷脂補充品了。
其中一項疑慮在於近期有研究指出，卵磷脂是由腸道菌代謝，而心臟
病或中風患者體內這類代謝物含有高濃度的氧化三甲胺（TMAO）分
子。[12] 這是相互關聯的結果——不僅僅是因果關係——我們姑且還不
知道這分子是否是這些疾病的原因。儘管如此，這足以讓我不再建議
攝取任何卵磷脂，因為要取得膽鹼還有其他更安全的方法

因有毒膽汁才有的症狀

　　不論你的飲食是如何均衡，沒有健康的膽汁就無法取得燃脂、保
護細胞膜、提供能量的益處。但除了新陳代謝之外，有毒的膽汁和膽
囊功能不全現在也與許多其他疾病有關，包括胃食道逆流、甲狀腺問
題、自體免疫性問題、荷爾蒙失調，且這相關清單還持續增加中。這
著實令人擔憂，因為大部分有膽汁和膽囊疾病的人，完全不知道自己
有這方面的問題！

　　一說到有人為了消化病症尋求協助，過去十年已經有成千上百
本關於腸漏症、小腸細菌過度滋生（SIBO）、腸躁症、排毒和整腸、
發炎、自體免疫、甲狀腺功能不全等主題的書——但都沒有任何一本
提到膽汁的重要性。估計約有 100 萬至 130 萬名美國人正為了腸道炎
症（IBD）所苦 [13]，其中有 80% 的人還患有 SIBO[14]，而腸漏症如今也
是普遍流行的病。膽汁是所有這些問題的因子——如果內臟不健康，
除非你正視膽汁，不然沒有任何方法可以處理。我認為這是今天這麼
多人生病的主要原因之一，如果你切除了膽囊，那問題就會更嚴重。

　　當你不知道根本原因，還試著處理問題時，不僅治療無效，還可

有毒膽汁

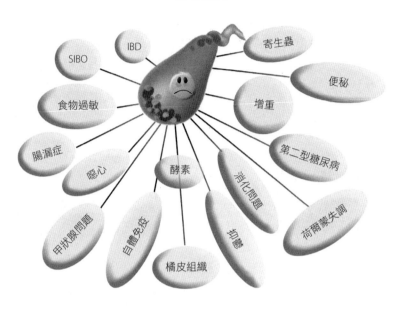

能只是暫時緩解症狀的緩和劑，而治標不治本。這種處理方式會舊疾復發，甚至因為忽略了根本原因而更惡化；如此一來免疫系統會面臨更多更多的壓力。

　　我們來看看幾種與有毒膽汁有關的常見症狀。

✻ 便祕告急

　　信不信由你，便祕其實是有毒膽汁的常見症狀，這可其來有自。膽鹽負責潤滑腸道，所以若是膽汁不足，自然而然就會便祕。膽汁流動若能增加，那便祕就不過只是痛苦的回憶。只要結合飲食策略，整合本章稍後介紹的苦味食物，就能永遠消除便祕之苦。

每天都要活動身體，喝大量的水。運動能使所有的事物活絡起來——血液、淋巴液、膽汁和大腸。有份研究發現，運動能使膽結石的風險降低 1/3。[15] 早起第一件事喝下一大杯水，如此簡單的事還有助於預防膽結石。喝水已證實會透過刺激迷走神經而引發膽囊收縮，使膽囊清空。其他的飲料可能有相似效果，細嚼慢嚥也能讓身體有時間去生成更多的膽汁。

✳ 胃灼熱與胃酸逆流

你是否會有胃酸逆流、胃灼熱或胃食道逆流（GERD）的症狀呢？你是否曾被告知這些症狀是因為胃酸生成過量？這是另一個迷思！

迷思：胃食道逆流是因為胃酸過多造成。

幾乎每一個人都曾被洗腦，認為胃酸過多就是自己消化問題的病根，但這說法目前根本沒有證據。事實上，有研究證實相反——GERD 通常是與胃酸（氫氯酸，或簡稱 HCI）生成過少有關。 GERD 通常會稱為胃酸逆流，是在胃中內容物逆流到食管，造成灼熱或火燒心感覺時發生。GERD 也會引發排氣、脹氣或在餐後立刻打嗝。一般人在 30 歲以前，胃酸生成會減少 40%，而到了 70 歲會另外再減少 50%。有份研究中，超過 60 歲的人幾乎有 1/3 根本生成不了多少胃酸。[16] 長期胃酸逆流會造成嚴重的併發症，好比食管炎、胃糜爛、胃潰瘍、胃出血、胃受損甚至是食管癌，所以你當然不能任其發展。

　　若胃食道逆流不是因為過多胃酸導致，那究竟是什麼導致的？GERD 幾乎可以說是肌肉的問題，特別是食管下端的下食道括約肌（LES）。除了打嗝或嘔吐，此處的瓣膜應該會預防胃酸回流到食管。不過，GERD 患者的 LES 無法正常關閉，使胃裡的東西通過。不論胃裡的胃酸是很多還很少，胃酸逆流都會有症狀——問題不在於胃酸過多，而是胃酸跑到錯誤的地方。為什麼 LES 會功能失常呢？有個原因是胃裡壓力增加，好比因為吃太多；另一個原因是因為難以消化特定碳水化合物或糖，使其在胃中發酵而成的氣體。乳製品因為乳糖，所以是主要的冒犯者。其他會使 LES 功能弱化的食物還有含酒精飲料、含酒精飲料、酸性食物、辣味食物、咖啡和巧克力，還有某些藥物。

　　GERD 的傳統治療方法是利用制酸劑（Tums）、組織胺受體拮抗劑（胃善得、泰胃美）和質子幫浦抑制劑（PPI，包括 Prilosec、Prevacid 和 Nexium）來阻礙一般胃酸生成。已有數百萬人每天服用 PPI 藥物來抑制胃酸生成——且大多數人本來就有胃酸過少的毛病！因此，這些藥物當然帶來了一大堆副作用，包括消化問題到營養不足，還有免疫力受損等。

　　你可能會想，GERD 和胃酸到底和膽囊有何關聯。氫氯酸（HCl）少和膽囊問題其實相輔相成，你在進食時，氫氯酸是刺激膽汁（透過荷爾蒙「膽囊收縮素」）和胰臟酵素釋出的主要關鍵——因此若阻礙了 HCl 就會使膽汁停滯。過多的膳食性碳水化合物與澱粉，還有脂肪不足，會抑制 HCl，使膽汁生成減少；壓力、暴食、吃太快、沒有定時進食、沒有細嚼慢嚥，還有吃飯時喝大量液體，這些都會挑戰體內的 HCl 生成。更糟的是，若在胃食道逆流的第一個徵兆出現時就服用

PPI 藥物，只會進一步損害膽汁，所以其實你只是暫時解脫來交換最後可能得切除膽囊（或其他更糟）更嚴重的問題。

在討論要如何增加胃酸生成之前，還有另一個值得一提的事。幽門，或是我們知道的幽門瓣，即位於胃和腸之間的瓣膜，應該是從胃到腸的單向門，但這瓣膜有時會抽筋。抽筋的幽門會使膽汁回流，從小腸回到胃裡（膽汁逆流），這會造成類似胃食道逆流的症狀，好比脹氣、疼痛、噁心和嘔吐。

氫氯酸對人體健康有很多有益的功能，除了刺激膽汁釋出，HCl 也能在碳水化合物發酵前分解它來減少排氣，還能殺死小腸中會產生氣體的細菌。它也在消化蛋白質上扮演重要一角，我們會在下一章討論。HCl 能讓胃部酸性更高，保護你免於被搭早午餐便車下肚的病原菌和寄生蟲侵擾。

要如何提升氫氯酸指數呢？很多人會選擇胃酸替代品來解決，例如餐前喝杯蘋果醋。然而，若食道表皮受損，或你正好有裂孔疝氣的狀況，那這些組織恢復之前可能無法承受過多胃酸。最好的解決方式是一開始就矯正阻礙正常胃酸生成的部分，而不是之後靠外力提升胃酸。此現象的原因已有不少討論，但你也要確保能獲得大量的 HCl 營養補充，比如鈉、碘和鋅的部分可以考慮：海鮮和南瓜籽。不要攝取過量蛋白質，因為這可能反而使 HCl 生成過剩。要補充足夠的維生素 C，因為維生素 C 過少也會迫使膽固醇反轉成膽汁。[17] 其他有用的治療包括木瓜葉、鳳梨酵素和松子油。若想知道更多有關 GERD 和 HCl 的部分，我強烈建議閱讀強納森・萊特博士的著作《恐怖的胃酸疾病療癒聖經》。[18]

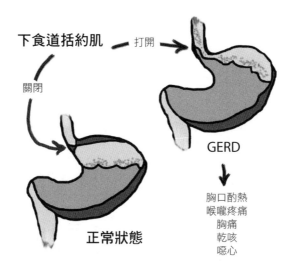

下食道括約肌 — 打開 →

關閉

GERD

↓

胸口酌熱
喉嚨疼痛
胸痛
乾咳
噁心

正常狀態

✳ 膽汁若不好，甲狀腺就倒

很少人知道緩慢流動的膽汁會拖垮甲狀腺。**如果你無法吸收脂肪，就無法生成甲狀腺荷爾蒙，就是這樣。**

年過 40 歲的女性中，超過 80% 的人都有膽汁質量不足的問題，而不標準的膽汁流動與延宕的甲狀腺可能會出現同樣的症狀，包括疲勞、變胖、消化問題、便祕、瘦體素阻抗、皮膚乾燥等等。根據美國甲狀腺醫學會，超過 12% 的美國人一生中甲狀腺會出問題；2000 萬美國人有甲狀腺相關疾病，但這當中至多有 60% 並不知道自己身體出了毛病。[19] 更有越來越多證據指出，甲狀腺機能低下其實與消化膽汁有關。

哈佛和其他海外的科學家都發現，很多重要研究都提過甲狀腺與膽汁的關係——但可怕的事實是竟然沒有人真正探討。芬蘭坦佩雷大學醫院的研究發現，甲狀腺機能低下在膽汁量少的人身上出現的機率是一般人的 7 倍。[20] 塔夫茨大學的研究有類似發現，有膽管結石的人罹患甲狀腺機能低下的風險更高。[21] 為什麼會這樣呢？原因在於膽酸會刺激甲狀腺活動。[22] 根據甲狀腺專家安東尼奧·畢安科博士的研究，膽汁釋出時會刺激一種酵素，能將 T4（人體內較不活躍的甲狀腺荷爾蒙）轉化成 T3（較活躍的甲狀腺荷爾蒙），好促進新陳代謝。膽汁獲得改善的人，其新陳代謝會有大大提升。[23]

膳食脂肪會以需要的原物料來補給身體，產生活化甲狀腺荷爾蒙，由此可以得知脂肪消化受阻的人甲狀腺就會降低。更糟的是，甲狀腺機能低下會使膽道清空的速度變慢，形成結石的風險便會增加。[24] 腸內菌也在身體把 T4 轉換成 T3 上扮演要角──人體內的 T4 有 20% 都是以此方式轉化而來。甲狀腺荷爾蒙也能使控制膽汁流入小腸的歐蒂氏括約肌放鬆。如果甲狀腺荷爾蒙很少，此括約肌便會縮緊，膽汁通過的量較少，膽結石風險因此增加。[25] 不過即便目前已有突破性的科學研究，仍然有超過 90% 的醫生未認可膽汁是甲狀腺疾病患者的致因之一。

要提供整體的甲狀腺支持，可以考慮健康食品品牌 UNI KEY 的 Thyro-Key 營養錠，為專門調整甲狀腺功能的非草本腺體萃取複方。

✳ 自體免疫問題

自體免疫性疾病的患病率在過去幾十年來已經翻了 3 倍，而自體免疫功能不全也與膽汁生成減少 75% 有大大關聯。據估計，有 2400 至 5000 萬美國人如今受自體免疫力的病症之苦──而且多半不只一種病症。[26] 自體免疫力比起心臟病和乳癌結合影響女性更多，更是所有年齡層女性（從小孩到最大 64 歲）的前 10 大死因之一。[27] 主因之一就是毒素，而你知道膽汁是整合排毒的工具。（我們會在第 6 章提到更多毒素相關的內容。）

橋本氏甲狀腺病（HT）比較特殊，約有 90%~95% 的甲狀腺機能低下病症屬於此病。[28] HT 是最普遍的自體免疫不全疾病，會在免疫系統攻擊甲狀腺組織時發生，可即便是最厲害的橋本氏病研究專家都會忽略膽汁的關聯性。HT 的流行程度據報約佔美國人口的 5%[29]，但此估算其實算很少，因為此病症初期沒有什麼症狀。HT 出現在女性身上的機率比男性多 5 至 10 倍，且此病越來越普遍。[30] 患有 HT 的人當中，有 43% 估計會對麩質敏感，這部分會在第 5 章進一步討論。[31]

有許多天然的營養補充品對橋本氏甲狀腺症有益，包括硫胺素、氫氯酸和硒。不過最近有發現認為能對橋本氏甲狀腺症患者有效的是黑種草籽（黑種草）。還有一份研究也表示，只要每天多添加兩克黑種草籽粉，就可改善病況。[32] 黑種草籽是親體 omega-6 的 EFA 的豐富來源，可以強化細胞膜，改善細胞之間的溝通——**而自體免疫性疾病就是與細胞溝通有關！**身體本身並不能有效自我溝通。

✳ 食物過敏與敏感

你可能沒有同時聽過食物過敏與膽囊的討論，但根據全美過敏科醫師學院食物過敏委員會前任主席詹姆斯・C・布雷尼門醫師最近表示，膽囊功能不全與食物過敏有重大相關。布雷尼門醫師追蹤了膽囊疾病患者的過敏情形，發現有 3 大禍源：雞蛋（93% 的患者）、豬肉（64%）還有洋蔥（52%）。[33] 若你對這些食物過敏，吃這些食物時會使膽管內浮腫，干擾膽汁釋出。好消息是，只要一週內盡可能在飲食中排除這些食物，就能讓膽囊疼痛舒緩，還可能成功避免日後的膽囊手術。

✳ 有毒膽汁、雌激素佔優勢和「假性脂肪」

環更年期或更年期是否給你帶來無比衝擊呢？你是否會因為燥熱、失眠和腦霧而半夜醒來？與一百年前的女性相比，現代女性荷爾蒙失調的普遍程度是兩倍。其中一個能重置荷爾蒙均衡的方法就是要有健康的膽汁。膽汁就是排毒的門票——**毒性、緩慢的膽汁和荷爾蒙問題相輔相成。**

我的直覺是超過 40 歲的女性有 80% 都有膽汁不足的狀況。女性罹患膽汁問題和膽結石的風險上升，因為雌激素會刺激肝臟把血中膽固醇帶走，排入膽汁，使膽汁更濃稠，而血糖上升會使這問題更複雜。毫不意外的，美國女性中，有 25% 的人在 60 歲以前就有膽結石，而 50% 的人則是在 75 歲時有此病況。[34] 這會成為惡性循環——只要膽汁變稠，就難以分解過多的雌激素。

大部分女性體內都有大量雌激素，這會造成一種稱為「雌激素佔優勢」的症狀。很多東西都有雌激素，包括口服避孕藥到荷爾蒙替代療法（HRT），還有環境雌激素（殺蟲劑和食品增味劑內的合成性模擬雌激素）。雌激素佔優勢會引發很多問題，包含性慾減少、經期不規律、PMS、乳房觸痛或乳房纖維囊腫、頭痛、情緒喜怒無常、疲勞、甲狀腺機能低下、掉髮、思緒混沌——還有更嚴重的像是自體免疫力疾病、乳癌和不孕。雌激素會影響身體代謝血清素的前驅素色胺

酸，這對於生成血清素來說非常重要。血清素不足可能會導致食慾大
增、變胖和抑鬱。

雌激素佔優勢除了會增加身體脂肪外，最出名的還會造成我說
的「假性脂肪」。假性脂肪是被困在身體組織裡的液體，會造成脹
氣、浮腫和脂肪團。我們女性有很多人身上都會有 4.5~7 公斤的假性
脂肪；而我們當中有的人——約 15%~25% 會比他人更對鹽敏感，因此
就要小心攝取時鹽的種類和份量。選擇天然海鹽而非普通精鹽，因為
海鹽的鈉含量較低，還能提供有價值的微量礦物質。飲食要納入更多
的新鮮蔬果，因為它們富含鉀。鉀是重要的礦物質，可以維持人體內
的鈉均衡。餐廳的食物一般鈉含量很高，所以最好是自己烹調食物。
除了高含量的鈉和雌激素之外，食物過敏、腎上腺壓力或胰島素失調
也會造成水腫（請見第 5 章）。

要如何診斷膽囊問題

你是否覺得自己的膽囊不健康？你是否對自己的症狀起疑，想
要進一步確認？有些檢查確實很有幫助，但你必須得主動積極。而且
我得先說聲抱歉，因為你的醫師可能沒打算這樣做——會想到要測試
膽汁的醫師不到 10%。

✳ 驗血

膽囊問題的徵兆有時候可以在例行驗血時先發現，所以你的例
行預防健康應該要包含基本的血液測試。就算你沒有症狀，也不可假
設自己膽囊很健康。若你懷疑膽囊出了問題，有很多種檢查能幫上忙

或確認，比如說，有時候可在全血細胞計數（CBC）中白血球數增加而發現感染。其他檢查也能揭露出高含量膽紅素，這是膽囊出問題的併發症黃疸。肝臟功能測試則能發現酵素增加，那可能就是膽道梗阻。

抽血能檢查出三種主要的肝臟酵素：ALT（丙胺酸轉胺酶）、AST（天門冬胺酸轉胺酶）和 GGT（γ－麩胺醯轉移酶）。這三種酵素在肝臟裡佔很大份量，但在其他器官（肌肉、心臟、腎臟、胰臟、脾臟、大腦、睪丸等）就比較少。一般而言這些酵素並不多，可是如果肝臟生病或受損，它們就會被釋出留到血液中，此時指數就會升高。要診斷並不容易，因此肝臟功能測試只有考慮到整體健康的設想下才可能有幫助。

健康者體內的 ALT 和 AST 指數可能一天內就從 10% 到 15% 不等，依據不同種族和民族而定。正常來說，最高的 ALT 指數會出現在下午，晚上則最低。除了膽道梗阻之外，ALT 和 AST 的增升也可能是受到其他原因影響，例如肝硬化、心臟病、運動過激、特定病毒感染、吸菸、酒精和特定藥物等。適當的運動會使 AST 指數上升到幾乎平時的三倍，且持續最多 24 小時。若只有 AST 指數增加，那就是與心臟有關，但如果 AST 和 GGT 都上升，那就是膽囊了。

GGT 指數並非常規檢查──你可能要申請才有。非裔美國人的 GGT 指數似乎是高加索人的兩倍；其中肥胖的人指數會增加 25% 至 50%。GGT 指數低可能意味有甲狀腺機能低下或缺鎂症。這些影響因子都會讓肝臟酵素的運作解讀受到影響，因此你需要精明的醫師來幫你分析。

✳ 影像診斷測試

你的醫生可能要看到肝臟和膽囊圖像才能診斷。影像程序有好有壞，腹部 X 光可以發現含有鈣質的膽結石，但卻無法找出所有類型的結石；電腦斷層（CT）掃描並非找出膽結石的最佳辦法，但卻能探測出膽囊或膽管內是否有破裂或感染；超音波是探測所有尺寸膽結石最常用的影像測試，但這只能告訴你有無發炎而已；核磁共振成像（MRI）有時可以找出膽管內結石，但也可能看不到迷你結石或有無感染。還有其他檢查，但上述是最常見的應用方式。

重置膽囊 —— 拒絕膽結石！

你已經知道膽汁的重要性，還有為什麼膽囊絕不是說丟就丟的器官，那現在就來探討我們的主題：要怎麼做才能改善膽汁生成和膽結石。這是打造激進代謝的重要環節，就如以往飲食是關鍵。如果你出現很難消化脂肪的症狀，像是噁心、脹氣、便秘或糞便顏色過淺，或者你已經切除膽囊，那我得說，你的重要任務就是要多攝取能打造膽汁的食物，並考慮營養補充品來改善膽汁流量。多愛肝臟和膽囊一點，就能活得更久、活得更充實。就算你已經切除膽囊，還是有簡單、有效的方法。

如果你時不時都得與發難的膽囊相處，那請熟悉下列幾種需要立即就醫的危險徵兆：

- 右上腹痛且 5 小時內都沒改善
- 發燒或嘔吐
- 大腸活動和尿液表現有異

　　若你有上述狀況，那應該要立刻看醫生。不過，若你有讀這本書，那這些症狀就有機會越來越輕、發作期更慢。不論你現在還有沒有膽囊，有很多天然療法是可以在家減緩發炎，重置健康膽汁流動。如果你只能做一項來改善現況，那就是在飲食中結合更多苦味食物──這便是我們的第一個方法。

苦味食物的美好

　　許多植物性食物都可以做為苦味食物。有研究指出，苦味會刺激膽汁釋出，「（真的）讓汁液流動」，也會刺激生成唾液、氫氯酸、胃蛋白酶、胃泌素和胰臟酵素。苦味食物還能提升下食管括約肌的狀態。我們是否需要吞食苦味食物這還不知道，因為有研究建議只需嚐到味道就能有效，即少量的苦味就有用。

　　最好的開始就是戒斷甜味，培養出對苦味的愛好。我們已經喪失對苦味食物的天然喜好，反而以普遍又非常危險的糖分上癮替代。如此嗜甜如命破壞了任何「均衡飲食」該有的樣貌，打開了滿是健康問題的「潘朵拉盒」。美國人每年攝取的糖分約是 35 ～ 69 公斤──這數據只是食用糖，還沒算上其他精製碳水化合物。[35] 長年吃進加工食品和低脂飲食、高糖和精製碳水化合物，已經使膽囊功能遲緩，膽汁阻塞，還有其他健康問題。我們以農維生時可沒有這些問題！矯正「嗜甜」的方法就是培養對其他味道的愛好。舌頭上有對甜、鹹、酸和苦味的感應器──你吃的甜味越少，就越能發展其他三種。苦味的綠葉食物例如水田芥、芝麻葉、菊苣、蒲公英葉都有很好的益處，辣根也有抗癌性。下表列出非常多種可以添入飲食的苦味食物──很多都會讓你大開眼界！

苦味食物		
苦味食物：蔬菜＆水果		
苜蓿	芝麻葉	朝鮮薊
蘆筍	甜菜葉	山苦瓜
苦瓜	花椰菜和球花甘藍	球芽甘藍
水牛莓	萵苣	花菜
甘藍	小黃瓜	白蘿蔔
蒲公英葉	苦苣（闊葉苦苣）	法國菊苣生菜
葡萄柚	油麥菜	圓茄子
菊芋	豆薯	甘藍菜
檸檬與檸檬皮	萊姆與萊姆皮	荷葉
水菜	芥菜	蕁麻
橄欖（未燻製）	橘子皮	羅馬式朝鮮薊
菊苣	櫻桃蘿蔔	西洋油菜花
紅葉生菜	大黃根	蘿蔓生菜
沙櫻桃	菠菜	蕪菁與蕪菁葉
塌棵菜	薊	
水田芥	野萵苣	
苦味食物：香草＆香料		
歐白芷	安果斯圖拉樹皮	大茴香
小檗樹皮	月桂葉	佛手柑
牛蒡根	葛縷子	小荳蔻
洋甘菊	根用菊苣	芫荽
肉桂	香草	蒔蘿
茴香	葫蘆巴籽	大蒜
黃龍膽根	薑	金印草
啤酒花	苦薄荷	辣根
奶薊草	薄荷	巴西里
芸香	番紅花	黃芩
酢醬草	百里香	薑黃
艾草	西洋蓍草	皺葉酸模

苦味食物：其他		
蘆薈 苦橙 咖啡 海帶（紅藻、荒布、紫菜、昆布、裙帶芽等）	杏桃籽與杏桃籽油 苦甜巧克力 桃子核 芝麻	安果斯圖拉樹皮 可可 李子核 醋

✳ 苦味香草

　　苦味食物和苦味香草能有效促進消化，這也是苦味食物之所以是消化劑的重點，今天有非常多的苦味食物可以選擇。根據萊特醫師在《恐怖的胃酸疾病療癒聖經》中所指的，西方香草醫學上最常使用的香草如下：

- 小檗樹皮
- 葛縷子
- 蒲公英
- 茴香
- 黃龍膽根
- 薑
- 洋薊
- 金印草
- 啤酒花
- 奶薊草
- 薄荷
- 艾草
- 皺葉酸模

　　苦味香草配方可以在任何天然食品商店找到，它們通常會以苦味香草劑的形式販售。消化用的苦味食物完全是植物為主，所以若你吃全素或是素食者也容易取得。健康食品品牌 Quicksilver Scientific 的產品 Dr. Shade's Bitters No. 9 就是非常好的選擇。我建議盡可能在飯前 15 分鐘用少量水搭配建議劑量（一般是 5~10 滴）服用，用餐完後若有胃食道逆流、消化不良或脹氣時也可以服用。如果你有嚴重的 GERD 就要小心，且若胃粘膜有受損也要少量服用；如果你感到噁心就不要吃。你甚至還能自己調配出消化用苦味劑！精油品牌山本玫瑰有款簡單的配方，只需要蒲公英根、茴香籽、薑和橙皮。[36] 不要用瑞典苦茶，因為它們多半含有通便的草藥，例如大黃根和番瀉葉。

有聽過安哥斯苦精嗎？這是非常流行的雞尾酒苦精品牌，是以委內瑞拉一個原本稱為安哥斯圖拉的小鎮為名，今天這地方稱為玻利瓦爾城。據說這祕密配方含有安哥斯圖拉植物的樹皮，為當地原生樹叢般的柑橙樹。樹皮內的苦味化學成分安哥斯圖林是一種類抗生素，被認定是好的消化劑，而且可以抗菌。（你可能比較知道通寧水，或其他苦艾酒內的類抗生素：可抗瘧疾的奎寧。）安哥斯苦精的主要成分被列為龍膽屬，但其配方仍然是秘辛──它是否確實含有安哥斯圖拉樹皮萃取物只是所有人的猜測，但它的確成為烹飪傳說。[37]

另一種替代消化用苦精的便是天然發酵的德國泡菜汁，不僅是酸性，更充滿有益腸道的微生菌。從餐前一茶匙，慢慢增加到 30 ～ 60C. C. 的量即可。我們會在第 5 章討論更多關於腸道健康和微生菌的部分。

絕佳的膽汁塑造者

除了苦味的綠葉和類似食物，也有其他食物和營養補充品特別對膽汁和膽囊支持有益：

Bile Builder（UNI KEY Health）：含有打造膽汁「超級六星」的每一種成分：膽鹼、牛磺酸、甜菜根、胰臟脂酶、牛膽汁和二蕊紫蘇根。大揭密：我是 UNI KEY Health Systems 公司的營養學顧問和發言人；我親自調配了 Bile Builder，因為我找不到有其他能以單一配方集結所有打造膽汁重要成分的營養補充品。

甜菜：甜菜含有甜菜鹼，是豐富的氫氯酸來源，可以讓膽汁變稀，有助預防膽結石。（Bile Builder 含有此成分）

膽鹼：膽汁的主要成分，有助乳化脂肪；這種像是維生素的營養物質存在於體內每個細胞裡。更多相關資訊請見第 75 頁。（Bile Builder 含有此成分）

牛磺酸：膽酸的關鍵成分，此種必要胺基酸能幫助膽汁排除肝臟排出來的毒性化學物質，還能增加膽酸生成，使膽汁變稀，降低血液和肝臟內的膽固醇指數。許多人體內都欠缺此物質，特別是全素食和素食者，因為牛磺酸主要來自動物器官和其他動物組織。牛磺酸也能改善脂質和降低肥胖風險。[38]（Bile Builder 和 Liver-Lovin Formula 含有此成分）

胰臟脂酶：分解脂肪的酵素，要在用餐前 30 分鐘服用。空腹服用時，可以把保護免疫系統的纖維蛋白的癌症細胞剝除來抗癌。[39]（Bile Builder 含有此成分）

牛膽汁：膽汁生成較少或沒有膽囊的人需要的必要膽鹽。（Bile Builder 含有此成分）

二蕊紫蘇根（stone root）：為一種用了數百年的香草，可以去除膽結石和預防因膽鹽補充而導致的便祕。（Bile Builder 含有此成分）

Liver-Lovin Formula（UNI KEY Health）：支持整體肝臟的絕

佳三重配方：朝鮮薊、牛磺酸和葉綠素。人類和動物都屬光異營
生物（photoheterotrophs），意思就是說我們可以用光來補充能
量。葉綠素進入粒線體時會成為代謝物，為克氏循環補充能量，
產生更多的 三磷酸腺苷（ATP）（也就有更多體力），不會增加
氧化壓力。

朝鮮薊：朝鮮薊是打造膽汁、保護肝臟非常好的食物。朝鮮薊的
葉子含有咖啡奎寧酸，能刺激膽汁流量。朝鮮薊還能提升 50% 的
麩胱甘肽。（Liver-Lovin Formula 含有此成分）

氫氯酸等同物：蘋果醋、檸檬汁或補充氫氯酸可以提升胃酸，刺
激膽汁和其他消化用液體。

蒲公英根：因為含有蒲公英苦素，可以減緩肝臟阻塞，增加膽汁
流量。

維生素 C：有德國研究發現，每日攝取維生素 C 可以降低幾乎一
半的膽結石風險。[40] 微脂維生素 C 是最容易吸收的形式；每日
建議攝取 1 千至 5 千毫克。

**正磷酸（OPA 或 H3PO4）（可從 Standard Process 或 Biotics 通
路取得）**：一種磷酸，可以用來分解膽結石。因為會腐蝕牙齒，
所以要小心使用。

間歇性斷食的益處

不論是吃哪種食物，吃太多是膽囊受害的首要致因。胃需要把
食物與消化用液體——膽汁、胃酸和消化酵素混合在一起。如果胃很
飽，就像是放了太多衣物的洗衣機——衣服會洗不乾淨，食物將無法

完全碎解，這意味營養物無法完整萃取，且流入血中的食物分子會比較大（腸漏），引起發炎。試試這一招：把攝取的食物份量攝取減少一半維持一週，看看自己感覺如何。如果你習慣吃點心，那就試著不吃點心，讓消化系統在活動期間整休復原，你將對自己感覺更好而驚奇不已！

　　若你想要更進一步，間歇性斷食是另一種很好的方法，因為這能把消化系統（包括肝臟和膽囊）的壓力減除，讓它休息、重新活絡。斷食的時候，身體會重新學習如何將脂肪而非糖分作為主要燃料。脂肪被應用成燃料時，肝臟會製造稱為生酮的水溶性脂肪，會比碳水化合物燃燒的更有效率。燃燒生酮所產生的自由基比較少，較不會損害細胞和粒線體的細胞膜、蛋白質和 DNA。訓練身體有效燃燒脂肪，就能改善葡萄糖新陳代謝，減少炎症、改善健康的每一層面。間歇性斷食甚至能保護大腦，這也是生酮飲食之所以通常會很成功的原因——只要能消化脂肪，那就對了。

　　科學已指出間歇性斷食能降低血糖和胰島素指數，還能減少胰島素阻抗，促進身體脂肪流失——特別是腹部脂肪。[41] 間歇性斷食能讓粒線體功能最大化，強化重要的細胞修復過程，好比清掉細胞廢物 [42] ，降低氧化壓力和減少炎症。

　　有一種間歇性斷食是隔天斷食，也就是一天毫無限制的進食，接著隔天只攝取 5 百卡熱量。有份研究指出，按此斷食法實行的女性，8 週平均減掉了 6 公斤；還有科學指出，早上空腹運動的人能多燃燒20% 的脂肪。[43] 克里斯‧貢納就曾發表一本間歇性斷食的初學者指南著作。

咖啡灌腸與傳統膽囊排石法

　　咖啡灌腸是減少身體毒素的強效方法，其優勢在於刺激肝臟比刺激小腸多——但卻能提供全身的健康益處。咖啡灌腸可以修復消化道、緩解慢性疼痛、增進體力和情緒、幫助消除寄生蟲，還能增加肝臟的麩胱甘肽生成。相關資訊可以翻閱我朋友兼同事大衛·韋伯斯特寫的《*Achieve Maximum Health*》（直譯：成就健康最大化），內容探討大腸水療法對整體健康的重要性。

　　若我沒有提到傳統膽囊排石法那就失責了，排石法是利用合成的天然物質來溶解、排除膽結石。網路上有許多肝膽排石法（也稱淨石法）的說明，我建議避免採用這些排石法，因為它們可能會突然造成威脅性命的膽結石危機。當膽結石堵住且無法排出時就需要醫療急救——而你正該試圖避而遠之！

如果你一定得切除膽囊

　　我看過有很多嚴重膽囊疾病病例——包括膽結石在內，都利用本章方法成功逆轉病況。試一試不會有壞處的！治療不可能一夕成功，但許多人都確實經歷相對快速的症狀減緩情況。每個人狀況都不一樣，但可以期待是在實行至少 3~6 個月後就能完全恢復。

　　只要有適當支持，許多生病的膽囊就能治療，不過有時損害太嚴重就必須得動手術——特別是遇上威脅性命的感染。不管是否有動過膽囊切除手術，好消息是你不用在餘生對脂肪避而遠之！結合本章提到的苦味食物、膽鹽和其他列出的營養補充品，就能加速修復。如果你還是需要動手術,那可能就有一陣子都需要膽鹽(除非你有拉稀或傾食症候群)。更好的是補充膽鹽和苦味食物,膽鹽比較像是膽汁替代品,苦味食物則是能讓肝臟生成更多膽汁,所以不久後你就不需一直吃膽鹽替代品了。要留意的是,如果你在恢復之後又回到原來引發問題的飲食和生活方式,就會舊疾復發,由此看來這是延續一生的療法,那苦味食物和打造膽汁的食物就該是你平常飲食之外的永久補充。

複習一下

本章確實有很多資訊,所以我們要串連幾個重點。膽囊和膽汁對於脂肪消化和吸收來說非常重要,如你所學,脂肪之於健康在各個層面都很重要,而膽汁在預備可維繫生命、要結合到細胞膜上的 omega-6 和 omega-3 脂肪上非常關鍵,如果你能讓膽汁稀薄且流暢,能多愛膽囊一點點,那身體就會獎勵你,讓新陳代謝持續加快、減少體內毒素,並確保荷爾蒙運作正常。另一方面,如果膽汁有毒,那就會增加許多健康疾病的風險,包括變胖到甲狀腺低下、雌激素佔優勢、身體中毒和炎症橫行。

現在你吃和消化的是健康脂肪,我們將在下一章把重心從脂肪轉向蛋白質。

第**4**章
激進法則 # 3：重建肌肉

有時候你得面對自己最大的缺點，才會知道自己真正的力量。

——————蘇珊・蓋爾

本章你將會學到……

- 為什麼蛋白質很重要的機密消息
- 肌肉如何成為另一種代謝活化組織，又如何解救或摧毀你的減重努力
- 為什麼肌肉是終極卡路里燃燒器
- 胺基酸在提供能量、塑造肌肉和打擊食慾上的角色
- 哪些富含蛋白質的食物可以讓你變成窈窕、纖瘦的燃脂機器

　　是時候加強肌肉了！要做到此點的最佳辦法，就是每日攝取足夠的優質蛋白質。你在第 2 章學過棕色脂肪如何成為激進代謝中 3 個關鍵代謝活化組織的第一位。肌肉就是第二位，而蛋白質之於肌肉組織，就如同膳食脂肪之於棕色脂肪。

　　肌肉就如同棕色脂肪，是人體內固有的能量燃燒器。事實上，每 0.5kg 肌肉組織每天都能燃燒 50 卡熱量，每 0.5kg 身體脂肪只能燃燒 2 大卡！肌肉量越多，能燃燒的能量就越多，儲存的脂肪就越少，只要你變得越瘦，就越容易持之以恆。

　　這說法真的假不了：越瘦的人（肌肉與脂肪比例越高的人），其代謝速率會比身體脂肪較多的人更高，他們就算是休息的狀態，每天

能燃燒的熱量也會比較多。你也可以做到！

就如同棕色脂肪得由飲食中的 omega-6 脂肪加以滋養、活化，肌肉則是由蛋白質補充能量——更準確說是胺基酸。胺基酸是建材，就像生物學的樂高積木，可以拆裝、重新組合所有身體需要的重要蛋白質。「餵養」肌肉後，胺基酸就會讓你保持纖瘦健康作以回報。蛋白質會刺激燃脂運作與打造肌肉，它也能穩定胰島素和血糖指數、保持體力、溶化身體脂肪，擊退飢餓感。

蛋白質的角色遠遠大於新陳代謝，一個平均身形的人體而言，會有 20% 的蛋白質重量，全身則含有 10 萬個不同的蛋白質，各司其職。蛋白質製造所有東西，從肌肉到重要器官，還有荷爾蒙和酵素；蛋白質也在排毒上扮演要角，幫助輸送廢物到肝臟。

如果你的新陳代謝正處於動盪不安的情況，或許就是因為每日飲食沒有攝取足夠蛋白質或不正確的蛋白質組合。獲得足夠的膳食蛋白質可以省下淨體重，好讓身體燃燒脂肪補充能量；蛋白質獲取不足時，身體會開始分解淨體重來補充能量，同時收集例行修復組織需要的胺基酸，如此一來蛋白質不只會從骨骼肌肉而來，還可從器官取得——包括心臟肌肉。不幸的是，我們進食時通常最後淨肌肉量會比進食前少，這當然最好不要發生！肌肉細胞每天都會保護身體必須代謝的蛋白質。

低熱量飲食容易變更荷爾蒙刺激肌肉組建的信號機制。進食時，特別是蛋白質攝取太少的時候，身體不太會利用血中的游離胺基酸來生成修復肌肉。

淨體重流失可以透過每餐攝取蛋白質，確保獲得必要胺基酸來減緩，我們將在本章詳談這部分。除了膳食蛋白質，肌力訓練和負重練習，特別是高強度的部分，對於打造、維持淨體重來說非常有幫助。

　　吃進含有大量優質蛋白質而非碳水化合物的一餐，就能贏在起跑點，不會浪費體能。實際上消化蛋白質與消化碳水化合物相比，就算此二者熱量相同（每公克 4 大卡），前者燃燒的能量還是較多。每 1 百卡的蛋白質熱量，在消化過程中會燃燒至多 20~35 卡（也就是所謂的「產熱效應」）。

　　蛋白質也對血糖有益。比起攝取碳水化合物，吃進蛋白質會刺激高血糖素釋出，這種荷爾蒙可以幫助燃燒原本儲存好的脂肪。高血糖素的功能與胰島素相反，會抑制胰島素釋出，使身體釋出儲存好的碳水化合物和脂肪，胰島素則是告訴身體存起來。一整天都攝取蛋白質，就能讓身體維持生成高血糖素的模式。

　　如此設想一遍，要讓新陳代謝運作最有效，就一定要攝取足夠的優質蛋白質，不過可要小心別判斷錯誤。

到底要吃進多少蛋白質？

　　蛋白質非常重要，但問題在於攝取太多或太少都會產生問題。而我們每個人都有該攝取的蛋白質份量 。

　　蛋白質不足會引起很多狀況，像是代謝遲緩、體重增加、肌肉量流失、血糖不穩定、失眠和疲勞、情緒起伏大、傷口癒合緩慢還有免疫力受損。

　　不過，吃太多蛋白質會對腎臟造成負擔。低碳水化合物飲食如阿特金飲食和生酮飲食，很容易蛋白質攝取過多。

身體一次只能應用 113 ～ 170 克的蛋白質，過多蛋白質會對腎臟和肝臟造成壓力，這樣就得用盡全力才能消除。過剩蛋白質會代謝成葡萄糖，當成身體脂肪儲存起來，若蛋白質過剩的情形很嚴重，身體就會積累氨，這是一種有毒廢物，囤積過多會造成嚴重的腦腫脹。過量的蛋白質也會刺激「雷帕黴素（mTOR）」途徑，造成快速老化，癌症風險也會增加。稍後我們會再談這途徑。

請記住，攝取過多蛋白質並不代表你獲得最有效的蛋白質。美國人從加工食品和有毒工廠養殖動物身上攝取了太多的劣質蛋白質，若身體無法加以利用，那就不算。

那吃太多或吃太少蛋白質都有風險的話，到底「適中帶」是多少？

每個人需要的蛋白質，會因為年齡、性別、體重、運動量和整體健康等因子而各有不同。美國政府建議成人的每日蛋白質攝取至少是男性 56 克，女性 46 克 [1]，這大約是體重每 0.5 公斤要吃 0.36 克蛋白質，不過我和大多數當代營養專家都認為，這份量對於健康是不足的。以前我的黃金標準是體重每 0.9 公斤要攝取 1 克蛋白質，等於每一磅要 0.45 克蛋白質。

迷思：飲食不可攝取太多蛋白質

我一般同意美國國家科學研究委員會下食物與營養委員會訂定的蛋白質指南。要記得數字代表的是最低量，而**非身體健全時需要的份量**。如果你運動量大、懷孕、生病或正從重傷恢復，那就需要吃多一點，若你平時多久坐，那需要的份量就要再少一點。決定理想份量的最佳方式就是要反覆試驗，以體重每 0.5 公斤吃 1.5 克為上限。

成年男性	70 克
成年女性	58 克
懷孕女性	65 克
泌乳中的女性	75 克
女孩，13 至 15 歲	62 克
女孩，16 至 20 歲	58 克
男孩，13 至 15 歲	75 克
男孩，16 至 20 歲	85 克

　　隨著年齡增長，我們就容易流失更多肌肉量（肌少症），所以當我們越來越老，蛋白質需要的份量就會改變。肌肉量減少通常會比你所想的更早發生，大約是在 30 歲左右。當肌少症造成體重增加、胰島素阻抗和代謝症候群，就可能進一步發展成第二型糖尿病。肌肉量、體力和整體身體功能運作，都與我們年老甚至是跌倒強烈相關。75 歲以上成人出現大腦受損的機率自 2007 年以來增加了 76%，主因則是跌倒。[2] 肌少症也與殘疾、生活品質低落和早死強烈相關——換句話說，淨體重對健康和長壽來說至關重要。

　　當我們步入晚年，胃口會因為味覺和嗅覺退化而變小，許多老年人也會不常活動，加速了肌肉量流失的速度。很多人會喝優質蛋白質飲來加強，像是乳清；胺基酸補充品也證實可以改善因疾病特別是肝臟病流失肌肉的人的身體組成。[3]

好身材需要的蛋白質

如果你夢想著再次穿上窄管褲，那你一定要加強攝取能打造肌肉組織的正確建材。最好的方法就是吃衛生且全食為主，包含各種食物的飲食。要獲得最優質的蛋白質，你就得避免來自集中型動物飼養經營的動物性產品，此環境下的牲畜是以基因改造穀物而非新鮮牧草為食。肉品來源要選擇以牧草搭配低量穀物飼料、荷爾蒙和農業化學物質的有機當地農場。

其他好的蛋白質來源包括野生魚類、像是太平洋種的鮭魚、沙丁魚和鰻魚；牧草飼育的雞禽和生鮮乳製品；堅果和種籽。豆類可以提供好的（但非完整）蛋白質，可是其複合性碳水化合物會使胰島素激增，所以對某些人來說豆類很麻煩。大麻籽每一大匙可以增加 4 克的蛋白質，而南瓜籽每 1/4 杯可以增加 8 克；螺旋藻每一大匙也能提供 4 克，不要忘了還有屬害的芝麻醬，每一大匙可以增加 4 克蛋白質。

食物的蛋白質含量	
食物	蛋白質含量
紅肉、禽肉、魚肉、海鮮 硬性起司	每盎司 6 至 9 克 每盎司 7 至 8 克
優格	每 6 盎司 17 克
種籽和堅果	每 1/4 杯 4 至 8 克
大麻籽	每大匙 4.4 克
奇亞籽	每大匙 2.4 克
芝麻醬	每大匙 4 克

大部分烹煮過的豆類	每 1/2 杯 7 至 8 克
烹煮過的小扁豆	每杯 18 克
烹煮過的大豆	每杯 28 克
大多數的蔬菜	每盎司 1 至 2 克
莧菜	每杯 7 克
蕎麥	每杯 6 克
螺旋藻	每大匙 4 克

胃酸少會流失蛋白質？

　　難以消化蛋白質會造成蛋白質攝取不足 —— 罪魁禍首就是胃酸過少。 充份的氫氯酸（HCl）不只是消化的必需品，也是消化蛋白質一定要具備的東西。HCl 是將食物中大型蛋白質分解成長鏈胺基酸的第一關，之後才是由酵素如蛋白酶和肽酶接手，最後把蛋白質分解成身體容易吸收利用的小型肽和游離胺基酸。

　　不管你吃了多少優質蛋白質，如果你胃酸少（請見第 35 頁），你就無法把富含蛋白質的食物分解成必要胺基酸。含有大量蛋白質的飲食也可能會壓制 HCl 生成。

　　後果是什麼？身體組成會開始儲存，肌肉縮小你就會開始貯藏脂肪。事實上，HCl 生成會隨年齡增長變少，這是我們越老越容易流失肌肉量的另一個原因。胰臟的蛋白水解酵素可以用營養補充品補給，不過更好的是在特定食物裡就能有這些成分—— 比如木瓜就含有蛋白水解酵素「木瓜酵素」。

胺基酸：減重漏掉的環節

蛋白質因為能提供胺基酸，所以是激進代謝法的關鍵。就像必要脂肪酸一樣，身體一定要有均衡的必要胺基酸才能使新陳代謝持續運作。

你已經看過攝取蛋白質如何促進新陳代謝、啟動燃脂，如果我們攝取的蛋白質不夠多，身體只能分解我們的肌肉和器官來取得需要的胺基酸（和能量）。

體內能自然產生的胺基酸約有 3 百多種，但能利用的只有 22 種——想一想，身體要從這 22 種胺基酸製造出十萬種不同的蛋白質，很驚人吧！

因為蛋白質有很多功能，它們會持續被身體「重新規劃」、分解再替換。它們會被拆解成小分子，也就是胺基酸建材，接著又在稱為「蛋白質生合成」的複雜過程中被重組成新的型態。體內的胺基酸一天內會回收 3~4 次，所以你中午吃的雞胸肉可能只會影響二頭肌一點時間，接著在肝臟把它轉型為燃料之前，會漸漸變成多巴胺和血清素！

胺基酸不同於脂肪和澱粉，身體不會為了之後要用而儲藏過剩的胺基酸（至少長期來看並不會），所以得從每天的食物中取得。胺基酸不足的徵兆取決於少了哪種胺基酸，因此情況各不相同。

胺基酸不僅僅是肌肉和重要器官的建材，它們也會組成其他分子，例如神經傳導物質，還有調節免疫系統的分子。胺基酸可以讓維生素和礦物質運作，組成 DNA 的基本架構，即染色體的「骨幹」。身為酵素的成分，胺基酸幾乎在所有維繫生命的生物過程都扮演重要角色，因為胺基酸對酸鹼值敏感，除非酸鹼值正確，不然酵素就無法有效運作。

　　或許胺基酸最基本的功能就是在細胞膜上的應用。沒錯，我的朋友，我們又繞回來了！我們在第 2 章談過，重要脂肪磷脂提供細胞膜的基本架構，胺基酸則是用來打基礎，像是輸通管道和荷爾蒙接收器，以及能執行生物任務的蛋白質，可以把它們想成「信差」和「通報者」[4]，舉例來說，運輸蛋白有助於接待分子如葡萄糖進出細胞。人體內粒線體的細胞膜有 75% 都是胺基酸，據估計我們的基因有 30% 是為膜蛋白質編碼──這也說明了它們有多重要！

　　大部分疾病都牽涉到細胞溝通出現故障，細胞之間的溝通就是由這些蛋白質成分決定，如果正確的胺基酸無法製造蛋白質，那信號就會受到干擾。[5] 代謝異常、減重受阻、荷爾蒙失調、糖尿病……等等狀況就是如此。（細胞之間對話中斷上毒素也扮演重要角色，我們會在第 6 章討論。）這也是之所以為什麼飲食內有完整胺基酸很重要的理由。

✳ 胺基酸能為你做什麼？

　　現在我們來看看幾種特殊胺基酸，還有它們的重點功能，特別是在復甦遲緩的新陳代謝上。（所有 22 種胺基酸和其食物來源的資訊，請參考本章最後的補充表格。）

　　體內的 22 種胺基酸可以分成三種類型：必要胺基酸（EAA）、非必要胺基酸和條件式必要胺基酸（有時也稱為半必要）。「必要」意思就是指身體無法製造，一定得從飲食中取得；非必要胺基酸身體可以製造，而條件式必要胺基酸則是在生病或有壓力之時身體才會製造。

　　屬於「完整蛋白質」的食物含有 10 種必要胺基酸。如果飲食中連一種必要胺基酸都無法拿到，那身體就需要分解肌肉組織來釋放——因此完整蛋白質是飲食中很有價值的部分。大部分的完整蛋白質來自動物性食物，雖然有很多植物性食物富含多種胺基酸，但植物界的完整蛋白質只有大豆、藜麥、蕎麥、奇亞籽、大麻籽和螺旋藻。

胺基酸		
必要胺基酸		
精胺酸 異白胺基酸 苯丙胺酸 纈草胺酸	組織胺 離胺酸 蘇胺酸	白胺酸 甲硫胺酸 色胺酸
條件式必要胺基酸		
半胱胺酸 脯胺酸 牛磺酸	甘胺酸 絲胺酸 烏胺酸	麩醯胺酸 酪胺酸
非必要胺基酸		
丙胺酸 麩醯胺鹽	天冬醯胺酸	天冬胺酸酯

　　每種胺基酸在身體內都有其特殊功能，比如說組織胺基酸是用來製造組織胺，這是免疫反應的重要部分；蘇胺酸是讓紅血球色素與鐵結合的必要物質；纈草胺酸能把蛋白質結合在一起；離胺酸能促進膠原蛋白生成和殺死病毒；而色胺酸能助眠。

在減重這方面，特別是減脂和打造肌肉上，只有少數幾種胺基酸才有價值：麩醯胺酸、離胺酸、甲硫胺酸、苯丙胺酸、烏胺酸、白胺酸、異白胺基酸和纈草胺酸。

麩醯胺酸有助於減少脂肪儲藏，改善胰島素信號警示，幫助降低對糖和酒精的食慾。

肝臟會結合兩種必要胺基酸，將兩種離胺酸和甲硫胺酸結合成重要的燃脂成分「**肉鹼**」。肉鹼儲存在肌肉組織中，能幫助傳輸脂肪酸進入細胞粒線體，好生成三磷酸腺苷（ATP），也就是燃料。此過程在運動期間會特別活躍。

苯丙胺酸是天然的食慾抑制劑。

烏胺酸可以讓你變瘦，因為睡前攝取（空腹時攝取 2 千 5 百毫克）就會刺激人類生長激素（HGH）。

白胺酸、異白胺基酸和纈草胺酸為支鏈胺基酸（BCAA），它們會在肌肉組織的裝配線上通力合作。我們來談一點 BCAA 吧。

✳ 支鏈胺基酸：負責肌肉的胺基酸

有些人會稱支鏈胺基酸（BCAA）為「減重遺漏的環節」，白胺酸、異白胺基酸和纈草胺酸因為有支鏈結構因此有此名稱。多數胺基酸會在肝臟分解，但 BCAA 則多在肌肉裡分解，它們在體力、耐力和維持淨體重上扮演要角。

BCAA 有下列的生物性功能：

- 因為改善能量生成（特別是異白胺基酸和纈草胺酸），它們能提升耐力並減少疲累。[6]

- 它們能降低肌肉流失，加快肌肉建造（尤其是白胺酸）。[7]
- 它們能增加脂肪代謝，減少脂肪儲存。[8]
- 它們可以加快運動修復，減緩肌肉痠痛和抽筋。[9]
- 它們對血糖、胰島素和三酸苷油脂有正向影響（特別是異白胺基酸與纈草胺酸）。[10]

BCAA 佔所有肌肉組織約 35%，如果你體內 BCAA 不夠，身體就會分解肌肉組織好取得 BCAA，結果使肌肉流失更多。換句話說，BCAA 能幫你保護並打造淨體重，讓身體以儲藏的身體脂肪而非肌肉來補充能量。雖然肝臟會把 BCAA 轉化成能量，但這過程有點麻煩，而我們的肌肉本來就負責這任務！據估計，BCAA 能提供 18% 以上的身體「工作能量」。白胺酸對於打造纖瘦身材是特別重要的 BCAA，因為它有刺激肌肉建造的能力。

✹ 支鏈胺基酸最好從食物取得

最新的科學研究指出，BCAA 的每日建議最少量為女性 9 克，男性 12 克，且理想上最好從食物而非補充品取得。從飲食中獲取大量優質蛋白質的人不太需要營養補充品，你可以從富含蛋白質的食物中取得 BCAA，好比有機草飼牛肉和乳製品、野生阿拉斯加鮭魚、堅果和種籽。（個別胺基酸的攝取來源，請見本章最後的表格。）

如果你剛好是運動員或正進行高強度的阻力訓練，或者你是全素食者或素食者，那每天吃營養補充品可能有效，10 至 20 克的 BCAA 即可，吃這些補充品的最佳時間是運動之前與／或之後。每天我們需要 8~16 克的白胺酸，才能達到肌肉成長和修復最有效化。

乳清蛋白質是攝取所有必要胺基酸 的最佳來源，特別是白胺酸──比如說，85 克的乳清蛋白質就能提供 8 克的白胺酸，而 85 克鮭魚只提供了 1.6 克。一說起打造肌肉，乳清蛋白質的效用遠遠超過 BCAA 補充品。[11] 乳清蛋白質除了富含白胺酸，還含 64 種不同胺基酸，可以執行多種功能的任務，包括抑制食慾在內。乳清是刺激膽囊釋出的膽囊收縮素（CCK）的刺激物！有研究證實乳清能使 CCK 增加超過 4 倍。[12]

只要你攝取的是正確的乳清蛋白，就能獲得成堆的好處，特別是對免疫系統有益，包括抵禦癌症。乳清也有抗炎、抗氧化、降低血壓和減壓的特性，不過有很多人攝取的乳清產品含有劣質乳清，不僅沒有免疫優勢，事實上還會引發過敏和其他問題。

製造乳清產品的牛奶有兩種：A1 和 A2 β 酪蛋白。大部分乳清產品來自 A1 牛奶，也就是變異且與過敏、消化問題、心血管問題和糖尿病有關的種類。乳清最好是取自 A2 牛奶，因為這是沒有變異過、冷壓，還保留脆弱的蛋白質和胺基酸結構，但可惜的是北美的牛奶多屬 A1。請確保你選的乳清品沒有基因改造物質、荷爾蒙、麩質、過多的糖、化學添加物，當然還有重金屬污染。

據說每天攝取的前 40 克蛋白質才會專攻免疫系統──那就讓它物盡其用吧！健康食品品牌 UNI KEY Health 提供以 A2 牛奶製成的絕佳乳清蛋白補充粉「Fat Flush 乳清蛋白」。該品牌也提供素食版本「Fat Flush Body Protein」，是由米和豆類蛋白質製成。我擔任 UNI KEY 營養顧問已有好些年，本人也參與其蛋白補充品的開發。

✳ 胺基酸全模組錠：蛋白質膠囊

如果你選擇吃胺基酸補充品，有一項新產品可以同時獲得其他胺基酸營養優勢。MAP，為「胺基酸全模組錠」的縮寫，為高精純、游離晶體線狀的 8 種必要胺基酸。這產品儼然就像是「星際大戰版本的營養大全」！MAP 可以迅速消化，過程不需 23 鐘，因為它不需要胃酸或胰臟酵素的協助。MAP 實際上更是零熱量且能合成代謝的產品。研究顯示 MAP 有 99% 會立即被身體利用製造蛋白質，這完全勝過膳食蛋白質，後者能被利用的部分只有 16%~48%。MAP 的吃法就跟 BCAA 一樣，運動之前或之後服用即可。此產品全素食者也能吃，只要一天吃 3 次就能提升日常所需的蛋白質。

✳ 謹慎服用營養補充品

BCAA 補充品並非完全無副作用，這也是我建議最好是從食物中取得胺基酸的原因。要均衡體內胺基酸，調整正確比例，我們的身體才是主要控制者。回想一下，胺基酸是化學物質的信差，當它跟神經傳導物質和荷爾蒙交流時，在特定情況下可能會有無意間的後果，而根據你的飲食和其他生活因子，這影響可能千變萬化。

舉例來說，BCAA 在不同條件下或許會降低或提升血糖。有些研究已經發現，高脂飲食搭配服用 BCAA 補充品，可能會引發胰島素阻抗和第二型糖尿病。[13] 糖尿病與癌症都因細胞發送信號失常為特色，所以任何會改變細胞溝通的東西都要小心謹慎。[14]

胺基酸補充品要注意的另一項便是雷帕黴素靶蛋白（mTOR）途徑的引發。MTOR 會判定細胞是否現在要複製或要等待其他時機。胺

基酸是最可能引發 mTOR 的刺激元。如果胺基酸過剩，那 mTOR 就
會調節（刺激）過度，加速老化。基本上，所有癌症都與 mTOR 刺激
有關 [15]，mTOR 最好是減緩調節（抑制），因為這會促進維修整復，
進而延壽。**總之，重點就是蛋白質處理太多或太少都不好！**

胺基酸功能與食物來源		
胺基酸	**功能**	**食物來源**
精胺酸	保留氮和生成硝酸好讓血液、氧化作用和血壓正常；刺激 HGH；肌肉合成；為肌酸（肌肉所需的能量來源）的必要物；5 歲以下的小孩和 60 歲以上的成人必須攝取	苜蓿芽、甜菜、胡蘿蔔、西洋芹、雞胸肉、鷹嘴豆、小黃瓜、乳製品、綠葉蔬菜、大蔥、小扁豆、萵苣、營養酵母、防風草、馬鈴薯、南瓜籽、櫻桃蘿蔔、黃豆、火雞
組織胺基酸	負責神經傳導和髓鞘；組織胺合成；血壓支持；5 歲以下孩童必須攝取	苜蓿芽、蘋果、牛肉、甜菜、也牛肉、胡蘿蔔、西洋芹、肌肉、小黃瓜、蒲公英葉、菊苣、魚、大蒜、石榴、櫻桃蘿蔔、菠菜、火雞、蕪菁葉
白胺酸	（BCAA）肌肉能量；蛋白質合成；人類生長激素（HGH）強化；運動修復；組織癒合；胰島素與葡萄糖應用；減少內臟脂肪；傷後復原；肌肉保留	酪梨、豆莢、牛肉、起司、雞肉、椰子、魚、堅果、橄欖、木瓜、海鮮、種籽、黃豆、葵花籽
異白胺基酸	（BCAA）血糖調節和穩定體能；刺激 HCG 釋出；肌肉癒合修復；血紅素；凝血；開放性傷口感染時的第一道防護	苜蓿芽、酪梨、起司、雞肉、椰子、甲殼動物、魚、野味肉、橄欖、小白菜、木瓜、雉雞、海帶、菠菜、葵花籽、莙薘菜、火雞、水田芥

離胺酸	膠原蛋白和彈性蛋白；燃脂成分；刺激粒線體的肉鹼；增加打造骨骼的鈣質攝取	苜蓿芽、蘋果、杏桃、豆莢、甜菜、胡蘿蔔、西洋芹、起司、雞肉、小黃瓜、蒲公英葉、魚、葡萄、牛肉、小扁豆、堅果、木瓜、巴西利、西洋梨、種籽、貝類、酢醬草、黃豆、火雞、水田芥
甲硫胺酸	硫化合成血紅素與麩醯胺酸；燃脂成分；刺激粒線體的肉鹼；軟骨；毛髮與指甲	蘋果、豆莢、牛肉、巴西堅果、卷心菜、花菜、起司、細香蔥、乳製品、歐洲榛子（榛果）、魚、大蒜、辣根、甘藍、鳳梨、貝類、酢醬草、黃豆、火雞、水田芥
苯丙胺酸	兒茶酚胺（調節神經系統）前驅物；刺激膽囊收縮素（CCK）使膽汁釋出和飽和；如果懷孕或有高血壓、丙酮尿症、黑色素瘤、焦慮症或使用單胺氧化酶（MAO）抑制劑，要避免攝取	杏仁、蘋果、酪梨、香蕉、甜菜、胡蘿蔔、起司、魚、皇帝豆、營養酵母、巴西利、鳳梨、葵花籽、芝麻、黃豆、菠菜、番茄
蘇胺酸	合成紫質好結合鐵；膠原蛋白與彈性蛋白；消化酵素；生成抗體和胸腺；肝臟功能；提升其他營養素的生物利用度	苜蓿芽、豆莢、胡蘿蔔、西洋芹、起司、雞肉、綠葉蔬菜、牛肉、小扁豆、萵苣、肝臟、海苔、堅果、木瓜、種籽、貝類、大豆
色胺酸	減少壓力、促進睡眠；生長與發展、血清素與褪黑素前驅物；菸鹼酸	苜蓿芽、豆莢、球芽甘藍、胡蘿蔔、西洋芹、起司、雞肉、細香蔥、蒲公英葉、菊苣、茴香、魚、小扁豆、營養酵母、堅果、燕麥、紅肉、種籽、四季豆、菠菜、豆腐、火雞、蕪菁

纈草胺酸	（BCAA）肝臟與膽囊失能治療；合成糖原；儲藏胰島素；結合多種蛋白質；調節其他胺基酸的吸收；精神敏銳度	杏仁、蘋果、豆莢、牛肉、甜菜、西洋芹、起司、雞肉、蒲公英葉、魚、萵苣、蘑菇、營養酵母、堅果、秋葵、巴西利、防風草、石榴、種籽、黃豆、南瓜類、番茄、蕪菁
半胱胺酸	為不穩定的硫化分子（很快就轉化成胱胺酸）；合成榖胱甘肽所需物質，因此對排毒很重要；血壓和血糖穩定	牛肉、起司、雞肉、魚、豆類、燕麥、黃豆、葵花籽
甘胺酸	為肌肉提供葡萄糖；調節血糖；膽汁生成；能量生成；膠原蛋白；血紅素；血壓；DNA 建材；合成肌酸所需物質；癒合傷口；鎮定中樞神經，有助於恐慌症狀；荷爾蒙均衡；癲癇	牛肉、雞肉、軟體動物、鴕鳥、芝麻、菠菜、水田芥
麩胺酸鹽	反擊脂肪儲藏；改善胰島素信號運作和葡萄糖；降低血糖和食慾（容易轉化成葡萄糖）；減少乳酸；打造纖維母細胞與上皮細胞；維護修復內臟；穿過血腦防護；負責記憶與專注的神經傳導物質；血壓；提升 HGH；減少氮化毒素和氨素；DNA 建材；大部分體內的胺基酸（佔 60%）	蘆筍、大骨湯、球花甘藍、大白菜、茅屋起司、牛肉、螺旋藻、火雞、鹿肉、魚
脯胺酸	膠原蛋白；打造強壯的血球好擊潰動脈硬化，並穩定血壓	蘆筍、牛肉、球花甘藍、卷心菜、起司、雞肉、細香蔥、動物膠、水田芥

絲胺酸	大腦與中樞神經系統；髓鞘；磷脂；脂肪酸代謝；DNA 與 RNA 功能；助於生成免疫球蛋白與抗體；肌酸吸收	小南瓜、竹筍、鹿肉、茅屋起司、奶油起司、烏賊、駝鹿肉、腰豆、梭子魚、鵪鶉、海帶、火雞胸肉、水田芥
酪胺酸	合成去甲腎上腺素、多巴胺和甲狀腺荷爾蒙；改善壓力下的記憶力	豆莢、牛肉、起司、雞肉、乳製品、魚、腰豆、芥菜、堅果、種籽、黃豆、菠菜、蕪菁葉、水田芥
牛磺酸	刺激膽酸並淡化膽汁；排清重金屬；刺激新陳代謝；減少肝臟脂肪；心臟與大腦健康；活化 γ-氨基丁酸（GABA）	雞肉（深色）、乳製品、魚、磷蝦、白肉、營養酵母、動物內臟、海帶、貝類
烏胺酸	轉化精胺酸；協助氨素轉化成尿素離開血液；刺激 HGH（人類生長荷爾蒙）；另請見精胺酸	請見精胺酸
丙胺酸	從乳酸被肌肉細胞合成；對血糖調節非常重要；刺激肌肽好減緩疲勞	牛肉、魚、巴西利、禽肉、黃豆、葵花籽、白蘑菇
天冬醯胺酸	平衡與均衡；神經功能；被大量蛋白質利用	蘆筍、乳製品、魚、豆類、堅果、馬鈴薯、禽肉、紅肉、黃豆
天冬胺酸酯	（天冬胺酸）新陳代謝；三磷酸腺苷（ATP）；合成其他胺基酸；精神敏銳度；氨解毒	蘆筍、竹筍、鱈魚、螃蟹、小扁豆、綠豆、長壽魚、彩椒、菠菜、空心菜、鮪魚、白魚
麩胺酸鹽	大腦和脊髓內最普遍的神經傳導物質；合成 GABA（天然鎮定劑）；能量；血壓；支持免疫和消化	酪梨、豆莢、雞胸肉、乳製品、魚、海藻、小扁豆、龍蝦、紅肉、禽肉、鮭魚、葵花籽、火雞胸肉、裙帶菜、胡桃

1. Fred Pescatore, The A-List Diet: Lose up to 15 Pounds and Look And Feel Younger in Just 2 Weeks (Dallas, TX: BenBella Books, Inc., 2017)。

提升代謝的左旋肉鹼

肉鹼為胺基酸的「表親」，體內幾乎每個細胞都有。肉鹼是肉類特定胺基酸獨立出來的成分，有助於粒線體代謝和消除脂肪，也有研究指出肉鹼還能改善甲狀腺功能。肉鹼是一組分子的統稱，包括左旋肉鹼和乙醯左旋肉鹼。

肉鹼在能量生成上扮演重要角色，它會運送長鏈脂肪酸到粒線體，讓脂肪酸氧化（燃燒）補充能量，接著再護送有毒分子離開細胞；肉鹼也能保護肝臟不受毒素侵擾。隨我們年齡增長，肉鹼貯藏通常會變少，瑞士科學家發現，肉鹼不足的現象很早出現也可能會導致肝臟問題，流失肌肉組織內的糖原。[16]

因為肉鹼是由組織加以利用，使脂肪酸轉化成能量，它多集中在骨骼和心血管肌肉裡，好刺激能量代謝和運動耐力。這也就是說，乙醯左旋肉鹼會加速大腦細胞耗盡能量，對記憶力有幫助。

每 30 分鐘起身動一動

我們都知道習慣運動的重要性，但最新研究已開始強調久坐危機。**「久坐是新型的煙癮。」**以往都會說上健身房就足以逆轉久坐造成的危險，但這說法經證實有誤。久坐與心臟病、糖尿病和早死有關——即便每天運動一小時都一樣。[17] 科學家還無法得知為何久坐會讓身體出現這麼多問題，但有些研究指出這與糖分和脂肪代謝異常有關。對我來說，這意味著久坐就會扼殺激進代謝！

要讓久坐造成的傷害最小化，關鍵就是一整天都要時不時運動。

不要一次就坐超過 30 分鐘，就算你只是起來一下下，1~3 分鐘就足夠了。我們站著時會比坐下燃燒多 30% 的熱量，這也是為什麼站立式書桌會如此受歡迎的原因，所以把站立當作全新的嗜好吧！

除了讓自己更常從椅子上起來，還有很多方法能提升每日活動量。我最喜歡的方法之一就是去散步，特別是到戶外走走。散步很簡單，哪裡都可以做，而且還不用花什麼錢。彈跳也是另一個很棒的運動，能改善有助排毒的淋巴液。

不論你是去森林裡散步還是做瑜伽、太極、有氧運動或其他活動，最棒的方式就是盡可能做不同的活動，並選擇你真正喜歡的去做。如果你覺得不盡興，那就很難持之以恆，你選的活動理想上應該要包含能短時加速的高強度運動、負重與阻力訓練、伸展、平衡和彈性──還要歇息一下才不會運動過量。

回顧一下，本章裡你學到如何駕馭蛋白質的力量，控制燃脂／建造肌肉的開關。攝取全方位的胺基酸，包括對肌肉有益的 BCAA，以及增加日常活動量，就能回到印象中纖瘦有活力的自己！下一步，我們要徹底改善消化道。

第**5**章
激進法則＃4：修復腸道

我們體內的自然力量，才是疾病的治癒者。

————希波克拉底

本章你將會學到……

· 腸道菌種或微生物叢如何讓你維持纖瘦健康？

· 你體內是否有纖瘦菌或肥胖菌？

· 代謝混亂是如何被麩質、凝集素和其他食物引發？

· 為何腸漏會阻礙減重和燃脂，增加「假性脂肪」和其他問題？

· 以開心、健康腸道維持纖瘦的7種簡單方法

　　如果你最近曾讀到任何與飲食、營養相關的資訊，我敢說看到這一章你絕對不覺得意外。事實上，如果你持續與體重抗戰，覺得有壓力，或是腸道總是衰弱，那你體內可能有亂七八糟的微生物叢。

　　請把微生物叢想成另一個器官，它在體內每一種過程——包括新陳代謝幾乎都扮演要角。你已經學過棕色脂肪和肌肉組織是兩種代謝活化組織，現在**是第三種：微生物叢！**

　　我們每一個人身上和體內都有多元的微生物叢群體，這種單一巨大的結構內住有數百萬兆的微生物。消化腸道裡有一大群微生物叢棲居，而這個微生物社群參與所有的體內活動，從消化到免疫功能、情緒和行為等比比皆是。它們或許還控制我們對碳水化合物的食慾

117

……你可能為了滿足飢餓而暴飲暴食！科學研究指出，我們偏好的食物、能量應用、脂肪儲存和身體組成，都會被棲居腸道內的細菌種類影響。

不過，這正是它們變得亂七八糟的地方。

你吃的食物、日常壓力、睡眠、接觸毒素、藥物和其他因子一同運作時，或多或少都會改變微生物叢。消化性腸道可能是大部分「纖瘦菌」或「脂肪菌」停靠的地方！

超過兩千年以前，「醫學之父」希波克拉底曾表明「所有疾病都始於腸道」——如今有一大堆科學證據均驗證此言不假。我們的身體與微生物的世界有共生關係，腸道菌種佔據消化道內每 1 平方公分的面積，從嘴巴到肛門，每一區域都棲居了不同的微生物叢社群（主要是細菌，但也有病毒、黴菌和原生動物[1]），它們會因應特殊條件調適自己，為了你的健康益處執行不同功能。舉例來說，光是口部就發現有超過 6 百種的細菌，健全的細菌群體可以預防蛀牙、喉嚨和耳部感染，甚至是口臭。友善的腸道菌（特別是雙歧桿菌屬）會為我們合成維生素 B（包括 B12）、葉酸、生物素、硫胺素和菸鹼酸。而這些迷你的有機生物也是表觀遺傳學上的超級英雄，不論活絡的基因是哪一種，它們都會影響細胞的基因外貌，而這包括影響體重的基因。

如果你體內是健康均衡的微生物叢，那有約 85% 是好菌，只有15% 為病原菌。不過，如果壞菌太多使此比例顛倒（腸道菌異常），那免疫力、細胞間的溝通和新陳代謝就會像骨牌一樣崩塌。

雖然每人體內的微生物群就如指紋獨一無二，科學發現特定疾病也有獨特的「微生物簽名」。你的微生物群會隨著飲食、生活方式、壓力和接觸有毒物質的變化而持續改變。而你一生中形塑微生物群的因素還有很多，包括出生時的模式（自然產或剖腹產）到嬰兒時期的飲食（母乳或配方乳）、成人時的飲食、抗生素使用的頻率和接觸化學物質等。

現代普遍的美式飲食和生活方式嚴重傷害體內原生菌叢。精製糖、人工甘味劑、特定的含糖酒精、化學物質和加工食品，都會對體內的好菌造成嚴重危害。小麥、黑麥和大麥裡找到的蛋白質麩質也是特別麻煩的東西，即便那些認為自己沒有麩質敏感的人亦然。睡眠習慣不好、運動不足和慢性壓力更會引發混亂的微生物群。

你問說好消息？微生物群有可塑性，這代表你可以用幾種基本方法加以重整，最後的健康優勢也能快速逆流而上。如果你訴求的就是徹底改善新陳代謝，那第一要務就是讓體內微生物群保持開心、健康。

迷思：人體內細菌數與人類細胞比例為 10：1。

我們體內究竟有多少細菌？

這種常提到但誇張的數據其實已流傳數年，最早是 1972 年一位微生物學學家湯瑪斯‧拉齊，據說他從未想到自己的估算會在數 10 年後被大肆引用。目前的計算是用更精細的取樣法，讓細菌細胞與人類細胞的實際數量比值更接近 1.3：1。[2] 體內人類細胞總數的最新估算為 3720 萬，[3] 而每人體內細菌數量大約是 4800 萬兆，這細菌數量依舊非常之多啊！

健康腸道裡，好菌數量約是消化腸道內每公釐有 1 千億到 1 萬億個。

> 經發現美國人體內存有的好菌是每公釐僅 5 個有機物，剩下的全是壞菌。難怪有這麼多人正為體重、消化和荷爾蒙而苦不堪言！

你的微生物群與體重、荷爾蒙和健康有關

我們體內有非常龐大的細菌量，但這些單一細胞同伴為我們所做的更是重大！你的腸道菌會通知我們所有事情，包括大腸的慣常運動到癌症風險。一談到食慾、血糖穩定性、營養物質的合成甚至是排毒，都是由體內的微生物群發號施令。

如果你成為幾大群壞菌的宿主，就會對健康有深遠影響，它們會把不要的基因放在錯誤位置上而引發疾病。異常的微生物群經常會與各種令人心煩的問題有關，例如帕金森氏症、慢性疲勞、大腸不全（克隆式症、發炎式腸道疾病和腸躁症）、皮膚疾病等等。[4] 有時這些有機物扮演的角色非常基本，比如說，你的微生物群可以保護你免於心臟病和中風，因為這些好菌正好是類胡蘿蔔素的最佳來源之一。[5]

腸道菌如何讓你健康	
消化、代謝、體重與組成	免疫、荷爾蒙、排毒與其他
消化與吸收	免疫力健全，透過「競爭互斥」控制病原
合成營養素（維生素 B、類胡蘿蔔素、維生素 K、酵素、CLA、葉酸、維生素 D）	炎症調節（限制細胞激素生成）
抗氧化素的有效運用，包括多酚	排毒

礦物質的生物利用度	使引發癌症的分子去活化
胺基酸代謝	肝臟功能最大化
食慾控制	調節荷爾蒙
血糖穩定性	（透過調節壓力荷爾蒙、皮質醇與腎上腺素）減壓
健康的體重和預防肥胖	心理健康與正向情緒（合成血清素和其他神經傳導物質、血腦連接）
碳水化合物的吸收	脂質代謝和調節膽固醇
膽汁回收	控制疼痛
乳糖生成（消化乳製品需要的酵素）	睡眠品質
健康的腸道屏障	長壽
大腸運動正常化	

✳ 肥胖菌、纖瘦菌

不均衡的微生物群是否會讓褲子尺寸變大呢？

對新陳代謝有重大影響的因素有二：微生物群多元性，還有腸道內厚壁菌門與擬桿菌門的比例。比利時的帕崔斯・D・肯尼教授發現，肥胖與擬桿菌門特定腸道菌種數量減少、厚壁菌門特定腸道菌數增加有關。他也調查到特殊菌種嗜黏蛋白阿克曼氏菌可以治療肥胖，因為體內有此大量有機物的人，似乎有新陳代謝較強大、炎症較少和更好的腸道功能。[6]

許多研究指出，比起肥胖的人，纖瘦的人體內的微生物群比較多元，而有多元微生物群的人活得比較久。[7] 多元性降低，則投機的病原菌就會接管，對身體造成壓力，增加炎症、食慾、增重、糖尿病風險、情緒不穩、荷爾蒙功能失調，還有一大堆問題，使你人生更悲哀，同時剝奪你的生命週期。

厚壁菌門與擬桿菌門佔了大腸內 90% 的細菌。厚壁菌門是「熱愛肥胖」細菌，擅長從食物中汲取熱量，增加脂肪吸收。這些細菌會使你走向肥胖、糖尿病、心臟病的道路。與它相反的是擬桿菌門，它專門分解植物性澱粉和纖維成為短鏈脂肪酸，變成身體可以利用的能量。華盛頓大學的研究指出，肥胖的人平均體內的厚壁菌門菌多了20%，而擬桿菌門菌少了 90%。要改善這種比例，只要攝取更多纖維即可。

另一方面，有兩種菌株能特別提供需要減肥的人好處：鼠李糖乳酸桿菌和加氏乳酸桿菌。2014 年某個研究中，攝取有鼠李糖乳酸桿菌的女性脂肪量明顯減少，瘦體素也下降（能有效降低食慾），服用相關補充品後的好處甚至連連不斷。[8] 加氏乳酸桿菌經證實能使肥胖和過重的成人減輕體重，還有腰圍和臀圍。[9] 但是另一種菌凝結芽胞桿菌顯然會讓不活躍的凝集素更不活躍。（稍後你就會在本章學到凝集素的反效果。）

健康腸道菌也能增加膽汁生成，幫助調節膽固醇。沒錯，我們又回到重要的膽汁了！在你的大腸裡，這些腸道菌能把主要的膽酸轉化成二級膽酸，提升再回收率。膽汁應該要有 95% 可以回收，這意味著膽汁要能透過腸壁再吸收，接著再返還肝臟。另一方面，病原菌會將膽酸轉化成有毒的石膽酸，干擾肝臟轉化膽固醇為膽酸的能力，使膽固醇增加。膽汁也會提升大腸內好菌的生存率，抑制壞菌生存。

人體內的微生物群可不僅限於細菌——黴菌也算在內，也就是腸道真菌。科學家已經發現，黴菌數量在纖瘦和過胖的人體內也有明顯差異，雖然原因還在調查中。[10] 特定的寄生蟲感染也會影響新陳代謝，我的《猜猜晚餐有什麼？》裡有探討這部分。

✳ 荷爾蒙關係網

微生物群會對荷爾蒙造成深遠影響，腸道菌異常（太多病原性有機體）時就會影響胃口，因為那些病原菌會嚴重影響飢餓荷爾蒙。

老實說你和體內微生物群根本密不可分，可以把它們想成另一個身體器官——它們掌控你的生理狀態。這些微生物群的生存與否完全取決於你的飲食，所以它們會策劃相關機制，透過所謂的「腸腦信號」控制你（「宿主」），要滿足它們的需求，確保生存，它們會產生能直接影響大腦的分子（神經胜肽），特別是下視丘，因為這是掌控飢餓和飽足感的重鎮。[11] 換句話說，它們會挾持荷爾蒙系統，逼你成為它們的食物奴隸。

雌激素是另一個微生物群影響荷爾蒙狀態的範例。體內循環的雌激素一般來說約有最多 60% 會被肝臟拿去，然後在丟給膽囊之前「去活化」，接著雌激素就會困在膽汁中，透過大腸排出。好的細菌會生成活化雌激素的酵素，讓身體再吸收細菌。若微生物群處於非正常的狀態，這回收的過程就不會出現，流失更多雌激素在糞便裡。雌激素少與骨質疏鬆、PMS、偏頭痛、水腫還有其他問題有關。有很多其他荷爾蒙也有類似機制，比如葉酸、維生素 B12、膽固醇和維生素 D。

消化困難與荷爾蒙問題密切相關。雌激素與黃體素會影響消化，這可能就是女性普遍有消化問題的原因。這些問題似乎會在經期後半階段（黃體期）時因為過渡期變慢而更糟，消化毛病在月經開始前會突然變多。女性在更年期和環更年期時也會有消化變慢的情形。

❋ 腸腦關係網

你是否曾聽過胃裡有「蝴蝶」，或曾因為過度焦慮而拉肚子的經驗？這就是「第二個腦」在與你對話。腸道與大腦之間有絕大關聯，腸道裡有腸神經系統（ENS），它會感知、反應任何接收到的威脅。就像是白宮裡橢圓辦公室裡的紅色電話，信號會從腸道發送，沿著迷走神經到大腦，這就是所謂的「腸腦軸（the gut-brain axis）」。如同大腦，腸神經系統能利用超過 30 種的神經傳導物質，腸道感受終於能用科學來解釋！

研究指出，腸道微生物群的異常會影響大腦荷爾蒙和其他信號機制、反射、情緒和行為，而你已經知道這些會如何影響胃口了。此情況出現時即影射有神經精神病學上的功能失常。言及至此，想必有很多狀況與腸道問題相關——抑鬱、焦慮、ADHD、自閉症、多發性硬化，甚至還有睡眠不良。根據功能性精神醫學家兼《把心還給我》作者凱莉・布羅根博士，抑鬱可能源於擾亂的腸道生態。[12]

多數神經傳導物質不在大腦而是腸道這件事可能讓你覺得驚訝。95% 的血清素都是在消化道內產生，所以許多精神類藥物也難免會有腸胃方面的副作用。血清素不論太多太少都會出現症狀，血清素太多與腸躁症有關，有超過兩百萬美國人為此而苦；血清素過少則會與暴食、增重和抑鬱有關。治療腸道，就能治癒心靈。

腸漏導致發炎和免疫問題

　　超過 70% 的免疫防禦都在腸道內發生。腸道內的微生物與免疫細胞密不可分，還會發揮巨大的生物影響力，它們會通知、主導免疫系統的每一個決定。

　　腸壁是免疫系統內的關鍵聯繫點，這是身體與大部分外來物質和有害有機體相遇的地方，而腸壁就是屏障。不過，屏障若有破洞就無法防禦，這就是腸漏症。腸壁是由細緻的絨毛架構而成，這種細小突出物會增加腸壁的吸收面積——每平方英吋至多有 2 萬 5 千根絨毛。你的腸道菌叢會持續指示免疫細胞誰可以通過，或是該抓住誰予以摧毀。

腸漏

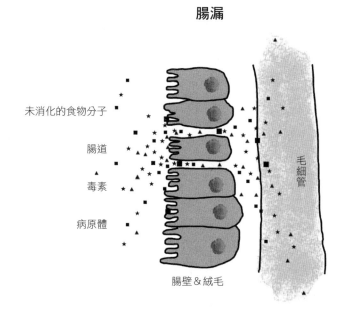

未消化的食物分子

腸道

毒素

病原體

毛細管

腸壁＆絨毛

壞到底的微生物群等於直接毒害代謝系統。如果你有腸道菌異常，那回饋系統就會發狂，腸壁會因此發炎，開始出現漏洞，結果還沒消化的食物分子、病原菌和毒素就直接進入血流中，成為腸漏（即腸道高通透性）。此病症的可怕是把髒汙帶入血中，但免疫系統不知道該如何因應，敵友不分，演變成炎症、自體免疫反應、荷爾蒙信號受到干擾和食物敏感的根基。免疫系統會被誤導，追捕它們以為是威脅的食物，產生抗體來回應，但真正的威脅（病原、重金屬、化學物質等）卻直接通過！

食物過敏和敏感已經成為現代傳染病。據估計有 1 千 5 百萬名美國人如今因食物過敏而苦，其中有 590 萬是孩童，且這比例還持續增加中。[13] 我們的腸道菌確實在培訓免疫系統哪些食物要作何反應上參了一腳，但目前還有許多尚未明瞭的部分。[14] 組織胺是過敏反應的關鍵媒介，許多腸道菌會產生組織胺，包括普通的乳桿菌屬。這使科學家懷疑，有些過敏可能就是源於小腸內乳桿菌屬增生過多或小腸細菌過度生長（SIBO）。

食物敏感可能引發水腫和第 3 章提過的「假性脂肪」。組織胺和其他化學物質會使血管擴張和收縮，使液體外漏到鄰近組織，引起發炎和腫脹。

✸ 麩質關係網

麩質在小麥、大麥、黑麥和少數其他穀物都有，是地球上攝取量最多的蛋白質之一，它便以引發腸漏和其他問題聞名。

最嚴重的麩質相關症狀是乳糜瀉，此病症據估計影響全世界約

1% 的人口，為自體性免疫不全的一種症狀，因為麩質難以消化對小腸造成傷害。如果你有乳糜瀉還持續吃麩質，那通常會有更嚴重的症狀，像是營養不良、膽囊疾病、骨質疏鬆、神經系統問題等等。

麩質敏感（即麩質不耐）的嚴重程度低於乳糜瀉，會有各種與升糖指數（GI）和非 GI 相關的症狀，包括腸漏和炎症增加，甚至是發炎性腸道症候群到頭痛、腦霧、情緒變化、慢性疲勞和肌膚問題等，在此我就不一一贅述。幸好，有麩質過敏的人通常只要吃無麩質食物後症狀就會改善。

就算你不認為自己對麩質過敏，此成分還是可能默默傷害著腸壁。麩質是由 2 種成分組成：麥蛋白與麥膠蛋白。有份研究發現，麥膠蛋白會使所有人的小腸通透性增加，包括那些不認為自己有麩質過敏的人在內。[15] 麩質還會造成胰管開口縮小，引發胰臟炎。

近 60% 的乳糜瀉患者會有肝臟、膽囊或胰臟問題，為什麼呢？麩質會抑制膽囊收縮素，這是由小腸粘膜分泌，會使膽汁釋出的荷爾蒙。[16] 經發現，乳糜瀉患者有進食後膽囊清空速度變慢（膽汁釋出速率低）的情形，研究指出脂肪會積累在膽囊壁上，阻礙膽汁釋出，但這些患者遠離麩質時，膽囊功能通常就會恢復正常。

✳ 凝集素讓脂肪細胞貯藏更多脂肪

凝集素是植物生成好抵禦侵入者的蛋白質，就像天然殺蟲劑。它們主要出現在豆類和穀物中，不過有許多水果、蔬菜、堅果和種籽裡也有。針對這種破壞代謝的物質，我們體內是有防禦機制，但這些機制並不完美，所以凝集素還是會阻礙身體的代謝運作，妨礙燃脂成果。

根據棕櫚泉康復醫學中心負責人史提芬‧岡德里博士，凝集素會打亂細胞溝通信號，挾持全身的胰島素接收器，指示脂肪細胞把所有食物當作脂肪儲藏起來。凝集素也會讓肌肉細胞喪失能量，導致淨體重流失。攝取越多凝集素，更容易使肌肉流失，使身體認為自己餓了，所以就召喚飢餓荷爾蒙！因此，凝集素是減少淨體重、增加體脂肪的入場券。[17]

凝集素也會使消化腸壁不適，如果腸壁本來就受損那就會更不舒服。如果你吃了豆類後會放屁或漲氣，通常禍首就是凝集素。服用膽鹽補充品搭配豆類或許能好一點。

膽囊若不健康，那凝集素也會很麻煩。原本豆類（豆莢、青豆、小扁豆等）都有助於降低膽固醇，因為它們會把膽固醇送到膽汁裡。不過，如果膽囊因為膽汁緩慢而阻塞，反而增加更多膽固醇，這樣會讓膽汁變更濃稠，增加膽結石風險。

穀物發酵能有效減少凝集素含量，因為細菌和酵母會消耗凝集素。有機、非基因改造的食物之所以好的原因很多，凝集素正是其中之一。就人類飲食來看，基因改造食品會儲藏新凝集素，因此特別難處理。

✳ 引發腸漏的其他刺激元

造成腸漏的原因不會只有麩質和凝集素，通常還包括多種食物敏感。其他比較麻煩的穀物包括玉米、米、黑麥、大麥和燕麥。事實上穀物和其他食物通常會交叉汙染，而這又是另一種過敏刺激元，因此問題會更加複雜化（我會在第六章討論更多這類汙染）。乳製品對許多人而言也是問題，許多添加劑如糖、乳化劑、溶劑、奈米微粒、殺蟲劑殘留和 GMO2 等也是問題。[18] 不幸的是，大部分藥物和食物添加劑都在沒有全面檢測過優勢後即被認可，就算對微生物群有影響也鮮少檢驗。

研究指出，人工甘味劑蔗糖素（Splenda 品牌）會使小腸內益菌減少 50%。[19] 糖醇也沒有比較好，木糖醇會干擾體內從口部到大腸的微生物群。木糖醇和其他糖醇經過消化道時大多尚未消化，還對腸道菌叢有害無益；它們可能會引起排氣、脹氣或拉稀症狀，特別是有消化問題如發炎性腸道疾病、憩室炎、克羅氏症或胃食道逆流的人更是如此，這些症狀通常是與攝取份量多寡有關。慢性壓力和睡眠障礙也會增加小腸滲透性，你體內的微生物群會影響生理時鐘，反之亦然。[20]

據估計 80% 有多重食物過敏的人，體內的白色念珠菌也有過增現象（念珠菌症）。他們最常攝取的食物，通常也是這類天然酵母熱愛的東西，即糖和精製碳水化合物。念珠菌會產生好比乙醛的毒素，還有會干擾正常荷爾蒙發送信號的類荷爾蒙物質，以及刺激性組織胺。若攝取含有大量酵母的食物，像是果乾、花生、麵包、啤酒和紅酒，過敏的情況也會併合加重。

7 種治療和鎖住腸漏的方法

正如乾枯的花園需要水分、好的土壤和經常照料，健康的微生物群也需要好好呵護——它可不會自己變出來！以下方法能確保你滋養好菌，避免「壞菌」喧賓奪主。當微生物群確實獲得滋潤，腸道就能同時治癒，堵住那些小洞。除了下列建議之外，一定要調適壓力，溫和（不要太激烈）運動，達到最有效的睡眠。

　　如果你有腸道問題需要找出問題根源，可以做檢驗。如果你的醫生無法使用特定實驗中心，那可以找 UNI KEY Health 公司合作的相關機構，我可以幫你。UNI KEY Health 設立了擴充 GI 檢查（Expanded GI Panel），可以檢驗食物過敏和敏感、寄生蟲和其他病原體、酵素狀態和發炎標誌。檢驗結果會直接送給我，我看完後可以發一份個人總結和建議治療方法給你。

1. 消減糖類、過敏原和有毒食物

　　糖類，特別是精製糖，像是高果糖玉米糖漿，會讓病原菌更容易孳生。避免所有精製糖、人工甘味劑和木糖醇。水果也不可攝取過量，特別是如果你體內念珠菌（酵母）增生過多，因為果糖含量會增加更快。選擇天然甘味劑，例如甜菊糖以及適量的天然益菌生雪蓮果糖漿（請見第 222 頁的益菌生說明）。糖醇「赤藻醣醇」顯然造成的腸胃問題比其他糖醇少很多。[21]

　　如果你會過敏或食物敏感，那就移除造成困擾的食物。如果你不知道是哪些食物，你可能得從消減式飲食下手。若你有膽囊問題，那前三名的犯人就是雞蛋、豬肉和洋蔥——麩質也算一種。許多人都對乳製品敏感，但生鮮且發酵過的乳製品對某些人就沒關係，例如優格或克菲爾；如果乳製品令你困擾，你可能或無法忍受乳清蛋白。分離乳清蛋白含有極微量的乳糖——根據乳清蛋白協會其含量還不到百分之一，而全乳清蛋白產品可能有更多乳糖。如果你有乳糖不耐，那可以先以少量來測試自己的耐受度，若有反應，那就換成優質的非乳製品蛋白質。

　　一定要攝取有機農產品以及健康的蛋白質和脂肪，避免攝取精製碳水化合物、加工脂肪、工廠式農場生產的肉品和非基因改造食品。盡可能購買認證過的有機食物，才能使接觸到的化學物質最少化。

2. 滋養好菌

　　要讓超越壞菌的好菌重新入住腸道，最好是攝取綜合的益生食物和營養補充品。天然發酵的食物，比如德國泡菜、韓國泡菜和甜菜克瓦斯都含有活性微生物，還有有機酸好讓腸道內的酸鹼值適中。

　　雖然發酵食物確實非常有益，但要小心別一頭栽進現在的發酵食品熱潮！一開始要慢慢來，如果你的消化腸道已經發炎，或是很常見的胃裡缺乏氫氯酸（HCl）情況，那反而會因為發酵食物和益生菌補充品而困擾。如果它們讓你感覺更糟，那你需要先處理好胃酸問題，可以用第 3 章提到的方法，成果將取決於選用產品的質量。開始嘗試新食物或療法時一定要慢慢來，才能使不良反應降到最小。如果你是第一次嘗試發酵食物，那就先從一兩茶匙開始，看看感覺如何，承受得了再慢慢增加。

　　至於日常的益生菌補充品，我會建議 Flora-Key。益生菌因為能強化膽汁，可以降低 20%~30% 的膽固醇。[22] 關於這類特殊菌束療效的研究已經展開，但還處於初級階段。比如說，嬰兒雙歧桿菌和植物乳桿菌可以降緩組織胺，進而有效抵消過敏。特定的梭菌屬束顯示能抵禦腸道滲透性和食物過敏。[23]

3. 增加纖維量

　　纖維指的是植物性食物消化不了的部分，它能增加飽足感，為消化腸道和菌叢提供非常棒的好處。纖維可以增加膽汁流量，加速膽汁轉換的時間，讓有毒廢物快速從體內排出，如此能減少罹癌和罹患其他毛病的風險。2016 年一份研究中，被餵食高纖飲食的實驗老鼠較不容易有食物過敏。[24] 纖維可以穩定血糖、改善胰島素敏感度和加快脂肪流失，促進激進代謝。

　　大部分的人攝取的纖維量都不夠。美國人的飲食平均每天只攝取了 10 克纖維。多數專家會建議每天要吃 25~40 克的纖維，才能淨化小腸、控制食慾和降低大腸癌風險。蔬菜、水果、種籽、穀物和豆類都能增加每日的纖維攝取。

　　膳食纖維有兩種：可溶和不可溶。可溶性纖維能溶解在水中，形成黏性膠質或凝膠，吸收毒素、膽酸、膽固醇和其他分子。可溶性纖維能減緩碳水化合物吸收的速度，穩定血糖和胰島素，並改善脂肪消化。不可溶性纖維則是讓東西更快通過消化腸道。

　　還有一種特殊的可溶性纖維能真正餵養我們腸道好菌——也就是「益生菌」。我們的腸道菌會使這些纖維發酵，製造出對健康有益的發酵副產品（丁酸鹽、醋酸鹽、丙酸鹽等等）。以丁酸鹽為例，它能幫助降低腸道滲透性；丙酸鹽能減少氣喘。[25] 含有益生菌纖維的食物包括豆薯、蘋果、梨子、青香蕉、大蒜、蘆筍、菊芋、蒲公英葉、海帶、虎堅果和雪蓮果。

4. 讓麩醯胺酸治療腸道

麩醯胺酸是一種胺基酸，除了是大腦需要的養分之外，還有治療腸胃的效果。麩醯胺酸會減少發炎，支持腸壁生長和修復，幫助好菌繁殖。這種治療方法比其他各種問題的處理方法有效很多。我自己就曾見證過此法如何在 3 週內治療腸漏症！為了幫助消化，我建議每天分次吃 1 千 5 百到 3 千毫克的麩醯胺酸粉。

大骨湯本身也富含麩醯胺酸，還有膠原蛋白、脯胺酸、甘胺酸和健康脂肪，這些都有益治療胃腸道，這也是大骨湯之所以是 GAPS 飲食核心成分的原因。切記要從有機飼養、草飼動物，或是知名製造商的產品來製作大骨湯，**因為許多大骨湯產品其實早被重金屬和農業化學成分汙染！**（這部分請見第 6 章。）

5. 喜愛甘草

甘草根是能改善胃酸生成，鎮靜腸胃不適的香草。它是胃食道逆流、胃潰瘍、噁心、胃灼熱和其他消化問題的天然療方。甘草根含有化學物質「甘草素」可能讓有些人受不了，那可以改嘗試甘草萃取物（DGL）。甘草根是一種適應原，這意味著它可以支持腎上腺生成皮質醇，藉此調適壓力。

6. 用槲皮素鎮住組織胺

槲皮素能讓蛋白質接合處更緊實，強化腸道屏障。槲皮素是天然抗組織胺，能穩定肥大細胞，阻礙組織胺釋出。減少攝取含有組織胺的食物或許能降低過敏症狀的嚴重性，含有組織胺的食物包括發酵食物、熟成起司、風乾臘腸、柑橘類水果、魚肉、貝類、酪梨、菠菜、茄子、堅果和可可等不及備載。

7. 以維生素 D 防禦漏洞

缺乏維生素 D 會增加腸漏風險。維生素 D3 補充品經證實能幫助腸道防止受傷。一份研究克羅氏症患者的研究中，只要每天攝取 2 千毫克的維生素 D3，就能成功降低腸道的高滲透性。[26]

來挖糞便吧！

糞便微生物移植（FMT）現在越來越受歡迎，目前已有許多令人信服的初期研究，特別是困難梭狀桿菌感染的治療。治癒率據報超過 90%，甚至可以說 100% ── 沒有任何藥物可以達到這般成果！糞便移植是從健康人士的腸道裡，將糞便物質移植到體內微生物失調者的腸道內。[27] 雖然這聽起來很誇張，但在患有潰瘍性大腸炎、腸躁症、自體免疫病如風濕性關節炎、腸漏和食物過敏者身上確實展示驚人成果，而第二型糖尿病患者的血糖和胰島素敏感度也有大幅改善。[28] 動物研究上最有趣的發現之一就是，當肥胖的動物從纖瘦動物身上接收糞便移植後，其膽汁生成增加。

目前在美國和加拿大 FMT 已經被認可為「試驗用新藥」。有些人會在家裡做 FMT，你可以在 Power of Poop 網站（www.thepowerofpoop.com）上找到如何自己操作，或是尋找捐贈者或實驗者。[29]

隨腸所欲

　　一定要好好了解自己的腸胃，因為它是所有健康之源 —— 每件事都由此而起。你體內的微生物群會對荷爾蒙還有代謝的所有毒素造成很大影響。照護、滋養微生物群軍隊值得當成第一要務！只要減少毒素和觸發的食物如麩質、凝集素和基因改造生物，並消減糖類攝取，就能讓消化道治療修復，反轉混亂的代謝系統。益於腸道的飲食，搭配適量的纖維和益生菌與益菌生食物，就能消滅炎症，提升胰島素敏感度，將燃脂開關按回正確的位置！

　　下一章你將學到如何攻克最後一個代謝破壞王：毒素。

第 **6** 章
激進法則 ＃ 5：減少毒素量

所有慢性和退化性疾病均源於毒素和匱乏，就是這兩種原因，
沒有其他。

——夏綠蒂・葛森

本章你將會學到……

- 日用品內干擾荷爾蒙的化學物質如何挾持雌激素接收器、蓄意破壞體能，促使身體開始儲存多餘的脂肪
- 自來水為什麼會使纖瘦者的腸道不適？
- 重金屬如鋁、鉛和鎂帶來的代謝危機
- 每日毒素可能會使心臟病風險增加三倍
- 如何幫助身體對付促進脂肪囤積的毒素？

　　毒素不只是熱量，它還會拖垮新陳代謝。不論你有多潔淨的人生，都不可能避免得了現今這被汙染的世界中所有毒素。特別是邪惡的合成化學物質，它們會偽裝成天然荷爾蒙，嚴重破壞我們的繁育和代謝系統，還有隱形的掠奪者如手機輻射，正靜悄悄地蹂躪著我們的DNA。

　　驚人的是，我們體內有 3 萬至 5 萬種化學物質，比我們的祖父母還多。毒素無所不在地出現在空氣、水、食物（特別是精製糖類和穀物、不好的脂肪還有基因改造食物）、處方用藥和日用品中。經典的

罪犯包括有干擾內分泌的化學物質；重金屬如鋁、鉛、銅和汞；生物毒素例如寄生蟲和黴菌；還有工業用化學物質，像是嘉磷塞。我們可以讓接觸的機會最小化，但我們無法完全消除它。我們只能為身體提供額外支持，讓它有工具好清除這些毒素。

今天的世界裡有許多化學物質是所謂的環境肥胖因子，因為它們會在體內產生類似雌激素的效果，包括誰都不想要有的體重增加。2016 年有研究發現，現今的成年人就算攝取的食物量和運動量跟 2、30 年以前成年人一樣，也很難維持同樣的體重。[1] 為什麼呢？因為我們接觸到更多的肥胖化學物質和其他日常毒素。

2005 年一份指標性研究中，研究人員偵測到，美國嬰幼兒的臍帶血內平均含有兩百種工業化學和汙染成分——包括重金屬到殺蟲劑、阻燃劑、雙酚 A（BPA）、多氯聯苯（PCBs）和 DDT。[2] 有毒的化學物質也會沾染在我們穿的衣服和包覆嬰兒的毯子上，它們存在於我們吃、喝或觸碰的所有東西——飲用水到門把都是。2009 年，社會責任醫師組織發表一項特殊報告《健康照護中的危險化學物質》，揭露許多你可能會在一般治療過程中會接觸到的有毒因子。[3]

這些狡猾的化學物質無所不在，它們成功進駐我們的水源，因為現代用水的淨化程序無法分解它們。比如說，就算你沒有吃節育用藥或實行荷爾蒙替代療法，你可能還是會喝到它們，因為自來水已經證實發現有大量處方用藥。1999 至 2000 年間，美國地質調查局發現，全美 30 州境內河川取得的 80% 水質樣本中，一種或多種以上處方藥物被發現很多，包括合成荷爾蒙和止痛藥，還有心臟用藥、鎮定劑和抗痙攣用藥。而自那之後取得的樣本這問題越來越嚴重。[4]

另外還有氯這種最邪惡的水汙染分子。你可能還不知道，氯會取代甲狀腺內的碘，而身體每個細胞都要聽從甲狀腺才能控制自己的代謝，碘在甲狀腺功能上非常重要。當氯取代碘，完全不同的激進代謝就會產生毒素。水中的氯也會結合其他化學物質，產生危險的副產品DBP，這些成分在多數城市的水源系統裡都有。

有什麼解決之道？因為這不是無稽之談，我們只能提升自己的自覺，使接觸的機會降到最低，並提供身體更多的支持維繫。因為是體內的細胞做所有的事，所以要真正解毒一定得從細胞做起。你的細胞一定得帶入營養物質，排出毒素，才能維持潔淨和健康。雖然排毒是保持纖瘦的關鍵，但這也是自我照護上最常被忽略、誤解的部分。實際上解毒需要的不只是幾天的「榨汁」和偶爾的「排毒三溫暖」而已，這些工具是可以加快速度，但真正的排毒得天天都做，才能預防毒素馬上累積，一旦它們累積起來，就會毒害體內細胞，讓它無法動彈，增加發炎，荷爾蒙失調會更嚴重。

日常毒素及其藏匿場所		
食物		
重金屬	鋁、鉛、鎳、汞、砷、鎘等等；銅或鐵過多	魚肉和海鮮、米製品、果汁、啤酒、紅酒、高果糖玉米糖漿（HFCS）、穀片、豆子、米製品、花生醬、果乾、其他補充品
食物增味劑	硝酸鹽、亞硝酸鹽、溴酸鉀、對羥基苯甲酸丙酯、丁基羥基茴香醚（BHA）、二丁基羥基甲苯（BHT）、三級丁氫（TBHQ）、三乙酸甘油酯、雙乙醯、磷酸鹽、染劑、人工甘味劑、味精、二氧化硫、基因改造食物、鹿角菜苷等等	

干擾雌激素化學物質	BPA（雙酚 A）、戴奧辛、鄰苯二甲、過氯酸鹽（火箭燃料）、阻燃劑
殺蟲劑	草脫淨、有機磷、草甘磷、冰晶石（出現在傳統飼養的牛肉、豬肉、禽肉、乳製品、蛋；新鮮農穫裡）
抗生素	傳統飼養的牛肉、豬肉、禽肉、乳製品、蛋
氟化物	冰晶石和土壤；茶葉、大骨產品、膠原蛋白產品
有毒成分（細菌、寄生蟲、黴菌＆黴菌毒素）	穀物常見的黴菌、果乾、花生和花生醬
水	
農業用途和其他的化學物質	氟化物、硝酸鹽、全氟化合物（PFC）、過氯酸鹽、氯、鄰苯二甲酸二丁酯、多氯聯苯、戴奧辛、DDT、六氯苯（HCB）、大克草（DCPA）、甲基第三丁基醚（MtBE）
放射性物質	氡、鈾、鉛、碘、銫、鈽
重金屬	鋁、銅、鉛、砷
病原體	細菌、寄生蟲、病毒
空氣	
黴菌＆其他病原體	細菌、寄生蟲、病毒、黴菌孢子、塵蟎
菸霧、顏料氣體、汽油、汽車廢氣、其他	揮發性有機物質（VOC）、寵物皮屑、苯、四氯乙烯、二氯甲烷、戴奧辛、石棉、甲苯、汞、鎘、鉻、鉛

日用品		
日用品	化妝品、肥皂、護膚品、牙膏	氟、聚乙二醇（PEG）、重金屬、甲醛、矽氧烷、二噁烷（1,4-D）、丙烯酸酯、二苯基酮、抗氧化劑二丁基羥基甲苯、二乙醇胺、煤焦油、乙醇胺、鄰苯二甲、對羥基苯甲酸酯、香水、三氯沙、三氯卡班、月桂基硫酸鈉（SLS）、人工甘味劑、柔珠
	防曬品	二苯甲酮、亞佛苯酮、水楊酸辛酯、奧克立林、甲基水楊醇、甲氧基肉桂酸辛酯
	指甲油	甲醛、甲苯、增塑劑
	尿布舒緩霜	硼酸、BHA、滑石、丙二醇、對羥基苯甲酸酯、三氯沙
	體香劑和止汗劑	鋁、對羥基苯甲酸酯、丙二醇、三氯沙、鄰苯二甲、香水
床墊、床套、地毯、衣物	阻燃劑、甲醛、VOC、	諾酮、芳香胺、苯并噻唑
藥理＆醫療用品	藥物、疫苗、補充品	氟、汞、鉛、鋁、砷、GMO、人工色素、人工甘味劑和調味品、氫化油、硬脂酸鎂、氧化鈦、鹿角菜苷、二丁基羥基甲苯、硫酸銅、硼酸、合成維生素
	醫療設備	塑膠、鄰苯二甲類成分如塑化劑（DEHP）、雙酚 A、聚氯乙烯（PVC）、多溴聯苯醚（PBDE）、戴奧辛、全氟化合物、三氯沙
	MRI	顯影劑含有釓（重金屬）

清潔用品	甲醛、二噁烷、三氯甲烷、四級銨化物、羥基氯苯胺、鄰苯二甲、硼酸鈉、化學香料、氨、三氯沙、氯、戴奧辛
草皮＆園藝用品	殺蟲劑和除草劑含有草甘胺（年年春）、除草劑（2,4-D）、多溴聯苯醚（PDBE）、無機肥料、GMO 和等等
廚房鍋具、設備、餐具、包裝材料	鋁、鎳、銅、鐵、全氟化合物、全氟辛酸胺（PFOA）、PBA 和塑膠、甲醛、VOC、聚四氟乙烯

排毒從強壯細胞膜開始

在深入討論特定毒素之前，我們需要回顧重要的細胞。要確實排毒必須有兩件重要的事：強健的細胞膜與良好的細胞能量。細胞膜在排毒上扮演要角，所以目前你在本書裡學到如何建造強健細胞膜的部分，就是要應用在這上面。

排毒需要能量，而好的能量需要粒線體功能。細胞內的粒線體會生成三磷酸腺苷來補充能量。若粒線體功能不好，就沒有足夠的 ATP，沒有 ATP 毒素就會積累，發炎最後就會失控。粒線體不全是現在很常見的症狀，會造成普遍的慢性疼痛、疲勞和腦霧的。事實上，許多專家都認為粒線體不全是老化的第一個生物標記，因此不論做什麼，只要能改善粒線體功能就能延壽。好消息是，只要實行我們這裡介紹的方法，就能激發身體的排毒路徑使粒線體強大。不然你還能怎麼做呢？

第一個最重要的是，你一定要減除接觸毒素來源，這也是本章和下一章的主要重點。當你覺察越多，就會慢慢減少每天會接觸到的毒素量，降低身體壓力，釋出更多資源來執行其他生理功能——包括治療。

排毒是所有重要器官共有的過程，因此這些器官一定要能正常運作——包含大腸、腎臟、淋巴系統，當然還有肝臟和膽囊。若你還有印象，肝臟可以過濾血中的毒素，把毒素送往膽汁，再運送到大腸去。膽汁是主要的排毒工具，它能抓取、結合所有要排清的毒素到糞便裡。太濃、堵塞的膽汁會使這些過程變慢，使膽囊變成毒素廢棄場，最後無法有效排毒。大腸也很重要，每個排毒程序裡大腸正常與否就是關鍵，因為大腸是毒素離開體內的最後一站。若大腸失常，那毒素就會持續與小腸壁糾纏，增加反覆吸收的危險。如果你有腸漏，那血液會從消化道吸收到更多毒素，反而對所有淨化用的器官造成更大壓力。

內分泌干擾素引發的代謝大亂鬥

內分泌干擾素（EDC）會讓體內荷爾蒙大亂來惡作劇，它們存在於我們周遭，也可以稱為環境荷爾蒙或環境肥胖因子，這些分子就像雌激素，有使人肥胖的惡名。有些EDC會增加體內特定荷爾蒙生成，並破壞其他荷爾蒙產生；有的會模仿體內本來就有的荷爾蒙，或把其他種類荷爾蒙換成別的；有些EDC會提前讓細胞死亡；其他的則會與重要營養物競逐。舉例來說，有機氯殺蟲劑就會使產熱效應變慢，而這是體內用來燃燒身體脂肪的溫度調節器。

基本上，EDC 如同會把新陳代謝破壞殆盡的大鐵球，使你走向胰島素阻抗、肥胖、糖尿病和脂肪肝疾病的道路。接觸 EDC 被認定是全世界孩童在青春期時代謝開始漸漸退化的重要因子。[5] 當環境肥胖因子專攻體內細胞的雌激素接收器時，就會影響下列狀況：

- 胰島素敏感度和葡萄糖均衡
- 瘦體素發送信號
- 脂肪囤積（增加）
- 食慾（增加）
- 認知功能
- 生育能力
- 粒線體能量的產出

環境肥胖因子會出現在自來水、食物、處方藥、塑膠、衣物和其他產品及其包裝上。這些化學物質帶來的生物影響各不相同，但可能會以代謝症候群、雌激素佔優勢、消化問題、疲勞、甲狀腺低下、過敏和皮膚問題、睪固酮過少、慢性念珠菌感染、性功能失常、性早熟，還有各種癌症（子宮內膜、卵巢、乳房和攝護腺）的型態出現。美國環保工作組織（EWG）將下列化學物質標記為「前 12 種汙穢的內分泌干擾素」。[6]

1. BPA（罐頭食品、塑膠）
2. 戴奧辛（加工食品，特別是商業性動物產品）
3. 草脫淨（通常會在自來水發現的除草劑殘餘）
4. 鄰苯二甲（塑膠、PVC、香水、個人保養品）
5. 過氯酸鹽（也會出現在自來水的火箭燃料）

6. 阻燃劑（衣物、地毯、室內裝潢、床被）

7. 鉛

8. 砷

9. 汞

10. 全氟化合物（不沾鍋具，還有衣物、家具和地毯上的防汙漬和防水塗料）

11. 有機磷（無機食物）

12. 醇醚類產品（清潔用品）

　　減少接觸 EDC 最好的辦法就是盡可能地避免使用塑膠。好好閱讀標示！下一章我們會特別討論如何讓廚房減塑。

氟與甲狀腺

　　雖然氟沒有被列入美國環保組織 EWG 的「12 種汙穢物」中，但我個人認為應該要算。氟會把甲狀腺內的碘接收器遮住，終止體內甲狀腺荷爾蒙（甲狀腺素）的生成，讓你增胖。氟就如同鉛，對身體而言沒什麼益處——與飲用水添加氟化物標榜的效果完全相反。你的甲狀腺會利用氟，變成「假冒荷爾蒙」，促進增胖、疲勞、抑鬱和掉髮。更麻煩的是，這類荷爾蒙騙子在驗血時會裝成甲狀腺素，就更難檢查出是否有甲狀腺素欠缺的症狀。

　　現在已有超過 50 份人類研究和 100 份動物性研究證實了氟的神經毒性，引起許多人控 EPA，要求禁止飲用水加氟。除了會使代謝大亂之外，氟的毒素也與許多健康問題有關，包括骨骼和腦部疾病、糖尿病、癌症、消化問題，氟斑牙和氟骨症。[7]

　　狡詐的氟來源包括氟化水、牙齒產品、加工食品和飲料、藥物、鐵氟龍鍋和殺蟲劑。冰晶石是一種普遍會用在葡萄產品上的殺蟲劑——特別是白葡萄——所以當你喝下葡萄汁、葡萄酒或吃葡萄乾時，可能就吃下一大堆的氟，而攝取有機產品就能降低風險。[8]

　　要減少接觸氟，可以考慮裝設一個逆滲透或陶瓷過濾器（請見「資料來源」），移除飲用水中的氟（不過家用過濾器如 Brita 和 Pur 產品移除不了）。碘也能幫你遠離氟的毒性，可以嘗試每天攝取至少 1 份富含碘的食物，好比海帶或紅藻。你也可以在每日飲食中，增加 1 ～ 5 滴的魯哥爾氏溶液。每天攝取至少 3 毫克的硼也能遠離氟。

關於綠茶的真相

　　你是否為了健康和幫助減重會喝綠茶？此法可能幫不了什麼忙。喝太多綠茶或是來自茶樹的各種茶品，不管是綠茶、紅茶、白茶、烏龍茶或普洱茶（中國的一種紅茶）——可能反而會損害而非提升健康。這正是「過猶不及」的經典範例。

　　儘管茶確實有助營養和代謝，現今茶葉普遍都遭到氟、重金屬和殺蟲劑殘留汙染。原因在於茶樹為「超累積植物」，也就是說它們擅長從土壤中汲取養分，並集中在葉片上；不幸的是這也就意味它們會像海綿一樣吸收汙染物質。如果氟會中斷甲狀腺運作，那你每天喝茶等於幫不了代謝系統！中國和印度的即溶茶飲和茶葉最是糟糕，因為中國是全球第一名的殺蟲劑使用國。日本茶葉好一些，但因為福島災害影響，我們一定要考量到輻射性汙染。有機茶葉用的殺蟲劑更少，含氟量（也有）可能會更少。[9]

> 如果你喜愛喝茶，那這裡我給你一個基本建議：把綠茶換成有機烏龍茶。為什麼是烏龍茶？烏龍茶有很好的促進代謝優點，它的製作是在烘焙之前部分發酵，因此有更豐富的多酚，比綠茶更潤胃，也含有同樣能增進健康的兒茶素與其衍生物（ECG、EGCG 等等）。更重要的是，烏龍茶的燃脂效力比綠茶高兩倍，還能預防身體儲藏腹部脂肪！有份研究指出，烏龍茶能抑制飲茶者 36% 的食慾，持續 24 小時，還能降低他們體內 29% 的壞的膽固醇（LDL），增強體力。[10]
>
> 每日飲茶份量要限制在 2 杯，日本烏龍茶會比中國烏龍好，但前者稀少且很難找到。如果你買的是中國茶，那就要確保是有機且來自優質茶園。（請見「資料來源」查找品牌建議。）如果你知道自己有甲狀腺的問題，那最好就是避免所有來自茶樹的茶品，才能降低任何碰觸到氟的機會。

迷思：所有綠茶都益於健康，還可促進新陳代謝。

能擊潰重金屬的大鐵球

美國環保組織 EWG 的「12 種汙穢的內分泌干擾素」中，有 3 種屬於重金屬：鉛、砷和汞。有的重金屬如銅、鐵和鋅對身體來說是重要的角色，而其他的（鋁、鉛、汞、砷等）則對健康無益。現今重要的是我們的身體乘載過多的有毒金屬；海洋也被汙染得越發嚴重，魚類和海鮮也漸漸被重金屬、塑膠和放射性分子汙染。

越來越多證據指出，這些毒素會隨時間一久累積在我們體內，引發非常嚴重的健康問題，重金屬慢性中毒的影響會比緊急中毒還要可怕。雖然症狀因為金屬種類而不同，但重金屬引起的常見問題包含頭痛、虛弱、疲勞、肌肉疼痛、關節疼痛和便祕。這裡會特別說明幾種接觸重金屬最常見的病症，但你要知道還有很多其他問題，本書無法一一探討。目前還持續有新的疑慮出現——就拿最近對於釓和 MRI 的爭議為例，原來人體無法立刻清除用在（MRI）顯影劑上的重金屬。就跟其他重金屬一樣，釓會儲藏在身體組織，造成嚴重的短期和長期健康問題。[11] 本章最後的補充品列表，可以幫助身體消除釓和其他有毒金屬。

重金屬及其來源		
汞 魚類、補牙填料（汞合金）、眼藥水和隱形眼鏡藥水、鼻用噴霧和其他藥物、非電用溫度計、電池、霓虹燈泡、顏料和美術用品	**鉛** 1978 年以前的所有建築、舊式顏料、老舊鉛製水管和流經的水；罐頭食品、食物包裝材料、電池、香菸煙霧、某些玩具，瓷器、焊料、PVC、汽油、汽機車排放廢氣	**鋁** 鋁製鍋具、泡打粉、嬰幼兒配方豆奶粉、精製麵粉、加工起司、制酸劑與其他藥物、牙科治療過程、體香劑、化妝品、殺蟲劑、自來水
銅 節育藥物、1976 年起的補牙填料、銅製子宮內避孕器、殺菌劑和特定食物、銅製水管和流經的水	**砷** 處理好的木材、除草劑、殺蟲劑、煙草煙霧、半導體、顏料和染料、肥皂、米和米製食品、市售果汁、雞肉	**鎘** 黑色橡膠、燒機油、二手菸、瓷器、奶水、農藥、殺菌劑、軟性飲料

鋇	錫	鎳
醫學造影、顏料、裝飾性玻璃、殺蟲劑、花生	食物、水管、橡膠、焊料、染料、顏料、漂白劑、老鼠藥、殺蟲劑、殺菌劑	電子菸、菸草、穿洞器、廚具、柴油廢棄、食物、電池、珠寶、牙科原料、義肢、焊接材料

現在我們來說說每個廚房內都會碰觸到的重金屬吧：鋁。

✳ 鋁和大腦

鋁在各式各樣廚房器具上都有，舉凡是鋁箔紙到淺鍋、深鍋和平底鍋、烘焙紙、茶壺、量杯和其他用具——你說得出來的都有。如果你家廚房有這一堆金屬製成的工具，那就可能含有鋁。問題在於，食物遇上鋁就會使小分子得以進入人體，時間一久後囤積在器官、肌肉和組織裡。其他常見的來源還包括個人保養品（特別是體香劑和止汗劑）、藥物（包括制酸劑、止瀉藥和成藥）、牙科治療以及嬰幼兒配方豆奶粉。

因為鋁有收斂特性，會刺激胃腸道粘膜，銷毀胃裡能消化蛋白質的酵素胃蛋白酶。鋁也會阻礙身體利用鈣、鎂、磷和維生素 A，增加骨質疏鬆的風險。

不過鋁最令人困擾的部分是和它對大腦和神經系統的影響。鋁可以穿越血腦屏障，其毒性據信與神經退化性疾病有關，好比阿茲海默症和帕金森氏症。從解剖學來看，失智症患者的大腦斑塊內發現有此類金屬。至少有一份研究就曾指出，鋁應該被視為「阿茲海默症的主要病因」。[12] 鋁中毒的症狀包括皮膚與粘膜乾燥、胃灼熱、胃絞痛、脹氣、潰瘍、食道痙攣、闌尾炎、便祕、肌肉無力、免疫問題、精神混亂和喪失記憶等等。下一章你就會學到如何讓廚房防鋁化。

✳ 銅過量與雌激素佔優勢

銅失衡是現今保存最好的健康祕辛之一，影響約百 80% 的男性、女性和孩童。銅與前面討論的重金屬不同，適量的銅實際上對身體有益。只要銅處於均衡狀態，可以主導活化超過 30 種的酵素，還能幫助建構髓鞘神經、神經傳導物質合成、生育能力和排毒。銅在身體打造膠原蛋白上很是重要，才能讓肌膚維持年輕、沒有細紋。不過銅過量時，確實會對你不利！過量的銅與雌激素佔優勢、甲狀腺低下、失眠、疲勞、高血壓、強迫症、焦慮、抑鬱和各種頭髮和皮膚問題有關。銅會汙染酸性食物，摧毀維生素 C，干擾鋅和錳的代謝。若銅比鋅多就會加劇雌激素佔優勢的情形。

一丁點的銅就足以讓身體快活——每天約 2 毫克即可。如果你有銅過量的情況，就要避免攝取富含銅的食物，例如堅果、種籽、酪梨、穀物、貝類、巧克力、茶、小麥胚芽殼和啤酒酵母。確保你攝取的綜合維生素不含銅，相關資訊可以參考我的另一本書《Why Am I Always So Tired?》（直譯：為什麼我會這麼累？）。

✳ 鎳與腸漏症

鎳是會致癌的重金屬，經常出現在毒素排行榜上，通常是血液裡含量很高而造成腸漏和乳糖不耐。鎳也是致突變物——它會附著在 DNA 和核蛋白，使染色體受損。[13] 鎳也是很麻煩的金屬，因為身體覺得它長得很像鋅，所以如果你有鋅不足這種如今很常見的情況，身體就會直接從鎳下手。鋅在超過 3 百種的酵素行為上扮演要角，所以若鎳鳩佔鵲巢，就會引發代謝混亂。接觸鎳也會使肺癌和鼻咽癌風險增加。[14]

除了珠寶之外，廚具也是鎳的主要來源，不鏽鋼的成分裡就有 14% 的鎳。其他來源包括煙草、電子菸、耳洞穿孔和汽機車廢氣。電子菸的「蒸氣」比起菸草煙霧含有多 4 倍的鎳含量。[15] 鎳也是工業應用在氫化脂肪上的催化劑——這是氫化脂肪如植物油之所以對身體有害的另外一個理由。治療鎳中毒的關鍵成分是麩胱甘肽（體內最厲害的抗氧化成分）以及矯正鋅不足的現象。

✳ 汞是大惡棍

汞這種神經毒素是無數病症的病根，接觸到汞就沒有所謂「安全」範圍可言。我們主要是透過魚肉和海鮮、牙科汞合金填料、藥物、保養品和農業化學物質殘留而接觸到汞。汞合金是一種以汞為主的補牙填料，目前仍然常用。汞合金填料通常稱為「銀粉填補」，是為了騙我們相信這是銀製填料的行銷術語，其實銀只有一點點而已。事實上，汞合金有 43%~54% 的汞！研究指出，口中至少有 8 顆牙填補了汞合金的人，比起沒有用此填料補牙的人而言，血中的汞含量多了 2 倍。[16]

汞合金解釋了每年市面上會出現 240 噸～ 300 噸汞的原因。在美國，牙醫診所是第 2 大的汞使用者，這種有毒金屬不論如何最後總會回歸環境，一旦進入環境中就會轉化成更毒的甲基汞，這是汙染魚肉和海洋生態系統的主要汙染源。現在美國境內就有超過 5 萬個湖泊曾發布攝取魚肉的警告。根據美國心臟協會，體內汞含量較高的男性犯心臟病的機率，將近是汞含量較低男性的 3 倍。[17]

要把接觸汞的機會最小化，每週攝取魚肉的次數不可超過 2 次，並要避免吃大魚，因為牠們活得比較久，容易在一生中積累更多的汞和其他汙染源。選擇較小的魚類，比如沙丁魚，並選擇會定期檢測產品的公司的漁產（請見「資料來源」了解品牌建議）。

如果你跟大部分的人一樣有用過「銀粉」補牙，可以請生物能／全身性牙科醫師用無汞材料加以安全替換。生物能醫師有經過安全移除汞填料的特殊訓練（包括使用牙齒隔離障），他們還能提供像是臭氧、靜脈維生素以及生物相容性測試等的輔助性療法。ToxicTeeth.org 可以幫你找到所在區域內哪裡有無汞牙醫。

不要傻傻等政府保障你

通常這些真相背後的美國食品藥物管理局（FDA）非常可怕。前 FDA 食品檢驗師雷妮·杜弗特博士發現汞其實會汙染許多食物製造廠的配管系統，而許多加工食品也發現有汞。當她把這些可怕的發現呈給上級時，她竟然多次遭提醒中止調查，所以她便提前從 FDA 退休。2017 年 5 月，她出了一本探討我們飲食藏匿邪惡汙染的書《任何一餐都不安全：FDA 不想讓你知道的食物祕辛》。

☀ 鉛與低智商

鉛與汞一樣是累積性毒素，會影響體內多重系統，而它對年輕孩童特別有害。與成人相比，孩童身體能代謝鉛的效率比較差。根據俄勒岡衛生監督局的發表，約有99%的鉛經成人吸收到體內後，只需幾週就能隨排泄物全代謝掉，但孩童體內只能消除32%。[18] 孩童體內即便鉛含量很少，也可能會造成成長遲緩、發展障礙、智商降低、行為問題和聽力喪失。長期接觸低量的鉛，經證實也會引發高血壓和心血管疾病。[19]

一碰觸到鉛就沒有所謂的安全範圍。鉛會配送到大腦、肝臟和腎臟，時間一久還會積累在牙齒和骨骼內。一旦儲存在骨骼內，鉛就會滯留 25 至 30 年，骨中的鉛會在懷孕時釋出而流到血液，成為胚胎發展時就接觸鉛的來源。鉛也參與許多毒素與其他成分的相互輔成，包括汞在內，還會干擾鈣與鐵的代謝，而鈣、鐵或鋅不足時可能會使鉛攝取增加。

你一定也曾聽新聞提過，腐蝕鉛管輸送的飲用水含有鉛，這是現今社會一大隱憂，你的孩子可能會從學校的飲水機裡喝進了鉛。鉛除了是許多進口產品常見的汙染成分之外，最新的檢測證實很多膳食補充品內也有此汙染物，特別是那些以劣質製造標準產製的品項。從有名譽且有嚴格篩選產品標準的公司購買營養補充品，才能物超所值。

迷思：所有大骨湯皆對你有益。

你是否誤解了鉛？

大骨湯非常補，但你一定要非常小心食材來源。優質有機的大骨湯富含膠原蛋白、礦物質、麩醯胺酸和優質脂肪。膠原蛋白是人體蛋白質最多的成分，存在於結締組織、肌肉、骨骼、軟骨、血管和消化系統。膠原蛋白佔肌膚蛋白質的 70%，因此膳食膠原蛋白能預防皺紋和下垂。大骨湯可以舒緩疼痛的骨骼和肌肉，抵禦發炎和感染，增加體力，還有助治療、鎖住腸漏。

不過並非所有大骨湯都有相同功能。大骨湯可能有汙染的疑慮確實存在，因為鉛、氟和工業化學物質都會積累在人類和動物骨骼上。大骨湯是指長時間慢慢燉煮骨頭，最後變成濃縮、富含礦物質的高湯。不過，最後的高湯成果就是骨頭裡所有東西的濃縮，如果是對生理有益的礦物質和膠原蛋白，那就很好，可是若含有鉛或其他毒素，那就是很可怕的毒骨湯！

如果大骨湯來源是工廠式農場飼養、以基因改造且含有除草劑、殺蟲劑的穀物餵養，還施打荷爾蒙好「加速長大」的動物，那你肯定不會想吃牠們的骨頭！另一方面，如果大骨湯是取自草飼有機肉品或禽肉，且牠們吃的是天然、生物合宜的飲食，則牠們骨頭比較乾淨，營養也較多。

大骨湯的潛在汙染還未經過很多檢測，因此我們只能從常識來判斷。2013 年一份探討相關毒素的研究發現，有機雞骨湯有鉛汙染。[20] 顯然雞禽體內會囤積高含量的鉛，且不會有任何生病的症狀。[21] 基本上就是要確認大骨湯的來源，最妥當的方法就是選用在地農家的有機肉品骨頭，並使用濾過的水。如果用的是市售骨湯，那也要選擇持有有機認證和聲譽良好的產品。

嘉磷塞的入侵

　　嘉磷塞因為孟山都殺蟲劑「年年春」的主要化學成分而廣為人知，如今也侵入我們的食物、飲用水和女性衛生產品、嬰兒配方奶粉和母乳中。此種可怕的化學物質經科學驗證與無數健康危機有關。加州和世界衛生組織如今才將此列為「潛在致癌物」，其實已經算是很客氣的做法。

　　嘉磷塞的應用在 1987 年後驟增，當時開發出可以耐受此化學成分的基因改造種籽，因此整個生長季節都能持續噴灑。今天幾乎所有美國種植的玉米、大豆和棉花都屬基因改造且噴過嘉磷塞的種類。

　　因為沒有所謂碰觸此化學物質的「安全範圍」，所以許多國家已經明令禁用嘉磷塞。然而，美國境內實質上並未對此成分作出有效規範。有 93% 的美國人尿液裡確實檢測有嘉磷塞，此數值是歐洲人的3~4 倍多。

　　嘉磷塞會透過各種不同機制來損害身體。首先，它會殺死微生物群的重要組成乳酸菌。體內的蛋白質會誤抓嘉磷塞來代替胺基酸甘胺酸，使此化學成分直接進入肌肉和器官。嘉磷塞為內分泌干擾素，也是主要的金屬螯合劑，因此它會與其他金屬如鋁等緊密結合，再把它們全都帶到腦部。

　　嘉磷塞還會阻擋肝臟內專門排除所有化學成分的酵素途徑，使其他化學分子更毒。被阻擋的途徑使肝臟無法將維生素 D 轉成活性狀態，導致維生素 D 不足，這些重要酵素也是用來製造膽酸的材料——也就是說，嘉磷塞是直接造成膽囊和膽汁失能的致因。由此來看，也難怪嘉磷塞會與許多健康問題扯上關係，包括甲狀腺機能低下、抑鬱、癌症、帕金森氏症、乳糜瀉和麩質不耐、慢性疲勞、結腸炎、發炎性大腸疾病、多發性硬化、肝臟疾病、流產和其他病症。[22]

要降低接觸嘉磷塞，還有孟山都最新化學藥劑汰克草的最佳辦法，就是購買有機、非基因改造的食品。要讓身體清除嘉磷塞的關鍵就在硫酸化反應，這需要攝取富含硫的食物（十字花科蔬菜，例如綠花椰菜、花椰菜、甘藍菜等等；大蒜、洋蔥和大蔥；草飼肉品和蛋）、營養補充品（甲基硫醯基甲烷（MSM）、麩胱甘肽、氧化還原信號分子液（ASEA））還有充分日曬。腐植酸為主的礦物質也有幫助。

電氣汙染與人體電磁場

在你認為這部分不重要想跳過以前——**請你想想**：增重與許多現代疾病都與人工電磁場（EMF）造成的生理障礙有關，也就是所謂的電氣汙染。電氣汙染無色、無臭也看不見，現在可能就在你的四周，而我們人類不太能防禦的了這種汙染，就如同我們擋不住有毒化學分子一樣。

人體是在一種天然電磁波下演化，那就是日光。然而，我們目前都知道這世界有四個人工電磁場：磁力、人工燈光、電力和微波。我們周遭都是來自手機、無線電話、路由器、智慧型電表、微波爐和其他科技產品的微波，而腦部細胞會回應的 EMF 範圍很窄，頂多是本來就能看見的頻段。

細胞膜阻擋這些混亂、不自然電磁場的能力有限，當細胞膜上的接收器增加，就會阻礙荷爾蒙的溝通。接著就像是老舊的同線電話一樣，同時有太多人講話，造成錯誤或曲解的訊息傳來傳去。這類波頻會增加體內的氧化壓力，反而損害細胞膜，傷害細胞 DNA。如此攻擊會刺激身體的壓力反應，導致皮質醇和腎上腺荷爾蒙增生。皮質醇增加會使血糖和胰島素上升、情緒不穩、食慾增加、肌肉量流失，包括增加腹部脂肪。

　　重點是什麼？你周遭的 EMF 越多，就更難減重和遠離肥胖。

　　人工 EMF 也會抑制身體本來的抗氧化素生成，包括 3 大抗氧化素——麩胱甘肽、超氧化物歧化酶（SOD）和褪黑激素，進而影響身體自癒力。一連串生理變化會受刺激，提升患病風險。有研究發現人類癌細胞在接觸 EMF 後會以 24 倍的速度增生，身體防禦系統對於破壞也有明顯增加阻抗的現象。[23]

　　黴菌也有類似現象，我們會在下一部分再聊。根據迪特奇·克林嘉特博士的黴菌文化實驗指出，黴菌接觸到手機輻射後，會增加 6 百倍的生物毒性。黴菌會認為 EMF 發動攻擊，所以生成更毒的生物武器來反擊報復。根據克林嘉特博士的臨床經驗，他認為其他人體病原體在遇上 EMF 後會有類似行為。

　　如今這情況越演越烈，我們現在有下一代無線網路 5G 這個不祥之物，此科技現在就有，可是這磁場會因為各家電信公司發表更多與 5G 相容手機和其它電子設備、汽機車、醫療設備等等商品後，濃霧更加濃密。「網路周邊」讓我們生活、飲食和呼吸輻射，與過往生活完全不同。因為與 4G 不同，植物甚至是雨水都能吸收這電波，因此 EMF 實際上也因我們吸收食物最後殘留在我們身上。

　　EMF 專家兼哥倫比亞大學生理和細胞生物物理學系助理教授馬

丁・布藍克博士就完美地總結了接觸 EMF 的風險：[24]

人體內細胞會對 EMF 產生受損反應，就如同對待其他環境毒素，包括重金屬和有毒化學物質的反應一樣。活細胞的 DNA 能在接觸極微量時辨識到電磁場，出現生物化學壓力反應。科學證據指出我們的安全規範其實不夠，因為電線、手機等物品或是已知後果的風險，我們一定得遠離 EMF 才能保護自己。這方面的科學研究已經確立，我們應該要有所行動，加以關注。

我們固然無法消除所有的 EMF，但我們可以減少接觸。以下是幾種建議：

- 手機放在一定距離之外，不要放在身上；用「擴音」方式講話，而不要拿近頭部。
- 夜晚時關閉 Wi-Fi 功能，將電子設備遠離睡覺空間。
- 把一體式螢光燈和 LED 燈換回傳統燈泡。
- 把智慧型電表換成類比電表。
- 利用 SMPS 交換式電源，把各種設備的應用最小化。
- 拔掉插頭，在大自然環境裡花更多時間。
- 使用能讓你在個人空間範圍內遠離 EMP 的防護型產品，例如防 EMF 顏料與手機防護裝置。
- 待在有次石墨的空間內。次石墨是唯一經過科學支持，有防 EMF 特性的天然礦物。相關資訊請見 2018 的專門報告《次石墨：電氣汙染的解決之道》。[25]

要查找更多資訊請看我寫的《Zapped》（直譯：電磁轟炸）；Electromagnetichealth.org 是另一個很好的來源，也是強大的 EMF 科

學教育推廣資源；Powerwatch 的網站上有專門探討 EMF 研究的同儕審查資訊。 [26]

生物危機：寄生蟲、黴菌和黴菌毒素

與化學成分、重金屬和電氣汙染不同的是，我們還得留意一些生物危機。這世界上明顯存在很多會讓你生病的病原微生物群，但還有兩種會破壞代謝的生物作惡者：寄生蟲和黴菌。寄生蟲會祕密干擾健康和減重所做的努力，不幸的是有很多人認為這是第三世界才有的問題，可是科學卻有不同見解。有研究發現，經檢測確實有寄生蟲感染的 32% 的人當中，至少有 48 人曾成功抵禦過多次感染爆發。[27]

是時候關注這種傳染病了，因為寄生蟲向來以刺激增重、嗜吃甜食、焦慮和失眠聞名。[28] 寄生蟲也算是這星球上最能抑制免疫的東西，它們會奪走珍貴的營養資源，製造有毒廢物，最後破壞細胞和組織。寄生蟲對肝臟和胰臟來說特別有毒，更是知名的膽結石來源。接觸寄生蟲的風險因子包括普通行為：喝自來水、在餐廳用餐、吃生食或未煮熟的食物（特別是豬肉或壽司）、旅行、日常保養，還有和親愛的寵物共同生活等。

寄生蟲感染會讓免疫系統進入運轉過度的狀態，產生一大堆會引發嗜吃甜食、增重、脹氣、便秘和食物敏感的細胞激素，其他症狀還包括抑鬱、偏頭痛、痙攣、過敏或疹子。細胞激素會侵入血腦屏障，對神經傳導物質如多巴胺和血清素造成負面影響。如果你有這些症狀，那做腸道寄生蟲淨化就很重要。如果你想要確診，可以考慮做 GI 檢測。相關資訊可以參考我在 1991 年出版的《猜猜晚餐有什麼？》

　　一提到減重努力停滯，黴菌是另一個未被公認的兇手。生物毒素指的是活的有機體製造出來的毒素[29]，而最常見的毒素就是黴菌毒素。不論是現在接觸或曾經接觸，黴菌和黴菌毒素都會在身體內造成麻煩，使免疫承載更多要務。記得，毒素是累積性的。不論你體內的毒素量是何時增加，免疫系統會利用合宜資源來執行排毒和治療。有減重阻抗的人體內通常會有各種毒素——比如黴菌和重金屬，因為他們身體防禦的速度趕不上大量的毒素負擔。

　　很多黴菌毒素會附著在粒線體 DNA 上，造成基因表觀上受損，還會傷害腦部和其他器官。當粒線體受損體力就會降低，失去有調節作用的棕色脂肪。有許多黴菌毒素也是致癌物。

　　接觸黴菌的兩種來源就是食物和飲料。最常見的禍源就是含酒精飲料、玉米和其他穀物（小麥、大麥、黑麥）、花生、果乾和硬性起司。玉米因為儲藏的方式成為 22 種菌類的溫床；起司若以類似優格的方法（比如乳酸菌）而非菌類來製造，對黴菌比較不敏感，不太會有問題。這類黴菌毒素當中，有些是內分泌干擾素，比如說玉米烯酮（ZEA）就是由微生菌禾赤鐮孢菌生成，它會隨食物鏈移動，進入草飼肉品、蛋、乳製品，甚至是啤酒。ZEA 是於紐澤西州一群有成長發展障礙的 9、10 歲女孩們的尿液中發現，ZEA 黴菌毒素甚至取得了口服避孕藥的專利，因為它結合雌激素的能力非常強大，比其他內分泌干擾物（EDC）如雙酚 A 和 DDT 還要厲害，身體也不容易分解。

　　你也會接觸到家中或工作環境裡隱藏起來的黴菌。黴菌喜愛棲居在遭到水破壞過的建築內，而全美有 50% 的建築都曾遭水患，包括新建築在內！黴菌熱愛美國使用的所有建材——纖維棉、塑合板和輕隔牆等,它在潮濕陰暗、看不見的地方會更加活躍,比如在牆內、水槽下或是洗衣機後方都能找到黴菌。有時只要清除黴菌就能整治好健康問題,因此打掃很是重要。整治黴菌最棒的方法就是完全移除接觸的機會。我也不需要再多強調:如果你住在長滿霉菌的屋子裡,請立刻搬走。如果家裡長霉,一定要找專業人士幫忙。

檢測毒素

體內毒素的檢驗方法有很多,主要是毛髮分析和尿液檢驗。組織礦物質分析(TMA)這種便利的方法是利用毛髮檢查來評估體內礦物質含量,包括有毒金屬。毛髮是很好的有毒金屬測量計,因為它可以展示出身體生物化學 3 個月期間的變化。重要的不只是毛髮的整體礦物質含量,從各個礦物質比例可以看出許多健康的狀況。我的部落格上還有更多這方面的資訊。[30] 不久之後會有一種利用口水的全新前衛方法,是透過診斷技術來做重金屬檢測,不過本書出版之時,此技術應該尚未上市。

要檢查病原菌、黴菌和寄生蟲,可以在家取得口水和糞便樣本後,寄到實驗室來完成檢驗。

至於黴菌毒性的檢測有很多地方都能做。要做 VIP、MSH、C4a和 TGFBeta 1 這幾種檢查,可以從主要的檢驗所比如 Qwest 或 Lab-Corp 申購,不過很多傳統醫生不太熟悉這種技術。如果你家附近沒有黴菌檢驗師,可以上網做一種叫做「視覺對比敏感度測試(VCS)」的視覺檢測,它能評估眼睛能否做出對比,此法經證實可以精準反映出黴菌中毒的情形。黴菌毒素會刺激中樞神經系統,包括控制雙眼分

辨陰影的神經。VCS 檢測可以在 www.survivingmold.com 找到，為黴
菌毒素創見人黎奇‧修美克博士設立。其他可自行操作的尿液黴菌檢
測可以找 Real Time Labs 和 BioTrek Labs。

　　一定要確保住家內沒有任何黴菌肆虐。如果你懷疑有黴菌，有很
簡單、可即時操作的檢查方法，叫做「環境相關黴菌指標（ERMI）」，
是檢測家中灰塵內數種有害黴菌品種的 DNA。

減少日常接觸毒素的簡易方法

　　本書無法全面性探討所有排毒方法，但有幾種確實值得一提。

- **喝水**：這第一種方法雖然顯而易見，卻經常被忽略：大量飲水維
  持身體水分。整體而言就是每天都要喝下一半體重的水量。我強
  烈建議在家中裝設完整的濾水系統（請見第 7 章的相關討論）。
- **流汗**：皮膚是排毒器官，因此藉由運動或紅外線桑拿的方式來流
  汗，可以維繫身體的排毒效力。我建議每週至少做一兩次的紅外
  線桑拿。
- **改善睡眠**：大腦的排毒系統「膠淋巴系統」需要睡眠，此系統幾
  乎只會在你熟睡時運作。
- **限制魚肉攝取量**：不幸的是，現今充滿毒素的世界裡我們得限制
  攝取的魚肉量和種類。產煤時會有大量汞生成，它們上升到大氣
  之中再以雨水形式入海。我建議將魚肉攝取限制在鯷魚和沙丁
  魚就好，因為小魚體內汞含量和其他汙染物較少。別選擇養殖魚
  類，理想情況下請從有第三方檢測的公司購買魚肉和魚油，這樣
  才能確保汞含量很少。

- **投資空氣清淨機**：我建議 Healthway 或 Austin Air 這兩個品牌。這些家用空氣過濾系統的新式科技革新了空氣淨化，高效能的二氧化碳和高效過濾（HEPA）技術，還有優質的空氣轉換與殺菌用紫外線可以殺菌和消毒。有效的系統除了能殺死細菌、黴菌和病毒之外，還可以移除汙染源、廢氣、臭味、微粒、甲醛、瓦斯和煙霧。

- **讓新鮮空氣流動**：每天至少打開窗戶 10 分鐘，製造空氣「交流」，若是剛鋪設新地毯或擦了新油漆，窗戶要開更久。

- **丟掉人工「芳香劑」**：把地毯清香劑、空氣清香劑和化學清潔劑丟掉，換成無毒產品，比如小蘇打、醋和精油。

- **植栽是好朋友**：放置幾種家用植物吧！用友善環境和蜜蜂的花園取代草皮，丟掉有毒的化學草皮和園藝用品。

- **選擇乾淨無毒的保養品和居家用品**：避免使用體香劑與止汗劑，並確保局部皮膚產品不含對羥基苯甲酸酯。別用香水（除了精油），使用天然產品來替代傳統洗潔精、衣物柔軟精和烘衣紙。不要使用發泡膠和塑膠（如果一定得用，那要確保它有標示 1 號、2 號或 5 號標誌）。

- **洗手**：經手感熱式收據紙和紙鈔之後這特別重要。不要用含有三氯沙和導致嚴重抗氧化阻抗問題的相似化學物質的「抗菌洗潔精」，簡單的肥皂就很有效了。

- **選擇乾淨、有機且未加工的食品**：避免大豆、無機咖啡和茶、罐頭食品和飲料，以及傳統方法產製的肉品、禽肉、蛋和乳製品；選擇材料能正確唸出來的真正食物！

- **看看美國環保工作組織網站**：EWG[31] 是可以幫助查找無毒產品
  的優質網站，還可以搜查任何市售產品的迷思，還有許多永續性
  食品、無毒清潔設備和保養品如化妝品和防曬品的指南。它們甚
  至有提供智慧型手機程式，讓你能在購物時輕易查找資訊。

排毒的根本解救法

如果要讓身體維持效能，那一定要每天排毒。即便你已經盡力攝
取乾淨的食物，過著無毒生活，仍舊無法避免微小的接觸可能。好消
息是本書介紹的所有方法都是特別為了改善細胞健康而設計的——
其中一項優點就是能徹底排毒！若你能按照激進代謝法攝取食物，就
能強化這些重要的排毒路徑。

除了讓飲食和生活習慣改頭換面之外，你還可以用補充品來增
加排毒。一丁點的輔助不為過對吧？以下是我喜歡用來幫助身體清除
毒素、維持體內淨化的補充品。可以參考附錄 2 和附錄 3 來找出相關
品牌和用量。

- **ASEA 氧化還原信號分子液**：ASEA 是唯一取得認證的氧化還原
  訊息通訊分子來源，此分子的作用好比信差，將信號運送到所有
  細胞和組織。簡單來說，ASEA 會提醒細胞要健康。ASEA 能增
  加細胞內的麩胱甘肽，使抗氧化效率增加 500%。最近一家領頭
  的基因研究實驗室利用 ASEA 做了雙盲安慰劑研究，探討 ASEA
  對人類基因的影響。他們發現進行 8 週實驗之後，ASEA 確實能
  在合宜的基因上運作，這包含調節信號途徑的 5 個重要基因。
- **蘆筍**：蘆筍含有麩胱甘肽，因此能幫助你維繫整體排毒。它也富

含維生素 K 和纖維，包括菊糖——這是能餵養友善腸菌的益菌生。蘆筍也是天然利尿劑。

- **巴西堅果：**巴西堅果富含硒，為麩胱甘肽的前驅素，也是汞和砷的死敵。

- **芫荽：**可以黏附重金屬，將毒素排出體外。

- **綠藻：**此種單細胞淡水藻類可以黏附重金屬和其他毒素。綠藻細胞壁得「敲破」才能有效吸收毒素。記得確保你選用的綠藻是在純淨、無汙染的水源或是檢測試管中生長的。

- **輔酶 Q10：**輔酶 Q10 會提升粒線體的產能效力。最常被應用的輔酶 Q10 型態為還原型。

- **蒲公英根：**一種溫和的香草，能使肝臟增加膽汁生成量；烘烤很好吃，也能煮成茶喝。

- **麩胱甘肽：**麩胱甘肽是人體內的「抗氧化素王」，它能打開身體的排毒途徑，減緩氧化壓力，並加速粒線體活動。脂質體麩胱甘肽是很好的補充選擇。

- **碘：**碘是活躍的多重任務操作者，不僅對甲狀腺功能有益，還能排毒和打擊所有感染。

- **愛爾蘭苔：**愛爾蘭苔生長在靠近大西洋和加勒比海沿岸的礁岩上。就和其他海菜一樣，它含有豐富的微量礦物質，碘也包括在內。愛爾蘭苔含有褐藻膠，這是能把重金屬從組織拉出來的植物營養素。經過浸泡和慢燉之後，愛爾蘭苔就能作為增稠劑入菜；其膠質特性能抓住重金屬，把它們帶出體外。

- **Modifilan 褐藻萃取物：**能結合放射性分子、重金屬和其他有害成分，加速排出體外。

- **吡咯喹啉醌（PQQ）**：吡咯喹啉醌是保護粒線體不受氧化損害的酵素，經發現它還能刺激新粒線體的形成（生合成）。(32)

- **銀**：膠體銀是抗菌、抗黴、抗病毒和抗寄生蟲非常好的成分。我最喜歡的是 Argentyn 膠體銀，是一個可以處理掉體內黴菌的好東西。

- **優質竹炭粉（Takesumi Supreme）**：Takesumi 是竹炭，能有效排除重金屬、化學物質和黴菌。它能抓住毒素，把毒素經由大腸輸出體外。

- **牛磺酸**：肝臟會利用此種富含硫的胺基酸來生成膽汁。就如你在第 4 章所學，膽汁是排毒時最不被賞識的要角。牛磺酸在結合、消除重金屬、氯、乙醛、石油溶劑、乙醇和胺上非常重要。

- **沸石**：沸石可以消除重金屬、化學和黴菌。重金屬會受到沸石籠子般的負極結構吸引，這樣毒素就會被拉離血液，困在其結構中，最後排出體外。

毒素影響情緒與肥胖

　　我們的心理與生理健康無疑緊密相連，想想天然荷爾蒙循環是如何影響你的心情吧！任何受經前症候群或孕期情緒起伏而苦的人，絕對都相當熟悉這種狀況。我們的情緒會從每種層面影響身體──甚至直達 DNA。

　　隱藏起來的情緒也是人類境況的一部分。我們多數人都知道壓力會如何刺激食慾和「療癒飲食」，不過，原來無意識的情緒也會隨時間變化，默默影響著健康。

　　沒有其他研究會比兒童期負面經驗研究（ACE）更能描繪此情境。ACE 是目前檢視兒時壓力與日後罹患疾病關係上最大型的公共衛生研究。此研究源於 1980 年代的肥胖中心，目前仍繼續進行中。它已經發現許多兒時有壓力經歷（例如離婚、失去父母、家暴、忽視等等）和每種重大慢性疾病之間確實有關──舉凡是心臟病到自體免疫問題和肥胖，與此相關的科學論文發表已超過 60 份。*＊＊

　　情緒的「潰爛」會引發壓力，這會刺激身體儲藏大量皮質醇。皮質醇會增加胰島素阻抗、提升食慾、內臟脂肪和增重。腦內發展出胰島素阻抗時，學習和記憶在內的認知功能就可能會退化。

　　情緒化壓力會影響每種器官，甚至會影響膽囊。中醫裡，膽囊的問題是源於無法處理個人情緒，特別是「淨化」情緒，這種身心連接甚至反映在「膽」這個同時有醫學與形而上學意涵的中文字上。膽可以指膽汁，但也可以指涉情緒上的苦或憎惡。

　　重點在於情緒之物會影響生理之物，反之亦然。任何艱困的健康戰鬥都可能是種警告，表示有些隱匿其中的毒害情緒干擾健康。

　　那我們要如何讓這些毒害情緒滾開？

　　不是任何方法都適用每個人，但確實有歷經檢視、實行的方法可參考，打坐、正念訓練和瑜珈可能會有幫助，不過除此之外還有一個很獨特的工具，特別能消除老舊的情緒包袱。此技巧稱為情緒釋放技巧（EFT），自學也可以學會。把 EFT 想成是一種快速的「情緒淨化」、控制身心關係的力量。這種技巧有時會說是「旁敲側擊」，因為它是用手指輕柔地在全身特定部位輕敲 —— 而且有的部位是針灸穴位。輕敲時，你可以放鬆，專注在任何一個想要放鬆的組織上，就能讓身心同時投入其中。

EFT 經過科學驗證是安全且能有效處理焦慮、抑鬱、創傷後壓力症候群和許多其他症狀的治療方法。它也是可以管理日常壓力、沮喪和食慾的簡易方法。*** 它能清除讓我們不適的能量阻塞，讓我們在減重時體會情緒原本堵塞的狀況有多嚴重。

雖然有許多人都能靠自己成功學會、應用 EFT，但如果你有受創或家暴史，我還是建議你尋求領有 EFT 執照醫師的協助。更多的相關訊息請參考下列資訊來源：

- EFT Universe（www.eftuniverse.com）有豐富的資訊、免費下載手冊、訓練影片，還能找到有認證醫師的網頁
- 潔西卡‧歐爾納的《拍一拍，就能瘦》
- 道森‧丘奇的《在你基因裡的精靈》

---

* JE Stevens, "The Adverse Childhood Experiences Study—the largest, most important public health study you never heard of—began in an obesity clinic," ACEs Too High, June 02, 2015, https://acestoohigh. com/2012/10/03/the-adverse-childhood-experiences-study-the-

largest-most-important-public-health-study-you-never-heard-of-began-in-an-obesity-clinic/, accessed November 06, 2017.

** "Adverse Childhood Experiences (ACEs)," April 01, 2016, https://www.cdc.gov/violencepre vention/acestudy/index.html, accessed November 06, 2017.

*** D Church and A Brooks, "The Effect of a Brief EFT (Emotional Freedom Techniques) Self- Intervention on Anxiety, Depression, Pain and Cravings in Healthcare Workers," Integrative Medi-cine: A Clinician's Journal, October/November 2010, 9(5):40–43, https://s3.amazonaws.com/eft -academic-articles/HealthCare.pdf, accessed July 12, 2017.

P Stapleton et al., "Depression Symptoms Improve after Successful Weight Loss with Emotional Freedom Techniques," ISRN Psychiatry, 2013; 573532, doi:10.1155/2013/573532, accessed July 12, 2017.

P Stapleton et al., "A Randomised Clinical Trial of a Meridian-Based Intervention for Food Cravings with Six-Month Follow-Up," Behaviour Change, May 2011, 28 (1):1–16, doi:10.1375/bech.28.1.1, accessed July 12, 2017.

PART 2

在 **25** 天內
徹底改善新陳代謝

第**7**章
讓廚房徹底消毒

我寧願廚房裡有致命毒蛇而非任何一只鋁製深鍋或平底鍋。

————海澤兒・帕賽斯博士

> **本章你將會學到……**
> • 哪種鍋具才是讓你維持纖瘦且最健康的工具？
> • 鋁箔紙與鋁製鍋具的危險，要用什麼工具替換？
> • 如何得知廚具是否含鋁？
> • 是否有不含肥胖化學成分的安全塑膠製品？
> • 為什麼你該丟掉微波爐，又要用什麼代替？

　　在我們進入激進代謝計畫和相關食譜之前，了解如何準備和儲備食材與了解食材品質一樣重要。重金屬、塑膠化學成分、微波爐的有害影響和其他廚房內的威脅都會毒害健康，破壞減重所做的努力。如果你忽視廚具品質，那等於是提升自己面臨極致汙染的風險。想想吧……你已經決定要利用寶貴時間和氣力，搭配營養扭轉健康，那最後一件事當然不是傻傻汙染自己精心準備的健康食材！

　　我們先從好消息談起吧：現在市面上有很多沒效果又遲鈍的廚具。一直以來我最愛的材質是陶製鍋具。陶製瓷器和土器不僅無重金屬，也沒有會降低食慾和食材品質的合成聚合物。根據我那位得獎無數的主廚兼健康顧問的好友雷貝卡・伍德所說，陶製鍋具可以散射遠紅外線熱能，實際上有助於烹調。伍德告訴我 Xtreme 碧膳推出一系列可以放入冷凍庫到烤箱的陶瓷深鍋、平底鍋和烤盤組合。這個健康廚具系列頗受好評，可以烹調出更細緻的美味餐點。

很多別種類型的廚具都含有重金屬和有毒化學物質，會在烹飪或儲藏過程中過濾到食物內。主要的禍首就是鋁製深鍋和平底鍋，但毒素也可能會藏匿在其他意想不到的地方。這也是我認為需要另外寫一章講廚房的原因。有些廚房只需適當升級即可，但其他的可能得進行所有器具徹底翻新！

今天健康和功能性醫學界上廚具仍然是被忽略的一塊，這實在讓我很是驚訝。遵照我的 5 大激進法則當然是很好的第一步，但如果你仍然在用不健康的鍋具烹煮或儲藏食物，或用鋁箔紙包食材，那你就「再次汙染」自己，破壞自己勤奮不懈的排毒效果。你是否還記得體內毒素增加時身體會發生什麼變化？那些毒素成分最終會堵在膽汁內，阻礙你代謝脂肪和瘦下來的努力。

就如你上一章所學，現今毒素充斥在我們使用的產品裡。通常你看不見、聞不到也嚐不到它們——可是如果你知道要怎麼找，就可以消滅它們。現在就從我們最擔憂的毒素開始：鋁。

防鋁廚房——從鋁箔紙開始

雖然我們看似生活在超級文明化、完全乾淨的環境裡，可是事實上每個美國人家的廚房裡還是有常見的危險毒素存在。其中最大的一種就是鋁，如果你不想做其他事，拋棄所有鋁製品——這是此章節一定要做到、最重要的部分。就如你在第 6 章所學，鋁會積累在腎臟、腦部和腸胃道內，因此引發很多的問題。鋁會刺激粘膜，破壞胃蛋白酶（一種關鍵消化酵素），還會妨礙身體應用鈣、鎂、磷和維生素A。鋁也與神經性退化疾病有關係，比如阿茲海默症。**你可不會想讓這種東西留在體內！好的開始就是徹底把鋁箔紙趕出廚房。**

任何食物或飲料，特別是酸性食物如番茄為主的食品，都不該用鋁箔紙加以烹煮、加熱或包覆。不過這風險可不限於酸性食物，根據2006 年的一份研究，以鋁箔紙烹煮紅肉，會使鋁含量從 89% 增加到387%；雞肉則是從 76% 到 214%。烹調時溫度越高，時間越長，鋁含量就會增加更多。[1]

不要用鋁箔紙，改用無漂白烘焙紙或烘焙紙。（你可以在鋁製烤餅乾紙或瑪芬烤盤上放無漂白瑪芬烤杯。）烘焙紙是由木漿製成，現在大部分雜貨商店都可以買到，可以用在烘焙、水煮和乾烤上。烘焙紙適用於蔬菜和魚肉（就如紐奧良廚師們已使用此法多年），更可以有效保留原味，因為食材是在自身油脂裡烹煮。現在市面上甚至還有烹調用烘焙紙袋。消毒廚房也是一個替換含鋁泡打粉、體香劑和止汗劑很好的時機，這樣才能降低過量接觸。

你家廚具裡有鋁潛伏其中嗎？

鋁存在於任何東西，包括深鍋、平底鍋到茶壺、量杯、烤餅乾紙、麵包烤模、刨碎器、濾水器和餡餅烤盤等都有。鋁甚至會存在於自來水，因為市內淨水系統會使用鋁鹽。那你要如何知道自家金屬製廚房設備是否含鋁？辦法在這裡——拿一個磁鐵測試有疑慮的物品。如果磁鐵吸得住，那你家廚房基本上就不含鋁（不過你還是得思考該物品是否含有鎳）；如果磁鐵吸不住，多半就代表確實含鋁。利用這方法來檢視自家鍋具和其他廚具。如果你家的不鏽鋼廚具能吸磁鐵，用力擦洗或用鐵刷洗也不會有痕跡，那它就「完全符合」激進代謝。另一方面，如果鍋具吸不了磁鐵或會有刮痕，就是要換了。那麼要用什麼來替換呢？

迷思：用不鏽鋼廚具烹調時重金屬不會漏到食物裡。

健康替換品：廚具二三事

　　一提到汰換廚具就有許多各有利弊的選擇。我們了解得越多，就越可能因為更新的資訊而心意難定，做出不同選擇。標準建議以往一律是不鏽鋼，但現在我們知道，就連不鏽鋼也會讓金屬多多少少濾進食物裡，因此這也加進要擴大破解的迷思。

　　事實是，你並不知道自家的不鏽鋼廚具裡到底有什麼。大部分金屬製廚具都是由多種金屬組成，如鐵、鉻、鉬、鎳、鈦、銅和釩。鈦製廚具可能對健康的傷害最低，因為它是最無活性的金屬，不過它確實價格不菲。這也就是說，儘管還是會有金屬溶濾的疑慮，但烹調時用高級的不鏽鋼平底鍋仍然會比鋁製鍋還好！沉重的不鏽鋼是最穩定的鍋種。

　　可以考慮使用沉甸甸的不鏽鋼無水廚具，因為它最能保留食物內的酵素維生素和礦物質。利用真空封裝，不加水並以攝氏 80 度烹調食材，就能殺死細菌、病菌和寄生蟲。我的導師也曾說過，「此法可以保護食材的電磁、治癒能量。」

✳ 鑄鐵和琺琅鑄鐵

鑄鐵鍋具非常耐用，但它會使鐵濾到食材中——而且是帶毒性的鐵而非好鐵，身體無法應用就積存在肝臟和腎臟裡。替換鑄鐵的簡便選擇是琺琅鐵鍋，比如 Le Creuset、Chasseur 或 Staub 的鍋具。

✳ 不沾鍋的真相

對鐵氟龍請避而遠之！鐵氟龍是杜邦公司對聚四氟乙烯的品牌名稱，是以其在平底鍋和其他廚具上的不沾層應用聞名。一篇於《牙科研究期刊》發表的研究發現，用鐵氟龍不沾鍋煮沸的水，比起用不鏽鋼、Pyrex 或鋁製鍋具煮的水，前者氟含量是後者的 3 倍之多。[2] 鐵氟龍含有稱為 PFOA 的致癌化學成分，現在幾乎每位美國人的血液，甚至是新生兒臍帶血都能偵測到。[3] 有研究指出 PFOA 與癌症、膽固醇升高、甲狀腺疾病和不孕症有關。

如果你想要用不沾鍋，幸運的是現在市面上有非鐵氟龍的鍋種。此外，要盡可能地以低溫烹調，因為大部分不沾層據說只要在溫度約攝氏 24 度達 2~5 分鐘後，就會開始分解釋出氣體。

✳ 其他廚具

玻璃、陶瓷（例如 Xtrema 碧膳）、Pyrex 或乳品盤（以前的烘焙材料）都是其他的廚具選擇；不過有的陶瓷、琺琅、玻璃和 Pyrex 製造都含有鉛。烘焙設備應該要選沉重的錫或黑鋼製品，避免用黃銅容器來儲藏食材，因為它們大多含有銅。為了避免銅過量，不要使用銅製廚具，銅製平底鍋內裡通常含鎳，非常容易造成過敏。

最新的切片、切丁、測量和攪拌工具

　　既然現在你的鍋具已經翻新，接下來就換餐具、烹飪用具和小型家電。就從丟掉所有有裂痕或斑痕的碗盤開始吧，因為邪惡的病菌可能隱匿在這些裂縫中。這些細菌會與熱飲或熱食混合，引起消化問題。細菌也會存活在木製器具裂痕裡，所以請用路彩特品牌的砧板。標記好一個砧板用在紅肉、魚肉和禽肉上，其他所有食材用另一個。

　　要有最棒的激進代謝廚房，其中一個設備就是要有一組優質刀具，分別用來剁、削、切和雕──所有水果、蔬菜，烤肉和火雞。要符合大部分的需求，最低標準是一把俐落的 4 英吋削皮刀和一把多用途刀或主廚刀。刀具要找刀體薄、刀鋒銳利，刀柄要堅固、好握。

　　除了好刀具，探針溫度計是檢測肉品熟度非常好的工具，這樣你就不會再吃到沒煮熟或煮太老的肉。至於要壓碎或泡軟香草、大蒜、辛香料粉等等，當然要準備一個石磨和碾杵。磨和杵可以壓碎香料，釋放出含有其營養的香草油。乾燥的香草碎粒或是香料，其香氣會比磨碎之前的原型強烈 4 倍。而磨碎和壓碎種籽比如八角、茴香或芫荽，一個小型手動研磨臼就很好用了。

　　激進代謝法包括很多富含多種益生菌的天然發酵食物，若能自己製作就是給自己的禮物，還可以省下一大筆錢。製作發酵蔬菜（如德國泡菜）需要非常大的碗，理想狀態下最好還有個食物處理器。你也可以用很好的刀和切削器組，但要切絲、切丁所有蔬菜，處理器比較能密集勞動。你可以把處理好的蔬菜放在玻璃碗或甚至是玻璃梅森罐裡發酵，陶瓷的發酵功能沒什麼用。上手後就可以升級到厭氧發酵罐，比如 Pickl-It 的容器就能有很好的成果。

食物的存放：用玻璃，去塑膠

食物存放是另一個汙染的溫床。就如前述提到，儲藏食物時，最能保護營養成分的科學方法就是不加水真空封裝食材，且不超過攝氏82 度。不過有進一步的科學研究指出，所有塑膠品或多或少都會讓化學成分漏到食物中，就算是生鮮區的保鮮膜和塑膠袋也是。2011 年《環境健康視角》裡一份研究發現，所有塑膠包裝都會釋出仿雌激素的化學成分，這包括標有無 BPA 的塑膠產品。[4]

我們還不知道哪一種化學成分一定有害，但我們姑且能假設沒有任何一個是完全無害，因此或許避免所有塑膠產品比較謹慎，或盡可能避免使用。比起塑膠容器和塑膠袋，較好的選擇就是將食材放在可加蓋的玻璃罐，比如梅森罐，我偏好使用寬口罐。這類玻璃容器是冷凍自製大骨湯、發酵蔬菜、湯品和燉菜、沙拉醬、調味飲料、堅果和種籽奶的絕佳選擇。玻璃罐如今有很多種尺寸，從 120ml 的迷你罐到 1800ml 的巨型容器都有。順道一提，如果你想要帶濃湯或剩菜一起上班，寬口保溫罐也很好用。

基本小型廚房家電

科技日新月異發展，家電也是如此，有許多選擇可以將無聊至極的廚房徹底革新。也就是說，高溫且高壓烹調已不再是建議作法，高溫除了會破壞脆弱的 omega-6 這些治療身體的重要元素，食物內的礦物質和維生素和電磁能量也會流失。低溫、能保有水分的溫度是關鍵。特別是用土鍋和無活性的陶瓷鍋具來蒸、煮、燉和慢煮，會比炙烤和燒烤更好。

✳ 是時候丟掉微波爐

　　儘管專家並不同意且尚未有決定性證據，我的看法是應該要盡可能地遠離微波爐——它們就是讓人信任不了。我們的祖先使用火，並將鍋爐放於其上，我當然不是期待有人想要用篝火來做頓晚餐，但我認為傳統的烤箱、瓦斯爐和烤麵包機 可以維繫傳統的烹調方式，能提供比輻射更好的天然熱源。關於微波爐有 5 個基本的爭議：

- 食物無法煮熟
- 剝奪營養成分
- 分子被破壞結構
- 釋出化學成分
- 洩漏輻射

　　根據世界衛生組織（WHO）：[5]

　　微波無法確實滲透厚的食材，可能使加熱不均勻，如果食材有部分沒有充分加熱，就無法殺死危險的微生物群，引發健康危險。因為受熱不均勻，用微波爐加熱的食物應該要在加熱後靜置數分鐘，才能讓熱能均勻分布食材。

迷思：用微波爐烹調食物，其營養價值等同於用傳統烤箱烹煮的食物。

微波爐烹調不均勻是事實，但微波食物的營養價值一直以來都備受爭議。根據 WHO，微波爐烹煮的食物與用傳統烤箱烹調的相比，其營養價值相同；不過有很多研究並不支持這種論述，所以這一點要加到迷思清單。

微波爐加熱經證實會使分子變形，有個研究還指出會引起「蛋白質折疊」。[6][7] 另一個研究則發現，微波爐加熱蘆筍會使維生素明顯減少，使綠花椰菜 97% 的抗氧化素無效。[8] 但還有另一份研究發現，母乳用微波爐加熱，造成的破壞力會比其他加熱方法還要大。[9] 除了會破壞營養成分之外，微波爐還可能使毒素釋出，或從烹煮的容器「移居」食物內，包括像是 BPA、苯、甲苯和二甲苯，在此不多贅述。

站在運轉中的微波爐旁其實也並非一定安全！獨立的非營利機構 Powerwatch 提出報告，微波爐的輻射（射頻或簡稱 RF）會從微波爐門和玻璃洩漏。Powerwatch 還說，排放量會根據正常使用而變化，因此建議微波爐至少每年要檢查一次，因為規範都會「過時」。[10] 從今天所有可能風險和證據來看，既然有更多其他選擇，就沒有理由再使用微波爐了。

✳ 多功能烤箱是廚房好幫手

許多新型多功能烤箱都是替代微波爐很好的選擇。有些型號甚至能完成所有的事——乾烤、烘烤、慢煮、保溫、加熱甚至還能對流加熱。這些節能設備免除得將大型烤箱預熱來做小型烹飪的需求。如果你選用的是溫度可以降至攝氏約 50 度（多數大型烤箱溫度無法低於攝氏 80 度）的設備，那它等於也能當作脫水機，可以烘乾小份的堅果或種籽。

✳ 慢煮鍋不需耗費心神

慢煮鍋其實是激進廚房珍貴的資產，它可以簡便地做出大骨湯，以及湯品、燉菜和辣肉醬。如果你是上班族，那回家時慢煮鍋早已經準備好晚餐，讓你晚上有更多寶貴時間去做其他活動。這樣不是很棒嗎？記得要選購容量較大的型號（比如 5.6L），這樣你就有充分空間做大份濃湯或大骨湯。鍋種請選擇有觸控式介面且容易拆卸的陶瓷內鍋，這樣就能放進洗碗機洗。我最喜歡的是 KitchenAid5.6L 不鏽鋼慢煮鍋，它有堅實的玻璃鍋蓋和方便拆卸的橢圓陶瓷內鍋。

✳ 果汁機和攪拌機

4 天激進代謝淨化法包括每天喝 2 份新鮮果汁，你也可以選擇將此加入 21 天激進重振計畫，這樣你需要蔬菜果汁機或是強力攪拌機。新鮮果汁的部分，果汁機是最好的選擇，因為可以過濾纖維，使證實能加速減重的類黃酮吸收達到最有效化。不過，強力攪拌器用途非常多，是製作全果汁、堅果和種籽奶、果昔、沙拉醬和其他食譜非常棒的工具。若是完美的世界我們肯定都擁有果汁機和強力攪拌機，但你當然只能盡你所能。高速攪拌機兩大品牌是 Vitamix 和 Blendtec，這兩家的產品都很好，選購哪一牌都不會錯，看你喜好選擇而已。

✳ 電動種籽研磨器

每一個激進代謝廚房都能因電動種籽研磨器受益良多 —— 其實

就是基本的咖啡磨豆機。這機器可以瞬間磨好亞麻仁！亞麻仁粉是營養 omega-3 成分與富含纖維的韌帶的來源，這些都是天然的荷爾蒙調節物。

✳ 手持攪拌器

　　手持攪拌器主要是讓濃湯滑順，它是另一個廚房必備良物，美國美食頻道的傳奇主持人艾梅里爾‧拉加斯和艾爾頓‧布朗還稱它為「船用馬達」。一用了手持攪拌器，你就會覺得早點買就好了！你只需把它浸入一鍋燜煮的湯，就能開始攪拌打泥，還不會把整個攪拌器弄髒，或是得把熱騰騰的湯換到另一個容器才能操作。手持攪拌器也是能製作香滑鷹嘴豆泥、沙拉醬和沾醬的優良工具。

如何安全炙烤

　　戶外活動的樂趣當然就是野炊啊！不過從健康來看，炭火炙烤（同時讓食物上色和燒黑）的氧化反應其實有毒。食物也可能因為煤屑而增加更多化學物質。因此如果你是喜歡炭火燒烤的人，記得要刮掉食物上任何焦黑或變黑的部份。用瓦斯炙烤是另一種選擇，如果你對瓦斯燃燒的副產品碳氫化合物不會敏感那就更好。

　　要保護食物不受炙烤過程期間沾染有害物質，最安全的方法就是醃漬、醃漬，醃漬！研究指出，醃料可以減少 99% 的致癌物。而無基因改造、無麩質的黑麥啤酒是最棒的醃料之一！或者你也可以拿一杯酪梨油和半杯現榨的萊姆或檸檬汁，加上 1/4 杯的蘋果醋混合均勻，加入你喜歡的香料如迷迭香、奧勒岡和百里香。若想要甜一點，可以加一點點甜菊糖或羅漢果甘味劑。

記得處理絞肉時要特別小心，絞肉比整塊肉容易氧化，所以要盡快烹煮。

全屋型濾水系統

純淨的水是人類最基本的生物需求。不過現在已經找不太到純淨的自來水，瓶裝水也非一定可以信賴且對環境確實不好，家中濾水器已不再是奢侈品，而是必需品。自來水可能含有不少汙染物：氟、鉛、銅、鋁、黴菌、寄生蟲、殺蟲劑、阻燃劑、火箭燃料、藥物，還有無數其他有毒混合物，而這些都存留在市區水處理系統。為了解決這個問題，你需要全面性的濾水系統，才能消除病原、灰塵和髒汙、氯、重金屬（包括鉛與銅）、藥物、寄生蟲和其他化學物質如氯胺、三鹵甲烷（THM）等，這需要多階段的濾水系統。

露營時不要喝河川、湖泊裡的水，因為這些地方很多都被微生物群汙染，例如梨形鞭毛蟲和隱孢子蟲，它們會棲居在消化腸道和膽囊裡。這些單細胞、類似阿米巴原蟲的生物會引發長期拉稀和一大堆健康問題，包括慢性疲勞、腸胃不適、過敏和吸收不良。任何有問題的水都要持續煮沸至少 20 分鐘。

為你的激進生活方式選擇最健康的廚具不僅是種學問也是藝術。想像自己就是煉金術士，廚房就是你的生活實驗室。若要讓實驗室鑄造出激進代謝的建材，就一定要有正確的設備！

激進廚房設備檢查		
烹煮與烘焙		
不含鋁和鐵氟龍的鍋具	蒸籠	荷蘭鑄鐵鍋
不含鋁的烘焙紙	適用烤箱的烤盤和燉菜鍋	烤皿
披薩石板	烘焙紙	隔熱手套
切片、切丁、測量、攪拌、發酵和貯藏的工具		
優質刀具（削皮刀、主廚刀、鋸齒刀）	陶瓷製磨刀器	切削器組
螺旋切絲器	砧板（一個用來切肉，一個切蔬菜）	多用途刀
剪刀	量匙組	量杯
木匙組	漏勺	攪拌器（金屬製和矽膠製）
油刷	壓泥器	刨絲器
餐夾	抹刀組（金屬製、橡膠製或矽膠製）	調理碗（各種尺寸）
發酵罐	磨和臼	壓蒜器
開罐器	指針溫度計	無雙酚 A 冰棒盒
無雙酚 A 製冰盒	可冷凍密封玻璃容器（玻璃寬口梅森罐）	炙烤器具（寬端大餐夾以及單側抹刀翻面餐夾）
柑橙類榨汁器		

小型廚房家電		
食物處理機	高速攪拌器（Blendtec 或 Vitamix）	果汁機
柑橙類榨汁器（不需為了幾顆檸檬搬出整台果汁機）	智慧型烤箱／麵包機烤箱	慢煮鍋
手持攪拌器	種籽磨碎器／研磨器（手持）	香料／咖啡磨豆器（電動）
燜燒鍋	食物脫水機	食物秤
VitaClay 慢燉鍋		
其他設備		
全屋型濾水系統		

第**8**章
4天徹底密集淨化

真正的健康照護改革要從廚房開始,而非華盛頓。

———無名者

本章你將會學到⋯⋯

- 如何在4天內幫膽汁排毒、清除毒素、反轉食物過敏,讓代謝重新活絡?
- 如何讓肝臟和膽囊休息,還有讓消化道快速開始治癒?
- 膽汁如何鞏固多酚的力量去清除自由基、促進粒線體啟動纖體開關?
- 被忘卻的營養發動機水田芥

去年我在照顧年邁的父親時胖了快7公斤;雖然已經減了幾公斤,但在實行4天徹底密集法之前已有數月停滯不前。我喜歡這個4天計劃因為它很簡單,你不用花太多時間準備餐點,而這些飲品給我充分的飽足感,我再也沒因為血糖不穩或感到饑餓而頭痛了。4天內我瘦了2公斤——很驚人,因為這方法對我來說可是「穩定期突破」!

———卡蘿蘭,63歲

你可以把4天激進密集淨化法想成是代謝法的前導,好讓身體準備好實行21天激進重振計畫。這個簡單、只有湯湯水水的排毒計畫主要是讓肝臟和膽囊休息，淨化膽汁，同時抑制會破壞健康的自由基，讓身體重新調整到代謝重置的狀態。

4 天淨化結束以前，你的身體就能淨化大量毒素，而食物過敏相關的症狀也會消失，屆時你就能感覺更好──這還只是開始而已！在後續幾週當你實行剩下計畫時，你會感到越來越健康，更有活力，因為身體已經漸漸治癒，並且更加強壯。

換句話說，因為這是淨化，有些人在感覺變好之前會有一兩天更不舒服。這感覺是因為排毒，所以有不適感就代表排毒成功！如果你有排毒的症狀（疲勞、不安、頭痛、思緒混亂等等），那就持續補充水分撐下去，一切會過去的。放輕鬆，不要在這幾天淨化期間活動過量。

就如你在激進法則 # 2 所學的，阻塞濃稠的膽汁（即有毒的膽汁）是代謝的主要障礙。肝臟、膽囊、消化和代謝都會因為膽汁有毒而受影響。因此，本章這個 4 天激進密集淨化的重點就是淨化膽汁，讓肝臟和膽囊得以休息。接著，後面的 21 天就能讓膽汁變稀再次流動，刺激其生成，讓身體能輕鬆使用攝取的健康脂肪！快速複習一下，膽汁有下列功能：

- 消化和吸收脂肪，讓身體能加以利用而非囤積成身體肥油
- 分解荷爾蒙和代謝廢物，護送它們離開體外
- 幫助吸收脂溶性維生素（A、D、E 和 K）
- 減緩發炎
- 維持低膽固醇
- 在甲狀腺功能（以及生產能量）、預防便祕、穩定心情等等上扮演要角

　　除了讓膽汁和膽囊洗心革面，這 4 天會讓你驚豔於「果汁」和「湯水」的厲害！這些果汁和特製的水田芥濃湯，就是強大的多酚能量。

　　多酚是什麼？

多酚的威力

　　多酚是含有高氧化活性的重要微量營養素，為植物性食物如蔬菜、水果、茶葉、香草、香料、堅果、咖啡豆和可可等本來就有的成分。現今已發現的多酚種類有超過 8 千種！抗氧化素會清除體內自由基，保護細胞不會因 DNA 受損而生病和提前老化。

　　多酚也提供其他好處！近年科學研究已發現它們對細胞內粒線體活動影響很大，還能減緩發炎、穩定血糖、保護心臟和預防癌症細胞擴散。[1] 多酚會通力合作──沒有任何一個比誰強，要駕馭它們的力量，就是每天都要攝取多種的生鮮全食。

淨化和減重果汁

　　新鮮的果汁之所以是激進代謝計畫一部分的理由很充分。有份研究就指出，新鮮果汁可以增加 500% 的減重努力。[2] 為什麼呢？就是因為多酚！

　　有種稱為「類黃酮」的特殊多酚可以餵飽腸道內的「纖體菌」（請見激進法則 # 4），不僅能加速減重，也能幫你不復胖。

　　以大量類黃酮沖洗體內可以改變微生物群，使食慾消失且不容易復發。有研究指出，吸收大量類黃酮的實驗動物提升了 26% 的燃脂狀態，而且牠們也沒有復胖——即便是高熱量飲食亦然。[3]

　　你不需要攝取非常多生鮮蔬果——每天只需 900 克就能獲得營養。450 克蔬果可以做出 230c.c. 果汁，難就難在需要是生鮮蔬果「果汁」，因為纖維會使類黃酮的吸收變慢。理想狀態下，果汁應該是 90% 的蔬菜和 10% 的水果。添加檸檬或萊姆可以讓果汁維持新鮮久一點。

　　有研究指出，某些蔬菜特別能餵養燃脂的微生物群，而它們皆含有 2 種類黃酮西洋芹素和柚皮素。西洋芹素可以抗氧化、抗炎和抗癌；富含西洋芹素的食物包括巴西里、西洋芹、胡椒薄荷、羅勒、洋甘菊、迷迭香、百里香、芫荽和丁香。柚皮素能幫助預防 DNA 受損、調節血糖值和阻止肝臟生成肝醣；富含柚皮素的食物包括葡萄柚、柑橘、萊姆、奧勒岡和薄荷。

　　喝果汁的最佳時機是一大早起來就喝，還有下午 3 點覺得特別睏的時候。最好是每次要喝時製作，但如果沒辦法，可以加檸檬或萊姆讓果汁保持新鮮。如果你沒有果汁機，可以選用高速攪拌機（如 Vitamix 或 Blendtec）來打全果汁，雖然類黃酮吸收可能會因為纖維而被干擾不是最理想的設備。

神奇的水田芥

　　水田芥又是何方神聖？水田芥就像是被十字花科屬忘記的繼子——它有類似於萵苣、芝麻葉和芥菜的胡椒香氣。因為水田芥有強大優點能促進健康，近期研究終於重新將它列入排行榜，這也是它在激進代謝法中特別傑出的原因。

　　水田芥除了是促進膽汁的苦味食物，在營養學家莎拉‧辛克主導的研究中，有一小群女性採行了 6 週的水田芥濃湯飲食法，結果平均減掉 7.7 公斤重。根據愛丁堡納皮爾大學的研究人員表示，水田芥有特別厲害的抗氧化素，可以讓你在運動時提升體力，同時還能保護你不受分泌相關的 DNA 損害。[4] 根據首席研究員馬克‧佛嘉提博士表示，水田芥的有益化學成分是其他蔬果的 10 倍之多。

　　這一種充滿能量的綠葉蔬菜含有大量維生素 A 和 C、錳、鈣、鉀、葉綠素和葉黃素和玉米黃素，這些都證實對心臟和眼睛有益。一杯水田芥就能給你一整天所需的維生素 K，它也能提供硫辛酸，可以降低血糖、增加胰島素敏感度，並能預防氧化壓力——因此它對糖尿病或代謝症候群患者非常好。錳是體內重要的抗氧化酵素——超氧化物歧化酶（SOD）重要的餘因子。你可以吃牛排搭配水田芥為副菜，其葉綠素有助阻礙異環胺（HCA）的治癌效果，此胺類會在高溫炙烤食材時釋出。

　　額外獎勵：水田芥也是強大的抗癌鬥士！水田芥有特定的植物營養素，有厲害的抗癌特性。水田芥是葡萄糖豆瓣菜素的豐富來源，此為化學成分異硫氰酸苯乙酯（PEITC）的前驅素，會增加身體排除致癌成分，因此這也是水田芥對多種癌症有效，包括乳癌、攝護腺癌和大腸癌的原因。[5] 這些抗癌化學成分在生吃水田芥時威力更大。

　　水田芥是多年生草本，生長於流動緩慢的水源周邊，其在醫療上的應用已有數百年之久。事實上，約在公元前 4 百年，希波克拉底選擇在科斯島的一條溪川旁設置第一座醫院，就是為了能容易取得新鮮水田芥來治療病患！

　　不過有個重要的警告。因為水田芥生長於水中，會帶有寄生蟲梨形鞭毛蟲，建議使用前要做簡單的殺菌處理。挑揀莖部後，清洗綠葉然後泡在稀釋過氧化氫（約一大匙 950g）的冷水中約 30 分鐘。接著再以冷水清洗綠葉，放在紙巾上拭乾，或是用蔬菜脫水氣脫水。如果沒有要立刻使用，可以放在有蓋容器內，放入冰箱冷藏最多 4 天。

　　水田芥不太容易找到，如果你家附近有喬氏超市，它有固定販售有機水田芥。全食超市應該也有。各地菜市場和營養品商店也可能找得到，不然就自己種吧！

4 天基礎

　　在這 4 天激進密集計畫期間，你將得以移除促進肥胖的穀物、過量的糖和加工食品，以富含營養的流質食物加以取代，這類食物能立即生效，治療、鎖住腸道，用營養素沖刷細胞。這方法非常簡單，在 4 天內整合下列食材：

1. 水田芥：富含營養素的燃脂蔬菜，含有多酚、維生素和礦物質可以重整細胞，讓膽汁變淡、滋養腸道菌叢，治療消化道。
2. 檸檬汁和檸檬皮：苦味和酸味可改善膽汁流動，提供抗菌特性。
3. 大骨湯：礦物質、膠原蛋白和麩醯氨酸能治療腸道，外加有健康脂肪可以抑制饑餓。可以自己製作或用市售的優質有機產品，例如 Kettle & Fire。素食者和全素者可以換成植物性高湯。
4. 香草和香料：提升產能效應、鎮靜發炎，刺激淨化和排毒。
5. 新鮮生果汁：低血糖、高多酚的果汁能幫助身體排出毒素，搭建維生素儲藏，自由基去活化，幫助燃脂啟動。

6. 味噌：味噌為發酵豆製品，是有益於微生物群（益生菌）的絕佳來源，可以「重新培養」消化腸道，使微生物群運作增進能量和免疫力。一定要選購有機味噌，傳統來說是由大豆製造。不過現在市面上有很多非大豆的種類，包括腰豆、紅豆、鷹嘴豆、皇帝豆，甚至是法老燕麥！只要在湯品起鍋時加一點味噌即可。（不要烹煮，不然就會殺死那些有益消化道的成分了。）

7. 香草茶和烏龍茶：就像在花園中撒肥料一樣，這些茶可以再次啟動代謝和排毒過程，同時還能保有水分。烏龍茶經證實可以刺激代謝和燃脂。

4 天激進密集法的每日餐點和食譜

你準備好要開始 4 天的淨化了嗎？

你將在這段落找到日常用餐的時程表和菜單。記得各餐之間要喝滿 4 杯約 230ml 玻璃杯的水和香草茶，比如木槿、蒲公英根和烏龍茶。如果你喝烏龍茶，每天限制最多兩杯。如果你有消化問題，就添加合適的營養補充品（請參考附錄 2 的表格）。請心懷喜悅地實行，讓自己煥然一新吧！

清晨	早晨起床煥新果汁（第 191 頁）
早餐	香醇輕柔水田芥濃湯（2 杯）（第 192 頁）
午餐	香醇輕柔水田芥濃湯（2 杯）（第 193 頁）
下午三點	下午活力喝采果汁（第 192 頁）
晚餐	香醇輕柔水田芥濃湯（2 杯）（第 192 頁）

[早晨起床煥新果汁]

食材 (份量 230ml)：

- 葡萄柚去皮（請見補充說明）……半顆

- 胡蘿蔔……1 根

- 小黃瓜……1 根

- 貝比生菜或蘿蔓生菜……1/4 顆

- 新鮮薄荷葉與莖……1 大把

- 新鮮生薑（請見補充說明）……1 片（2.5cm 厚）

- 新鮮薑黃……1 片（2.5cm 厚）或薑黃粉……1 茶匙（請見補充說明）

- 檸檬磚（請見第 265 頁）解凍……1 塊或檸檬帶皮……半顆

作法：

洗淨水果和蔬菜，用果汁機或高速攪拌機（請見補充說明）打所有材料。立刻飲用才能獲得最大的營養成效。

補充說明：

- 如果你有在服用禁食葡萄柚的藥物，可以用整顆橘子去皮代替。

- 如果使用高速攪拌機，記得要加足夠的水才能充分打勻。

- 薑黃粉要最後再加。

[下午活力喝采果汁]

食材 (份量 230ml)：

- 豆薯，去皮切丁……3/4 杯
- 小黃瓜……半根
- 蘋果，去核剔籽、削皮……半顆
- 西洋芹梗……3 根
- 新鮮生薑……1 片（2.5cm 厚）
- 檸檬磚（請見第 265 頁）解凍……1 塊或檸檬帶皮……半顆

作法：

洗淨水果和蔬菜，用果汁機或高速攪拌機（請見補充說明）打攪所有材料。立刻飲用才能獲得最大的營養成效。

補充說明：

如果使用高速攪拌機，記得要加足夠的水才能充分打勻。

早晨起床煥新果汁讓我一起床就能馬上幹活。活力喝采果汁則是一入口所有美味就全部爆發！我從未想過自己會喝甜菜果汁，但這果汁組合實在太棒了。

————柯蘇珊，61 歲

[香醇輕柔水田芥濃湯]

　　此道湯品不僅能燃脂，還很有飽足感，美味十足。下方食譜的製作份量是 4 天激進密集計畫的 1 天份。你可以每天製作或事先做好 4 大份——配合自己時程即可。如果你找不到水田芥也可以用芝麻葉。全食超市和喬氏超市一般會有新鮮的水田芥，如果你找不到芹根，白花椰菜也很適合。

食材 (份量 6 杯)：

- 自製大骨湯（請見第 280 頁）……4 杯或用 Kettle & Fire 骨頭湯（請見補充說明）

- 西洋芹根 (去除褐色外皮，不需要剝掉太多層)……半大顆（約 12.7cm 塊根）

- 大蔥 (洗淨後切絲)……1 把

- 白蘿蔔 (切塊)……1 根

- 新鮮生薑 (去皮後切碎)……1 片（2.5cm 厚）

- 海鹽 (調味用)……1 ～ 2 茶匙

- 檸檬磚（請見第 265 頁）……1 塊

- 水田芥 (大致切碎)……1 大把

作法：

1. 高湯倒入鍋內加熱至近沸騰的狀態，加入西洋芹根、大蔥、白蘿蔔和薑。

2. 接著倒水淹過蔬菜，持續燉煮約 20 分鐘或直到蔬菜變軟。

3. 用手持攪拌器攪打湯料直到滑順，太濃的話就再加點水。

4. 接著拌入鹽、檸檬磚和水田芥。繼續慢燉約 5 分鐘後，再次用手
   持攪拌器攪打。

5. 最後盛入馬克杯或湯碗，可自行添加半茶匙至 1 茶匙的味噌。

補充說明：

　　如果你吃素或吃全素，可以用蔬菜高湯代替大骨湯。

我非常喜歡果汁和湯的味道！因為我本來就不是會「攝取營養」的女人，所以這讓我非常驚訝。我成功減掉本來卡在我身上的 1.4 公斤重量，所以我很期待接下來的安排！

————貝尼絲，55 歲

那麼接下來呢？

　　既然你已經成功完成這 4 天，身體已經完備好進行下一階段，也就是 21 天徹底重振計畫，下一章將會詳細說明。

　　你會複習到所有重要的必要脂肪，讓身體能在厲害的 omega-6 之下快速增強，當然也能與 omega-3 取得最佳平衡；你也會開始在每一餐都攝取優質蛋白質。

　　在你完成 21 天歷程後，只要再熬過幾次苦，後續人生就能實行簡便的「維修」計畫；食物清單也會拓展，加入其他有益的脂肪，比如椰子油。那麼請翻頁，開始打造激進代謝的人生吧！

第**9**章
21 天徹底重振計畫與維繫

昨天吃下什麼，今天就能立刻顯效。

　　　　　　　　　　　　——海柔兒‧帕賽爾醫生

本章你將會學到……

- 要怎麼吃才能重新喚醒代謝系統，打造持續纖瘦健康的身體？
- 避免阻礙窈窕、使燃脂發動機失靈的食物
- 能重建、重新活化、保護重要細胞膜的脂肪與蛋白質
- 能讓代謝系統動力飛升的愛膽妙藥
- 20 種延續激進代謝的妙招

　　明天我的第 1 週就告結束，這一週我親眼見證自己外觀和感受上的明顯變化。重要的是我在這 6 天內剛好減掉 4.5 公斤；穿衣服時腰部周圍也開始更舒適了；飢餓也不再是問題，每餐吃完後我都覺得滿足，還能繼續享受果汁……美味，可口，好吃！

　　　　　　　　　　　　　　　　　　　——柯舒姍，61 歲

　　我丈夫和我都感覺很棒……睡得更好，其他人也都注意到我們變瘦了！

　　　　　　　　　　　　　　　　　　　——金伯莉，40 歲

195

太棒了！你成功完成了 4 天激進密集淨化，現在你的身體已經排完毒、蓄勢待發，準備好重新打造細胞膜，強化代謝引擎。

這一章我們會統整你目前從激進法則裡學到的東西，整理成一個實際、整合的飲食計畫，好讓消化最有效，活化細胞，永遠沖刷掉多餘的脂肪和毒素。現在你已經知道食物會如何幫你或害你──更仔細說就是抑制代謝。只要有正確的營養，就能反轉身體的狀態。接下來的計畫包含 2 部分：

第 1 部分：21 天徹底重振

這 21 天都是關於要怎樣吃才能重新塑造代謝系統。

第 2 部分：維繫計畫

只要熬過幾次苦，這 21 天徹底重振就能變成人生的飲食計畫。

你會對 21 天徹底重振竟然沒什麼被剝奪感而感到驚訝。淨化的階段已經結束，你可以享受咖啡、巧克力、奶油和鮮奶油了──我的意思是，淨化有這麼徹底嗎？你將會用生鮮、毫無雜質的 omega-6 和 omega-3 來充實身體，這也是治療和代謝重置開始的地方。不過這一部分是更激進的方法，因為我們強調的是 omega-6 而非 omega-3，還有重置強化重要細胞膜和粒線體。

幾乎所有其他高脂飲食法都會讓你吃下很多的椰子油、MCT 油和橄欖油──雖然這些脂肪都有其益處，但它們多缺乏必要的生物活性（功能性）脂肪。因此，我們會強調以理想比例 4：1 的必要脂肪酸來充填身體。一旦必要脂肪酸有充分儲藏，就會進入另一個維繫階段，你就能在把喜愛的其他友善脂肪如椰子油加回來。

　　下面的表格中，你可以對照看激進代謝法的 2 個階段。之後你需要快速複習也能隨時回來看這個表格。本章剩下的部分，我們會詳述食物清單、祕方和產品建議的基本要件。最後你會看到一個餐點計畫和 50 份的激進食譜，能方便將這些膳食原則轉化成每天美味又滿足的餐點和點心。

　　若你覺得這些內容太龐雜，不要怕，你一定做得到！不用一次就改變所有事，盡力就好。一天做一項改變就好，就算是微小的變化，也能讓身體有偉大──甚至是徹底的改革和感受。記得這就像是公路地圖，只要傾聽自己的身體，因為它永遠都是終極導航。

激進代謝法	
第一階段 21 天徹底重振	第二階段 維繫計畫
激進的脂肪	
每一餐和點心約 1 至 4 份，目標是盡可能吃 4 份的 omega-6 和 omega-3。 此階段要強調 omega-6 和 omega-3 親體油類（純粹且加工最少、非精製且未加熱過），避免中性脂肪	每一餐和點心約 1 至 4 份，目標是盡可能吃 4 份的 omega-6 和 omega-3。 除了 omega，可以加回健康的中性脂肪，比如椰子油、MCT 油、橄欖油、酪梨油等等。

維繫膽汁補充品
指定使用：如果你已經沒有膽囊，那一定要在含有脂肪的每餐都加上補充品 **建議使用**：若有膽囊但有減重受阻、消化問題、甲狀腺亢進等問題。 **膽鹼、牛磺酸、脂肪酶、牛膽汁；或是綜合膽汁配方比如 Bile Builder（請見附錄 3）** *祕方：*蘋果醋或蔬菜天然發酵而成的鹵水，用餐前 30 分鐘服用，可以增加 　　胃酸。

苦味食物
苦味食物：將苦味食物整合到每餐和點心中 **代謝靈藥**：一天 1 次（建議是下午 3 點到傍晚之間） **消化性苦味食物**：盡可能地服用；餐前 30 分鐘前吃最好，如需要也可以在餐後吃緩和消化症狀。消化性苦味食物和代謝靈藥可以穿插服用，好能充分消化，也能以此治療偶爾發作的消化不良症狀

激進蛋白質	
每一餐都要 113 ～ 170g 的有機蛋白質 **每天都要吃 1 至 2 份天然乳清蛋白或植物性蛋白質** **一週吃 2 次攝取低汞野生魚肉和海鮮，最好別在同一天吃** 純淨動物性蛋白質（有機、草飼、無荷爾蒙和抗生素）、有機大骨湯 不吃蛋或豬肉	**每一餐都要 113 ～ 170g 的有機蛋白質** **每天都要吃 1 至 2 份天然乳清蛋白或植物性蛋白質** **一週吃 2 次攝取低汞野生魚肉和海鮮，最好別在同一天吃** 純淨動物性蛋白質（有機、草飼、無荷爾蒙和抗生素）、有機大骨湯 不吃豬肉 如果無耐受問題可以加蛋

蔬菜	
每天至少 5 至 8 份 新鮮、少澱粉、高纖維蔬菜；有機、在地栽種、無農藥且非基因改造作物 不吃洋蔥 因為可能會草酸鹽過高，要小心別吃過量的綠葉蔬菜	**每天至少 5 至 8 份** 新鮮、少澱粉、高纖維蔬菜；有機、在地栽種、無農藥且非基因改造作物 因為可能會草酸鹽過高，要小心別吃過量的綠葉蔬菜
水果	
每天 1 份 低果糖的種類最好，才能避免血糖激增	**每天 1 至 3 份** 低果糖的種類最好，才能避免血糖激增
激進的碳水化合物（澱粉類蔬菜、豆類＆穀物）	
每天 1 份 澱粉類蔬菜、豆類、低凝集素穀物（小米、印度香米或高粱米） （如果你是素食主義者或素食者，每天最多吃 2 份豆類補充蛋白質）	**每天 1 至 2 份** 澱粉類蔬菜、豆類、低凝集素穀物（小米、印度香米或高粱米） （如果你是素食主義者或素食者，每天最多吃 3 份豆類補充蛋白質）
乳製品	
每天 1 至 2 份（如果可以耐受） 生鮮、有機、草飼、全脂、最好有發酵 優格、克菲爾、印度優格、酸奶油、茅屋起司、瑞可達起司、硬式起司、奶油、酥油 許多人會有酪蛋白和乳糖不耐，如果你有此情況，那就要避免碰乳製品。羊奶產品可以替代牛奶。 **祕訣：**許多無奶起司（杏仁、米和大豆）含有酪蛋白，所以要記得檢查標示。	

益菌生和益生菌
每天 1 至 5 份的益菌生（一開始先慢慢來，等身體承受得了後再增加）   **如果你服用的是益菌生補充品，那也要算 1 份。**   **盡可能地將益生菌食物整合到餐點內。**   發酵蔬菜（德國泡菜、韓國泡菜）、發酵的蔬菜汁、如果忍受得了乳製品   可以加生鮮發酵的乳製品、味噌、各種各樣的益菌生食物

糖＆辛香料＆任何儲藏室內完好食材
有益腸道的低血糖甘味劑品牌：Nutramedix Stevia、Just Like Sugar（菊   苣甘味劑）、雪蓮果糖漿和羅漢果   **促進代謝的香草和香料（卡宴辣椒、肉桂、孜然、薑等）和海鹽**   **促進健康的調味料（蘋果醋、醃梅醋、椰子氨基等）**   *祕訣*：隨時間一久減少對甜味的依賴，並增加自己對苦味的耐受度——最   後樂於享用它！

飲料
每天要喝自己體重的一半（包括水和香草茶）：   過濾的水   木槿和蒲公英根茶來保持水分，促進減重   有機咖啡，包括柑橘能量飲（一天一杯）   有機烏龍茶可刺激代謝（自行選擇；限制每天 2 杯）   *祕訣*：不要搭配餐點一起喝，就能避免胃液被稀釋

準備要「重振代謝」了嗎？

　　這 21 天徹底重振期間，主要目標之一就是要支持體內的 omega-6 和 omega-3 儲藏量。21 天徹底重振和維繫階段之間只有 4 種基本差異：

1. **過敏性食物**：重振時你得消除高凝集素穀物、蛋、洋蔥和豬肉；

而維繫計畫中，只要你沒有耐受問題，就可以把蛋和洋蔥加回飲食中。我建議最好不要再吃豬肉，因為它會對紅血球有反效果。含麩穀物（也含有大量凝集素）也不要再吃，但有些人確實能忍受適量的無麩、低凝集素的穀物，這部分我們會再談。

2. **脂肪：**重振計畫上你要專心攝取來自食物的 omega-6 和 omega-3 脂肪，比如大麻籽油、松子油、堅果和種籽、亞麻仁籽、魚肉、草飼動物乳製品和酥油。而在維繫計畫中，你可以重新加回健康的中性油脂（椰子、MCT、酪梨、橄欖等）。

3. **激進的碳水化合物：**重振上你每天只能吃 1 種激進澱粉（澱粉式蔬菜、豆類或凝集素穀物），但在維繫計畫中，你可以吃最多 2 份。

4. **水果：**重振計畫上你每天只限吃 1 份水果，但維繫計畫你可以吃最多 3 份。

要避而遠之的食物

就如同你已經完成 4 天激進密集，你得繼續避免那些會阻撓代謝引擎、減慢甲狀腺、刺激過敏和發炎、阻礙排毒，使身體還緊巴住額外脂肪的食物。如果你想要有激進的新陳代謝，那就要將下列食物從廚房裡趕走：

- **有毒脂肪：**消除氫化脂肪和半氰化脂肪，瑪琪琳還有過度加熱的油，才能強化細胞膜和粒線體，利用正確的營養建材重建。

- **有毒蛋白質：**擊潰不好的蛋白質，如工廠式農場養殖動物肉品、禽肉和魚肉，來降低感染、寄生蟲和其他症狀的風險，減少接觸重金屬和化學成分，才能減低體內的毒素量。

- **膽囊相關的過敏原：**在 21 天重振計畫期間消除前 3 大刺激膽囊的食物——蛋、豬肉和洋蔥——好緩和發炎、淨化膽汁、刺激膽汁生成，治療膽囊。如果你現在沒有膽囊了，仍要去除這些食物。

- **麩質和高凝集素穀物：**避免麩質和凝集素可改善胰島素敏感度，鎮定過敏反應和發炎，降低免疫壓力，並強化腸道壁的統整。

- **基因改造食品：**大多含有大量農藥殘留，也是各種健康問題的刺激元。內含的凝集素對人體來說是不自然的成分。要攝取非基因改造的食物。（標示有「有機認證」的產品基本上即非基因改造。）

- **黴菌感染的食物：**避免花生、啤酒、葡萄酒、果乾和多數穀物，這樣就能減少接觸黴菌，讓免疫系統不需為此又煩惱。

- **茶葉：**大部分來自茶樹的茶品都遭到土壤內重金屬汙染，比如鉛和氟。有機的茶也不能保證，因為所有茶樹都是天然的超累積植物。不過有機烏龍茶確實有幫助代謝的優點，所以它是例外（一天最多 2 杯）。

- **加工食品、速食、即食品和精製糖：**少吃外食就能減少接觸不好脂肪、化學成分、人工甘味劑和劣質食物。減少或完全消除各種形式的加工／精製糖（蔗糖、果糖、玉米糖漿、高果糖玉米糖漿（HFCS）、玉米甘味劑、甘蔗糖、結晶果糖、糙米糖漿和其他類）。甚至許多龍舌蘭糖漿都經過熱處理，以至於剩下的只是一種超濃縮的果糖糖漿。

再談基本概念

　　既然你大概知道這激進代謝是什麼了，現在就來仔細看看每一種特定食物會如何啟動燃脂和治療身體和其 3 千萬兆個細胞。不論是哪一種食物類別，一定要找有機且非基因改造、來自使用環境友善永續性運作之在地農場的農穫。許多在地農家會以此方式生產食物，但沒有錢負擔去做有機認證，因此一定要好好了解所在區域在地農家和其運作方法。生機互動農法甚至會比有機的更好。

　　每一種食物清單上，苦味食物會以星號（*）標記，每個食物也會列出攝取份量。如果沒有指明攝取份量，可以假設沒有設限。每一個食物類別還會列出每天能吃的份量，以及任何食用特殊建議。現在就從這些激進脂肪開始吧！

＊　激進的脂肪

「徹底減重的 4C」

　　如果你認真想讓減重更徹底，那就在咖啡（coffee）裡摻點柑橘（citrus）和一丁點的膽鹼（choline）和肉鹼（carnitine）。在第 4 章你已了解肉鹼的代謝效果，但原來將咖啡因／咖啡結合肉鹼與膽鹼，就能讓激進代謝動力有強大的整合效果。運動員早已實行此法好在賽前登記以前減重數公斤，而且還沒有反作用。

　　這一切都源於《營養期刊》上發表的研究，該研究發現將咖啡因、膽鹼和肉鹼結合，就能使脂肪流失更快，打擊瘦體素，使它等同普通運動時的狀態，且沒有任何反效果。[1]

這原理是什麼？

咖啡因會增加流動到粒線體的脂肪量好進行氧化，而肉鹼能增強脂肪應用。長鏈脂肪酸沒能完全氧化就會被排到尿液裡，因此每次小便就能排出多餘的脂肪。這樣一來，結果就是臀部、屁股和大腿脂肪實際消失了！只要你不過量攝取咖啡因，就不會有反效果。因為脂肪酸排泄，你可能會留意到尿液裡的變化，不過不用擔心。

徹底減重的 4C 就如同咖啡加上補充品一樣簡單：

· 柑橘能量飲：咖啡和可可均可提供需要的咖啡因、多酚和其他如維生素 C 的天然成分。

· UNI KEY 減重配方錠：提供另外兩種 C——500 毫克的左旋肉鹼酒石酸鹽和 336 毫克的每日膽鹼。按照標示上的指示服用，一天分 3 次。每一餐所有補充品提供的膽鹼不得超過 500 毫克。

[柑橘能量飲]

食材（一人份）：

研磨有機咖啡 * 或是蒲公英根茶或烏龍茶……8 盎司

乳清蛋白（香草或巧克力）……1 匙

可可粉……2 大匙

椰奶……2 大匙

薑泥……1/8 茶匙

錫蘭肉桂粉……1/4 茶匙

柑橘果皮粉（請見補充說明）……半茶匙

海鹽……1 撮

可自行添加：半茶匙菊苣甘味劑或幾滴菊糖

作法：拿個小碗把所有材料混合均勻，或是放入加蓋罐子內搖勻後，倒入自己喜愛的玻璃杯內享用！

＊如果你喝不了咖啡，可以使用蒲公英根茶或烏龍茶，但要知道咖啡是加速減重最棒的選擇。烏龍茶每杯含有 50 至 75 毫克的咖啡因，但咖啡平均來說含有 180 毫克，蒲公英根茶則無咖啡因。茶或許有用，但咖啡最好。

補充說明：

感謝 Doc Shillington，現在你可以自行做出含有芸香素、橙皮苷和生物類黃酮的維生素 C 複方粉。方法在此：將有機柑橘和檸檬皮切成條狀後，放在盤子上靜置數天，直到果皮變乾硬（或者用食物脫水機）。再用咖啡磨豆機把果皮磨成粉末。

謹記激進法則 ＃ 1：別怕吃進大量健康脂肪！你攝取越多（且有效消化），就能快速終止可怕的增肥狀態、重置細胞膜、修復荷爾蒙，打造出柔軟無皺紋的肌膚。激進的脂肪本來就註定會是每家廚房裡最有用的主食，它們會以細緻的調味包裝，讓食物保持溫熱，使食物色香味美，也能讓我們更覺飽足感。

我們建議的基本食材之一就是大麻籽、大麻籽心和大麻籽油，因為它們有最完美的 omega-6 和 omega-3 比例 3 比 1，而且大麻富含必需脂肪酸 GLA、LA 和 ALA。

有機的生堅果和種籽及其冷壓油品也是 omega-6 超級明星，它們也含有一些 omega-3。最好是購買已經發過芽的種類，因為這能分解

西伯利亞松子油

　　最有代謝力和治癒力的東西之一便是松子油。不要把松子油和松樹油搞混，松子油是來自不同松樹品種的可食用種籽——松子。西伯利亞松子油（取自新疆五針松）除了非常美味之外，還有令人敬畏的大量醫療效果。此油有約 49% 的亞油酸和約 17% 至 47% 的皮諾斂酸。皮諾斂酸是一種 γ - 次亞麻油酸（GLA），這可以解釋為何此油有非常顯著的抑制食慾效果！松子油經發現因為有刺激膽囊收縮素生成的效果，可抑制 60% 的食慾長達 4 小時。[2]

　　因為它的主要組成是 omega-6 脂肪酸且是高氧化成分，西伯利亞松子油有神奇的腸胃治療效果，可舒緩因潰瘍、胃炎、胃酸逆流、發炎性大腸症候群和其他腸胃問題所苦的人的痛苦。要治療腸胃病痛，建議劑量是每日三餐前半小時至 1 小時吃 1 茶匙，外加睡前也 1 茶匙。西伯利亞松子油經證實對脂質組成、血小板凝集、血壓、氧化壓力和心血管整體健康有益，也有助於皮膚和皮膚病症舒緩。[3] 因為這些厲害的治療和刺激代謝的特性，松子油也能自由應用在激進代謝法中——就從 21 天重振計畫開始。

使腰圍擴張的凝集素，而堅果和種籽內含大量。至於杏仁，除非你買的是西班牙品種，不然大多經過氣體或高溫處理，使所有可能的營養成分無效，所以要注意來源。我已經在脂肪的段落列出螺旋藻類，因為它也富含 omega-6。

　　亞麻仁、奇亞籽、快樂鼠尾草種籽油和魚肉也是 omega-3 的豐富來源。植物性來源能提供特別的 omega-3 親體油 α - 亞麻酸（ALA）。快樂鼠尾草種籽油可能是世界上最多的來源。另一種選擇是 Vega 的

SaviSeeds，這種含有豐富 omega-3 和蛋白質的種籽，也稱為印加果籽或印加花生（即便它們不能算豆類），為秘魯雨林地區自有的原生健康食物。印加果籽可以在一些健康食物商店找到，或是從 www.myvega.com 或亞馬遜網路商店 Amazon.com 訂購。要適應此食物需要點時間，但我發現一盎司（28g）的包裝組就是完美隨手點心，每一包就含 6 克的 omega-3 脂肪和 9 克的蛋白質。

以油烹調：許多油品不僅不穩定，還會在加熱後快速變化成有毒脂肪。基本上，烹調時單一不飽和脂肪與飽和脂肪會比多元不飽和脂肪更穩定，但要確認就得一一看每款油的發煙點，並在烹調時維持不超過此點溫度。當然，菜籽油、玉米油和大豆油不論是在烹調或其他用途上都該拒絕不用。

我建議用下列的油類和液體來烹飪，此部分結尾會在油品旁邊寫上發煙點。要注意大部分 omega-6 油品的發煙點較低，所以不適合烹飪。大部分的廚師都建議油要加熱至攝氏 160 度才能翻炒。

烹飪偏好的油品和液體
・骨湯
・印度酥油（攝氏 230 度）
・海藻油

高溫烹煮時可以選用的油品	
・紅棕櫚油（攝氏 235 度）	・酪梨油（攝氏 190 至 250 度）
・老虎堅果油（攝氏 237 度）	・椰子油（攝氏 176 度）
・榛果油（攝氏 215 度）	・芝麻油（攝氏 160 度）
・夏威夷堅果油（攝氏 210 度）	・核桃油（攝氏 160 度）

激進的祕訣

把骨湯倒入製冰器放在冷凍庫內，即可在烹飪時使用。

浸泡和烘烤堅果與種籽：浸泡堅果和種籽能讓活性酵素活化，使凝集素和植酸等無營養的成分無效，提升生物利用度——也就是營養物質會容易被身體吸收加以應用。浸泡能殺死 50% 的凝集素，但有發芽的話則可殺除近全部的凝集素。凝集素會傷害代謝系統，刺激腸壁，引起發炎和消化問題，時間一久就會造成腸漏。

浸泡之後，以低溫在烤箱或用食物脫水機讓堅果脫水（一直放在烤箱也可以，盡量用攝氏 65 度～ 77 度）。用高溫烘烤會破壞掉有益的脂肪，產生有問題的成分。比如說，杏仁和榛果都含有胺基酸天冬醯胺酸，烘烤會讓此胺基酸轉型成有毒成分丙烯醯胺。

下面是處理堅果和種籽的簡便方法：傍晚時，在大只玻璃碗中倒入堅果、過濾的水和海鹽（每 4 杯水放一大匙鹽）。攪拌好，靜置在溫暖的地方放一晚（7 至 12 小時）後蓋上鍋蓋。如果你想要強化營養可以在水中加一點卡宴辣椒。早上時把烤箱預熱到攝氏 65 度（或是用食物脫水器），用濾器洗淨堅果和種籽後，鋪在烤盤上。放在烤箱約 6 ～ 24 小時，偶爾晃動一下，待完全冷卻後再儲藏。

存放：把油、堅果和種籽放在冷藏或冷凍庫。祕訣在於：要讓油品確保新鮮，可以直接在瓶子裡加一滴膠囊裡的維生素 E 油！

重振和維繫計畫的每天服用份量：每天吃 1 至 4 份，盡可能搭配 4 倍的 omega-6 和 omega-3（盡量攝取近 4：1 比例的份量）。

激進的脂肪

脂肪會按照種類條列，「中性」指的是脂肪不會影響 omega-6 和 omega-3 的比例。括弧內的溫度代表發煙點。

omega-6 脂肪

- 杏仁與杏仁油（攝氏 215 度）……1 大匙油或 7 顆杏仁
- 榛果與榛果油（攝氏 215 度）……1 大匙或 6 顆榛果
- * 大麻籽、大麻籽心和大麻籽油（攝氏 162 度）……1 大匙
- * 芝麻、芝麻油、芝麻醬（攝氏 160 度）……1 大匙
- 核桃、核桃油、核桃醬（攝氏 160 度）……1 大匙或 4 瓣核桃
- 葵花籽、葵花籽油、葵花籽醬（攝氏 107 度）……1 大匙
- 高亞油酸番紅花油（攝氏 107 度）……1 大匙
- 松子、松子油（Siberian Tiger Naturals）……1 大匙或 2 大匙松子
- * 杏桃仁和杏桃仁油……1 大匙油或 3 顆杏桃仁
- * 黑種草籽油……1 茶匙
- 南瓜籽和南瓜籽油、南瓜籽醬……1 大匙
- 胡桃和胡桃醬……1 大匙
- 腰果和腰果醬……1 大匙醬或 6 顆腰果
- 開心果……15 顆
- 巴西堅果……2 顆（中型）
- 草飼動物奶油（攝氏 165 度）……1 大匙
- 印度酥油（攝氏 250 度）……1 大匙
- 草飼動物鮮奶油……1 大匙
- 螺旋藻……2 大匙（約 30g）

omega-3 脂肪

- 亞麻仁和高木酚素亞麻籽油（攝氏 107 度）……1 大匙油或 3 大匙烤亞麻仁粉
- 奇亞籽……1 大匙
- 紫蘇籽油……1 茶匙
- 快樂鼠尾草籽油……1 茶匙
- Vega 的 SaviSeeds（印加果或印加花生）……1 盎司重包裝組
- 魚肉或魚油……1 大匙

中性油脂	
• 老虎堅果油（攝氏 237 度）……1大匙	• 鴨油或鵝油（攝氏 190 度）……1大匙
• 棕櫚油（攝氏 235 度）……1大匙（只有經過棕櫚油永續發展圓桌組織認證的產品才算；此組織支持使用最少殺蟲劑且不會砍除雨林的農家）	• 豬油（攝氏 190 度）……1 大匙
	• 椰子、椰子奶油、椰子油（椰子油發煙點為攝氏 176 度）……1大匙椰子奶油或 2 大匙椰肉片
• 夏威夷堅果及油品（攝氏 210 度）……3 顆堅果或 1 大匙油	• 特級初榨橄欖油（攝氏 104 至160 度）……1 大匙
• 海藻油……1 大匙	• 椰奶……85 克
• 牛油（攝氏 204 度）……1 大匙	• MCT 油……1 大匙
• 酪梨油（初榨）（攝氏 190 至246 度）……1 大匙	• ＊無醃漬橄欖……8 顆
• 雞油（攝氏 190 度）……1 大匙	

✳ 苦味食物

如你在膽囊那一章學到，苦味食物能刺激釋出唾液、氫氯酸（HCl）、膽汁、胃蛋白酶、胃泌素和胰臟酵素，讓消化液順暢流動，還能增加食道下括約肌活動。要取得苦味食物的方法有三：

1. 苦味食物：每天的飲食中直接攝取更多的苦味食物。

2. 消化性苦味食物：以苦味植物製成的濃縮錠劑，在餐前、餐後或出現消化症狀的時候服用。市面上有許多很棒的消化性苦劑，我最喜歡的其中一種配方是 Quicksilver Scientific 的 Dr. Shade's Bitters No. 9。

3. 代謝靈藥：我自己研發了 3 種苦味開胃錠，我稱之為「代謝靈藥」。它們能使消化性苦劑效用再升等──它們只含一種消化性苦味的原料，但只要搭配幾種關鍵食材，像是蘋果醋和產能性香草和辛香料，就能使消化和代謝動力爆發。

這 21 天激進重振期間，因為每次正餐和點心都要加上至少一種苦味食物，你會重新了解它。但我們可不是到此為止──你還要另外加上下午的代謝靈藥，進一步增加苦味吸收，至少這些東西的功能與消化性苦味一樣。代謝靈藥並非取代正餐裡的苦味食物──而是增強它們的效力。

✳ 驚人的代謝靈藥

下午的代謝靈藥能取代你本來在 4 天密集淨化的午後果汁，不過如果你還想繼續喝果汁，當然可以兩種都吃！

代謝靈藥能刺激胃酸，增加消化液，刺激膽汁流動，還有助於消緩胃食道逆流的不適。它們含有額外香草，啟動代謝後燃燒！如果你很忙或很趕，不用擔心──只要噴一劑原來的苦味劑即可。我希望你能給自己很多選擇。

代謝靈藥的食譜有 3 種可以選（第 262 ～ 263 頁），你可以自由調整，讓它們成為屬於你的食譜，或隨意混搭也行。舉例來說，你可以每餐 30 分鐘前吃一次，然後餐間吃，或如果餐後覺得消化不良也可以吃。代謝靈藥是能讓苦味食物和蘋果醋一次吞下的好方法。

份量：將苦味食物整合到每一正餐和點心裡；此外，中午過後到傍晚之間加一份代謝靈藥（取代你原本在 4 天密集淨化內的第 2 份果汁）；你也可以隨自己喜好加一劑消化性苦味劑──餐前 30 分鐘最有效，但如果餐後消化不良吃也有幫助。

完整的苦味食物清單，請回頭翻第 89 頁的表格。

激進的祕方：苦味食物

一口杯或基格杯很適合用來混合代謝靈藥，特別是上頭刻有盎司標示的杯子。

德國泡菜汁是另一種消化飲。

山本玫瑰公司有利用蒲公英根、茴香籽、薑和橘皮製作消化性苦味劑的簡便食譜。[4]

☀ **激進的蛋白質**

激進蛋白質可以補充要活化肌肉組織、激發粒線體需要的充分胺基酸。確認你選購的是有機草飼動物肉品。傳統飼育動物的肉可能含有大量化學物質，刺激生長的荷爾蒙、抗生素、基因改造食品以及從玉米和大豆飼料來的有害植物凝集素。

迷思：所有大豆產品都對人體有害。

每一餐目標要吃下 20 克的蛋白質，大約就是 113g~170g 的紅肉或禽肉。每天可以加上 1 份或 2 份乳清蛋白。如果你是素食主義者，可以用天貝來替代動物蛋白質，或是用米和豆類蛋白粉來替代乳清蛋白。為什麼可以用天貝？因為它是健康的大豆！

跳過豆腐吧——豆腐已經被取代了！天貝與豆腐不同，是發酵的大豆產品，所以它不會有豆腐相關的問題。此外，它有很厲害的健康益處。首先，因為天貝是發酵品，所以它是益生菌食物。經證實它可以降低膽固醇和低密度脂蛋白。天貝所含的異黃酮有益於更年期症狀，也能舒緩熱潮紅。它可以減少循環的雌激素，還有適應原的功能，更不用說有抗癌和抗炎特性了。

重振計畫期間，你會漸漸消除與膽囊問題有關的前幾大過敏原，包括豬肉和蛋——蛋可是第 1 名。雖然你可以在維繫階段重新把蛋放回飲食中，我建議不要再吃豬肉，因為它容易使紅血球大量群聚（高凝血狀態）。[5] 苦味食物和 HCl 的替代品如蘋果醋，可從蛋白質萃取出好的胺基酸，你也可以用蛋白質膠囊補充品來補足蛋白質的攝取。

重振計畫時每天攝取的份量：每餐 113g~170g 的蛋白質（無豬肉或蛋），然後每天外加 1 至 2 份天然的乳清蛋白或素食蛋白質。魚肉和海鮮限制為每週兩次，且最好別在同一天吃。

維繫計畫時每天攝取的份量：每餐 113 至 170g 的蛋白質（無豬肉；如果承受得了可以加蛋），然後每天外加一至兩份天然的乳清蛋白或素食蛋白質。魚肉和海鮮限制為每週兩次，且最好別在同一天吃。

高溫烹煮時可以選用的油品		
草飼牛肉	野生捕獲的鮭魚	天貝
草飼野牛肉	沙丁魚	乳清蛋白，天然且未經
草飼羊肉	海鮮如蝦、干貝、龍	過高溫處理，取自草飼
草飼雞肉	蝦、生蠔、淡菜、螃蟹	等級 A2 的牛隻
有機骨湯	鯷魚	素食豆類和米
火雞培根	生蠔	植物性蛋白粉
含汞量少的鮪魚	鯖魚	大麻籽粉
含汞量少的正鰹魚	麻腐（大麻豆腐）	螺旋藻

✳ 蔬菜

蔬菜是生命的支柱——不是穀物！蔬菜應該是每一餐和點心的一部分，新鮮的生鮮果汁裡蔬菜也該佔絕大部分。談到蔬菜，要留意的部分只有幾點。

洋蔥因為與膽囊問題相關，所以在重振階段時要避免，你可以在維繫階段時慢慢加回飲食中，一樣要謹慎監控自己的感受。儘管蘑菇有其營養益處，不過因為常見的黴菌毒素有敏感問題，所以最好避免搭配洋蔥一起吃。

夜影科植物（番茄、白馬鈴薯、茄子、彩椒和辣椒、酸漿果等等）因為與關節疼痛、發炎和自體性免疫問題如類風濕性關節炎有關，所以最好也不要吃，這可能是因為它們都含生物鹼和凝集素。腸胃不好的人通常都不太能吃夜影科蔬菜，所以為了要讓腸胃能好好治癒，能避開至少一段時間會比較好。例外的是夜影科植物裡的辛香料（卡宴辣椒、紅椒、紅椒粉），我很少看到有人會因為這些出問題。如果你對夜影科植物敏感那就謹慎一點。

有些人會對一種稱為「草酸鹽」的天然化合物敏感，這種成分在很多蔬菜和其他種類食物裡都有。它們有時候無法有效代謝，特別是吃下比身體能處理的還要多時。草酸鹽積累時會干擾到膽囊的功能、消化、排毒，以及重要的代謝過程。[6] 草酸鹽的多寡根據種類和來源而不同，但在大黃根、菠菜、甜菜葉、莙蓬菜和其他綠葉蔬菜；可可；莓果；開心果；花生和其他豆類；以及穀類裡最多。草酸鹽也常常出現在加工食品中。實話說來，此化合物在許多激進代謝食物裡都有且很難完全消除，但如果你知道自己對此成分敏感，那就謹慎一點。有的綠葉蔬菜如菠菜就含有非常多的草酸鹽，所以經常喝綠色果汁或果昔的人如果放了很多綠葉蔬菜，那就會攝取太多的草酸鹽。天哪，我們好像又破解了另一個迷思。

現在你知道事實上不可以吃太多綠葉蔬菜了吧！但別會錯意，綠葉蔬菜是好物，但如果你想藉由綠葉蔬菜上癮來努力改善健康，請遠離菠菜和莙蓬菜。甘藍是特例，因為它的草酸鹽含量相對很低。你可以用其他很好且草酸鹽含量少的蔬菜來替換——西洋芹、小黃瓜、四季豆、櫛瓜和豆薯。攝取多種類型的食物，人生才會有趣的多！

迷思：吃越多綠葉蔬菜越好。

激進的祕方：蔬菜

- **削皮和去籽**：像是茄子、甜椒、番茄、小黃瓜、櫛瓜和南瓜要削皮去籽，才能去除凝集素。削番茄皮的簡單方法就是放入滾沸的水約60 秒，或在烤架上烤個 15 分鐘。待番茄冷卻之後，皮就很容易撕下來了。甜椒也可以烘烤去皮，或是直接用削皮刀。要去除番茄籽，橫切剖半後挖掉籽，再從個別的 4 個子室中間去核。
- **冷凍庫裡的蔬菜**：可以放些蔬菜在冷凍庫裡。好放的有蘆筍、甘藍、菠菜、羽衣甘藍、青豆、綠花椰菜、四季豆、南瓜、朝鮮薊芯和秋葵。
- **冰箱裡的蔬菜**：如果你是把已經處理好的蔬菜放在冷藏庫前方，這樣就錯不了。豆薯、胡蘿蔔和西洋芹條放入含有少許水的加蓋玻璃罐——並且放在伸手可及的地方，就能保持新鮮清脆！
- **食物儲藏間的蔬菜**：基本的蔬菜主食以罐頭或玻璃存放，放在儲藏間：朝鮮薊芯、竹筍、棕櫚芯、荸薺

份量：每天至少 5~8 份（不包括果汁）。

小提醒：要選擇苦味食物！苦味食物會標註星號（＊）。蔬菜界裡有很多種類可以選擇。

蔬菜		
＊苜蓿芽	＊蒲公英葉	＊西洋油菜花
＊朝鮮薊	＊苦苣	＊蘿蔓生菜
＊芝麻葉	＊菊苣	＊紅葉生菜
＊蘆筍	＊綠卷鬚生菜	＊大黃根
＊甜菜葉	四季豆	蔥
竹筍	棕櫚芯	紅蔥
＊綠花椰菜	＊菊芋	＊菠菜
＊球芽甘藍	＊豆薯	南瓜（金絲南瓜、南瓜、櫛瓜）
＊牛蒡	＊甘藍	
＊萵苣	綠葉蔬菜	＊莙蓬菜
＊花椰菜	大蔥	＊苦滇菜
西洋芹	香茅	＊蕪菁葉
＊辣椒	＊芥菜	荸薺
細香蔥	＊蕁麻	＊水田芥
＊羽衣甘藍	＊南瓜	＊山萵苣
＊小黃瓜	＊紫菊苣	
＊白蘿蔔	＊櫻桃蘿蔔	

＊ 水果

　　水果有豐富的維生素、礦物質、抗氧化素、纖維和其他必要營養物，但是它們也可能含有過量的天然糖份（果糖），所以還是會吃太多。果糖含量低的水果有莓果、奇異果、檸檬、萊姆和酪梨（維繫計畫），這些當然都能刺激好的脂肪。低糖水果含有非常好的營養成分

——你知道光一顆奇異果，就含有比柑橘多 2 倍的維生素 C 嗎？除非是打成果昔，不然水果應該單獨吃。果乾可能有黴菌感染，而且它們很容易就吃太多，所以比較麻煩。

激進的祕方：水果

- 把酪梨和半顆蘋果放在紙袋裡，可以使酪梨熟的更快。
- 吃綠色皮的香蕉，可以減少糖的含量，並將它們轉化成有益於腸道維生菌的益菌生食物。
- 冷凍庫裡的水果：將沒有加糖且有機的冷凍野生莓果（藍莓、蔓越梅、黑莓、草莓）、桃子、芒果貨鳳梨存放在冷凍庫，就可以做成果昔和各種食品。在地水果要在符合時節的時候儲藏。

重振計畫時每天攝取的份量： 每天 1 份（不包含果汁）。

維繫計畫時每天攝取的份量： 每天 1~3 份（不包含果汁）。

* 小提醒：不要忘記加上苦味的水果！

水果		
蘋果（1 小顆）	* 檸檬（包括果皮）	柑橘（1 小顆）
杏桃（2 顆中型）	* 萊姆（包括果皮）	* 柑橘皮
酪梨（半小顆）	芒果（半杯）	木瓜（半顆）
香蕉（半小根）	瓜類（哈密瓜、香瓜、	桃子（1 顆中型）
莓果（當季）（半杯）	西瓜等）（1/8 杯；1	梨子（1 小顆）
* 苦瓜	杯西瓜）	鳳梨（半杯）
櫻桃（10 顆）	油桃（1 小顆）	李子（2 顆中型）
葡萄（12 顆）		石榴（1 顆）
* 葡萄柚（半顆）		橘子（1 大顆）
奇異果（1 顆中型）		* 橘子皮

✳ 激進的碳水化合物（澱粉類蔬菜、豆類＆穀物）

澱粉是我們的「舒心食物」，可以適量攝取，它們也能提供纖維和飽足感。澱粉類蔬菜和豆類是最安全的澱粉來源，穀物很麻煩的原因有很多，包括麩質、凝集素、殺蟲劑殘留和黴菌感染，而且穀物的營養也可以從其他食物取得。美國目前是全世界黴菌感染問題最大的國家，其穀物更是惡名昭彰，它們還是出名能引發胰島素阻抗和阻礙減重的禍首。我建議不要攝取所有含麩質的穀物，然後根據敏感度來判定是否要終身完全不吃穀物——這做法我相當推薦！

在重振計畫和維繫計畫期間，除了這 3 種凝集素很少的穀物之外，其他都要去除：小米、高粱和印度香米。雖然你可能會選擇完全不碰穀物，但有些人可以耐受得了低凝集素的穀物，這也是前述三種為最佳選擇的原因。為什麼沒有藜麥？雖然藜麥不含麩質，且蛋白質含量相對很高，你可能還是會獲得阻礙減重的大量凝集素。

記住這一點：如果你想從計劃取得的結果沒有達到，或者持續有消化問題，那第一個要去除的就是穀物。

麩質：麩質除了是乳糜瀉患者最困擾的成分之外，它還會引起發炎、胰島素阻抗和腸道受損，就算你沒有乳糜瀉，至少對敏感的人會有此情況——而這狀況符合我們多數人。許多人並不知道自己其實對麩質敏感。

凝集素：許多穀物和豆類（加上其他食物）都含有大量凝集素，它會破壞代謝運轉，所以越少越好。凝集素會使細胞溝通混亂，刺激食慾和儲存脂肪，進而阻礙燃脂。它還會刺激腸道壁，導致胃氣和脹氣。

植酸：穀物會產生植酸來抵禦強掠者。攝取之後植酸會巴附礦物質，阻礙礦物質吸收，如果太常攝取，就會發展出礦物質不足的情形。

花生：之所以要去除花生只有一個原因：它們太容易受黴菌影響 ── 就連有機品種也是。我是第一個堅持要少吃的人 ── 我知道你們的痛苦，而我自己也很愛花生！不過黴菌問題太可怕了，我無法為了自己而不公平的把它放在計畫或我家廚房。

激進的祕方：碳水化合物

浸泡：穀物、豆類、堅果和種籽很麻煩的特性可以用浸泡或發芽降低。

豆類的話可以用「浸泡前循環模式」清洗：先在烹煮前浸泡至少 12 小時，然後在水裡加蘋果醋。加泡打粉據說能使凝集素失效。浸泡之後清洗乾淨，再以新鮮的水烹煮。以高溫烹煮至少 15 分鐘，據說能減少 500%的凝集素毒性；或者也可以用壓力鍋烹煮豆子，殺死凝集素和植酸。慢煮鍋實際上會增加凝集素的含量，解決辦法是在爐子上用大火加熱 15 分鐘，快速煮完豆子。

想念麵條嗎？「神奇麵」（蒟蒻，即日文的白滝麵）是從亞洲山芋類的高纖維蒟蒻葡甘露聚醣製成的零熱量、無澱粉麵條。葡甘露聚醣也是益菌生，你可以毫無顧慮地把這些麵條入湯、翻炒或是其他料理中，因為它們基本上不含任何熱量。

重振計畫時每天攝取的份量：每天一份的複合碳水化合物；素食主義者或吃素者可以每天吃最多 2 份的豆類，因為可以當作蛋白質。

維繫計畫時每天攝取的份量：每天兩份的複合碳水化合物（最大量）；素食主義者或吃素者可以每天吃最多 3 份的豆類，因為可以當作蛋白質。

激進的碳水化合物（澱粉類蔬菜、豆類＆穀物）		
甜菜……半杯	小米……半杯煮熟	白腰豆……半杯煮熟
胡蘿蔔（煮熟）……半杯	印度香米……半杯煮熟	鷹嘴豆（雞心豆）……
防風草……半杯	高粱……半杯煮熟	半杯煮熟
青豆……半杯	紅豆……半杯煮熟	腰豆……半杯煮熟
*蕪菁甘藍……半杯	黑豆……半杯煮熟	小扁豆……半杯煮熟
南瓜……半杯		皇帝豆……半杯煮熟
蕃薯……1 小顆		
*蕪菁……半杯		
山芋……1 小顆		
虎堅果、虎堅果粉、歐洽塔……1 把虎堅果或 1 杯歐洽塔		

✳ 乳製品（如可耐受）

攝取乳製品要千萬小心。許多人有酪蛋白和乳糖不耐的情況，所以吃不了起司和牛奶。酪蛋白是牛奶裡的蛋白質，酪蛋白敏感通常會伴隨麩質敏感。許多以杏仁、米或大豆製成的起司也含有酪蛋白，所以要檢查標示。即便是乳製品敏感的人可能也吃得下乳製品製成的優格，因為乳糖會在發酵過程提前消化──但酪蛋白會存留下來。另一方面，奶油、鮮奶油和印度酥油會被當作脂肪消化。最好的乳製品是草飼動物、有機、生鮮且由益生菌發酵的產品（請見下一部分「益生菌＆益菌生」）。要找生鮮、熟成夠久的手工起司，使用期限 6 個月以上更好。

一談到發酵的乳製品，就會想到優格、酸奶和奶油起司等這

些內含活菌的產品。它們大部分都能從營養食品商店找到，例如
Nancy's，一定要找含有活菌的。許多市售產品都有殺菌過，所有的
活菌已被殺死，因此毫無助益。一定要選擇含有活菌的產品，不然
就自己做！

激進的祕方：乳製品

- 全脂希臘優格或鮮奶油搭配水果就是一道清爽的甜點。如果無法吃
  乳製品，那可以用無糖的椰子優格或椰子奶油代替——現在市面上
  還有腰果優格！不論是選哪一種，可以灑上亞麻仁、大麻心、奇亞
  籽或無糖椰肉片來增加口感，增加纖維量和 omega 效力。
- 市面上有種很好的新產品椰子起司，是 Follow Your Heart 公司以椰
  子油製成的產品。乍聽之下有點怪，但實際上吃起來跟起司非常像，
  而且還有美味的椰子香！我喜歡的是傑克起司和莫札瑞拉種類。

份量： 如果耐受得了每天可以吃 1~2 份。

乳製品		
奶油……1 大匙	克菲爾優格……1 杯	酸奶……2 大匙
白牛奶……1 杯	印度酥油……1 大匙	瑞士起司……1 盎司
茅屋起司……4 盎司	羊奶起司……契弗瑞	優格……8 盎司
切達起司……1 盎司	高達起司……1 盎司	椰子起司
鮮奶油……1 大匙	拉西優格……1 杯	腰果優格或椰子優格
奶油起司……2 大匙	牛奶（生）……1 杯	（如果有乳糖不耐）
艾登起司……1 盎司	莫札瑞拉……1 盎司	……8 盎司
菲達起司……1 盎司	帕瑪森起司……1 盎司	
	瑞可達起司……4 盎司	

✳ 益菌生＆益生菌

益生菌食物是指利用有益腸道菌種發酵的特定食物。如果你攝取了益生菌但沒有滋養那些微生物，就是浪費時間——好比認養動物但又不餵牠一樣。你體內的微生物群若沒有益菌生就繁殖不了。益菌生是一種會攝取食物的獨特纖維，滋養這些有益微生菌。益生菌和益菌生會通力合作，讓體內的微生物群種類達到最有效的均衡狀態，這也是之所以許多益生菌補充品也含有益菌生的原因。攝取好的益菌生和益生菌對於健全體重、良好消化、低心血管疾病風險和炎症減少來說非常重要。

你可以服用益生菌補充品，但更好的選擇是傳統發酵且含有活菌的食物，比如德國泡菜。發酵食物能幫助身體產生神經傳導物質乙醯膽鹼。消化時，乙醯膽鹼可以刺激大腸運動，增加腸胃、胰臟和膽囊釋出消化酵素，來預防便秘。定期食用的話，德國泡菜及菜汁能改善膽汁生成。

如果你可以耐受乳製品，發酵乳製品則是另一種很好的益生菌超級食物。一定要自己做，或是選擇來自生鮮有機草飼牛奶發酵的市售產品——而且不得含糖。優質的發酵乳製品也能提供很好的蛋白質、鈣、維生素 B 群，甚至是可以抗癌的共軛亞麻油酸（CLA）。

激進的祕方：益生菌與益菌生

· 如果你想知道市售優格哪一種健康，哪一種不健康，可以查看豐富機構的優格買家指南。[7] 此調查發現有許多販售的產品根本連基本標準都沒有達到。

- 可以用豆薯條搭配優格，或是把優格灑在還沒熟的香蕉上。
- 像是 Nancy's 的品牌會提供除了優格以外的各種發酵乳製品，包括酸奶、克菲爾、茅屋起司和奶油起司。要找這些產品，最棒的地方就是你最喜愛的食品商場或合作社的冷藏區。
- 梅醋是含有益菌生特性的很美味的醋。
- 可以試著將少許益生菌放入每一餐中。比如說，喝湯前加一茶匙味噌在湯裡，或是在沙拉或煮熟的菜裡放幾大匙德國泡菜。比起使用醋或檸檬汁，可以用德國泡菜汁做沙拉醬。少許的優格或發酵酸奶可以做成水煮蔬菜的美味醬料。另外還可以放幾匙發酵蔬菜在酪梨醬中。
- 要製作發酵蔬菜和發酵乳製品很簡單，而且經濟又有趣！[8] 維樂利・伯克（Valerie Burke）的個人網站上有製作發酵漬物和德國泡菜的食譜。[9]
- 德國泡菜菜汁本身就是消化飲，還能替代消化性苦味食物。一開始先慢慢從每天吃 1 茶匙開始，然後再增加成數大匙，一天吃數次。

益生菌的份量：每天 1~5 份，一開始先慢慢吃，能耐受再增加（益生菌補充品算一份）。

益菌生食物的份量：盡可能把益菌生食物結合到日常飲食裡。

益生菌食物	
發酵乳製品（含有活菌的酸奶、優格、茅屋起司、克菲爾、拉西優格等） 發酵蔬菜（德國泡菜、天然發酵漬物、天然發酵漬物、德國泡菜、克瓦斯）	發酵蔬菜菜汁（1 茶匙至 56 克） 腰果優格 味噌

許多益菌生食物都有苦味 ... 注意下面列表中的所有星號！

葡甘露聚糖纖維（蒟蒻根，用來製作蒟蒻麵「品牌名稱為 Miracle Noodles」）

益菌生食物	
* 生蘆筍	亞麻仁籽
未熟成的香蕉	* 大蒜
* 菊苣根	* 生菊芋
* 可可粉或可可豆	* 豆薯
* 蒲公英根	虎堅果和歐洽塔（一種用虎堅果製
* 生大蔥	成的飲料）
味噌	醃梅與梅醋
* 海帶	雪蓮果

✳ 糖＆辛香料＆食物儲藏間內的所有美好食物

香草和辛香料可以為食物增添靈魂，讓最簡單的餐食轉型。不過，激進代謝法所建議的調味料可不只是味道調整，它們還是強效的代謝增強劑。這些調味料的大量抗氧化成分就等同於好的健康和消瘦的腰圍，它們使體內有害的自由基失效，幫助消化過程，支持肝臟，保護你不受疾病侵擾。

辛香料有驚人的健康益處。舉例來說，有幾種辛香料可以預防或修復因為過氧亞硝基陰離子造成的損害。過氧亞硝基陰離子是接觸手機和無線網路輻射後產生的不穩定離子，它們會引發自由基破壞粒線體功能。辛香料如丁香、迷迭香、薑黃、肉桂和薑，都已經有科學驗證能保護身體不受過氧亞硝基陰離子誘發之損害。 [10]

現在我們就來看看幾種效力最強大的激進代謝香草和辛香料。

* 辣根

　　請向辣根致敬——它是苦味食物！這也意味它對膽汁和膽囊有助益。此超級食物不僅有驚奇的香氣，它的抗癌效力還比綠花椰菜多 10 倍，這多虧了一種稱為硫化葡萄糖苷的化學防治化合物，可以打開體內的抗癌基因。[11] 辣根也對呼吸系統（胸悶、鼻竇感染、扁桃腺炎、感冒和流感）、尿道炎、關節和肌肉疼痛，還有頭痛有益，還能幫助排毒。辣根很容易種植，但不要種超過一株，因為它會掠奪其他院子裡的植物！處理好的辣根可以選購，但要記得選購有機的比較好。

卡宴辣椒

　　卡宴辣椒的熱能來自辣椒，可以提升身體代謝率，清除冠狀動脈裡的脂肪。牛津的研究發現，卡宴辣椒能使代謝效率增強 20%！卡宴辣椒不只讓餐點辛辣美味——它還富含維生素 B 和維生素 A、D 和 E，以及鈣、磷和鐵。卡宴辣椒更有大量促進免疫的 β 胡蘿蔔素，還能作為止痛藥、防腐劑和消化輔助。它能讓所有蔬菜、醬汁、沾醬和濃湯更添滋味。我甚至喜歡在果昔中加一撮卡宴辣椒粉。卡宴辣椒是夜影科植物，所以若你對此類植物敏感，那就不要碰。因為它有很棒的營養成分，所以我才納入計劃內。

* 肉桂

　　肉桂是血糖的益友，還能減少餐點近 30% 的血糖影響。不過我只建議錫蘭肉桂，因為大部分市售肉桂含有損害肝臟的成分香豆素，如果攝取過量就會對健康有害。可以嘗試把錫蘭肉桂放在甜點、羊肉、咖啡、茶和果昔內。

孜然

　　此種曾出現在聖經裡、像胡椒般的香料是很棒的調味料和減重催化劑。普遍使用孜然的中東地區有最新研究指出，一茶匙孜然可以提升 50% 的減重效率，這大多是因為它有產能效應。孜然是鷹嘴豆泥、豆子、辣肉醬和任何墨西哥料理中的超級辛香料。

* 薑

　　薑能提升食物的產熱效應，刺激人體代謝引擎，好燃燒更多熱量。根據澳洲的研究指出，薑可以讓新陳代謝增加 20%。薑內含薑油，是抑制食慾的天然成分，可以提升瘦體素。薑也能抑制皮質醇生成，而皮質醇是有名能刺激脂肪儲存的成分。薑會加速循環，刺激健康的流汗，鼓勵排毒，還能支持肝臟功能，清除堵塞的冠狀動脈，降低血清膽固醇，也對於動暈症和噁心有用。薑可以讓鮭魚變的更美味，還很適合加在餅乾（我很愛薑餅）、布丁和卡士達甜點中。嘗試喝杯薑茶吧──只要在熱水中加入 1/2 ～ 3/4 茶匙的薑粉後，自行添加檸檬汁即可。

芥末

　　芥末是我家廚房的必需品。不論是乾燥、粉狀或是備用的芥末醬，那突然爆發的強烈辛辣可以讓代謝效率更好。牛津理工學院的研究數據證實，芥末能提升 25% 的代謝率──只要加一些芥末在餐點裡，受試者至少再接續的 3 小時內多燃燒了 45 卡熱量。你可以試著在自製沙拉醬、美乃滋、醃菜甚至是湯品內放一撮乾芥末。

真正的海鹽

別怕在食物裡放鹽！很多研究都已經反駁高鈉飲食會增加心臟疾病風險，引發高血壓的迷思。不只如此，海鹽反而還會促進代謝！近期的動物實驗研究指出，高鈉飲食實際上能增加代謝，使多攝取 25% 熱量的實驗動物，得以維持其體重。[12] 確保你使用的是真正的海鹽，而非實驗調和化學成氯化鈉的種類。

迷思：鈉會使血壓升高，增加心臟病風險。

---

* 薑黃

今天你到哪裡都很會看見與薑黃相關的東西，此成分是許多受歡迎咖哩料理的超級明星。這種異國黃色香料有最有活性的成分薑黃素，因此有大量抗氧化成分。你沒聽過的可能是這種特殊香料能讓膽汁清澈不再堵塞，讓身體能更有效的代謝脂肪。薑黃可以加到咖哩、豆子、燉肉、魚肉料理和湯品中，它是烤肉最棒的辛香料，因為在烤肉前把薑黃加到肉上，就能使有毒化合物減少最多 40%。

激進的祕方：辛香料

- 將激進代謝調味料放進餐點中，就能幫助開始燃燒！建議可以用羅勒、葛縷子、卡宴辣椒、芫荽、芥末、薑黃、薑、錫蘭肉桂、蒔蘿、大蒜、巴西利、香菜和孜然。
- 抹一點辣根在發酵酸奶油上，就是美味牛排或野牛肉的沾醬。

香草、辛香料、調味料＆儲藏室的主食材

八角	* 香菜	* 大蒜
* 羅勒	* 錫蘭肉桂	* 薑
月桂葉	丁香	* 辣根
黑胡椒	* 芫荽	* 薄荷
葛縷子籽	孜然	乾芥末
小荳蔻	咖哩粉	肉豆蔻
卡宴辣椒（夜影科）	* 蒔蘿	奧勒岡
煙燻辣椒粉（夜影科）	茴香	紅椒，一般和煙燻（夜
* 巴西利	* 葫蘆巴籽	影科）
迷迭香	蘋果醋	味噌
* 番紅花	醃梅醋	* 海苔粉（紅藻、海菜、
海鹽	巴薩米克醋（限來自義	海苔、昆布、裙帶芽
龍蒿	大利摩德納）	等）
百里香	* 苦味巧克力和可可粉	是拉差香甜辣椒醬（夜
* 薑黃	（找 65% 至 85% 的可	影科）
洋菜	可）	溜醬油（無麩）
葛根	續隨子	椰子胺基酸
無鋁泡打粉	第戎芥末	魚醬（建議 Red Boat 品
	萃取物（香草、杏仁、	牌）
	檸檬、薄荷）	罐頭濃湯

✳ 甘味劑

　　根據《雜食者的詛咒》作者羅伯特·魯斯提醫師指出，有越來越多研究證實糖是肥胖、糖尿病和失智症等疾病的罪魁禍首。這一大堆研究當中，最新的研究探討了糖與代謝症候群之間不僅相關還有因果關係。[13] 如果糖真的是營養炸彈，那高果糖玉米糖漿就是核彈！濃縮果糖會讓血壓增高、傷害腎臟、激增發炎，基本上更是癌症最喜愛的食物。

　　精製糖很糟，但人工甘味劑如阿斯巴甜和蔗糖素更惡劣！我們需要的是不會讓刺激脂肪囤積的胰島素增加的甘味劑，但其實沒有多少是不會損害健康的。以下是我認為前四大有幫助的甘味劑，但要記得，此飲食法是要讓味覺喜愛苦味的程度跟甜味的一樣，因此隨時間漸漸少吃甘味劑會更好。

厲害的香草──甜葉菊

　　甜葉菊是多功能用途香草，可以取代糖用在烘焙、果昔和飲料上而不會增加血糖。此種低血糖的甘味劑能提供零熱量和零碳水化合物的甜味。甜葉菊的甜度是糖的 30 倍，所以一丁點就足夠。任何料理食譜上的一茶匙糖，都可以換成 1/3 茶匙的甜菊糖。我最愛的甜菊糖產品品牌是 Nutramedix。

雪蓮果糖漿

　　雪蓮果糖漿取自雪蓮果根部，是富含益菌生成份菊糖盒果寡糖（FOS）的塊莖。雪蓮果與大多數澱粉類植物的根部不同，其儲存的糖分是 FOS 而非澱粉，也是其甜味來源。事實上，雪蓮果被認為是自然界中 FOS 最多的物種。欣慰的是它在升糖指數上也不過 1 而已，與赤藻糖醇和菊糖一樣（甜葉菊與羅漢果則是 0）。[14]

　　果寡糖會抵抗消化酵素的分解作用，因此它們能直接抵達大腸，成為大腸菌叢的益菌生。雪蓮果也會使糞便增多，改善腸道排泄，減少食慾，還能降低肝臟的脂肪積累。研究證實雪蓮果能改善 BMI 指數、胰島素和 LDL（壞的膽固醇）值。[15] 雪蓮果糖漿（有時稱雪蓮果蜜）可以在許多營養商店找到，也可網路購買。要記得選購純天然、生鮮有機且毫無添加物的雪蓮果。雪蓮果糖漿經過高溫加工後，大部分 FOS 就會轉化成糖，這樣一來就流失大部分的營養價值。所謂的「生鮮」是指加工時溫度不超過攝氏 40 度。

雪蓮果糖漿能用在飲料和沙拉醬上，搭配蘋果醋時風味更佳。

菊苣根

菊苣根是味道甘醇的天然甘味劑，其碳水化合物成分無法消化，所以會直接穿過消化道，產生零熱量的影響。更甚的是，菊苣根是益菌生——可以餵養有益腸道的菌種！ Just Like Sugar 公司的相關產品普遍是能幫助腰圍的糖類替代品。

羅漢果

另一種健康的甘味劑選擇是羅漢果（來自中國，實際上屬葫蘆科）。因為身體代謝羅漢果的方法不同，它不會增加胰島素，對糖尿病患來說非常安全，相當適合添加在茶與果昔中。唯一缺點在於因為出口受限且萃取過程繁複費用很高，價格不菲。

羅漢果非常甜，其甜度是甜菊糖的 10 倍——比一般糖還甜上 3 百倍——但是它的甜度並非是因為天然甜分，而是它含有強大的抗氧化物「羅漢果皂素」，嚐起來雖甜但代謝過程完全不同。羅漢果很早以前就被證實能對糖尿病患有益，不僅對胰臟細胞有正面影響，還能改善胰島素敏感度。羅漢果是知名的長壽水果，因為它有非常多的健康好處，它可以抵禦自由基、減緩發炎、擊潰感染、舒緩疲勞，還可以預防癌症。它也是天然的抗組織胺藥。你使用的羅漢果甘味劑一定不可以與其他成分結合，比如糖醇，一定要閱讀產品標示。

✳ 糖醇又該怎麼辦？

糖醇，比如木糖醇、山梨糖醇和赤藻醣醇都是兼備糖和酒精特性的碳水化合物。它們之所以受歡迎是因為低血糖指數，可是它們安全嗎？最新的科學研究可不認為。

越來越多證據指出，所有糖醇從口部開始一直到腸道，都會破壞體內的微生物群。因此，我也不再建議使用——即便是赤藻醣醇也是。赤藻醣醇是商業上常見拿來搭配酵母來使玉米澱粉發酵的成分，且一般來說搭配的都是基因改造過的酵母。[16]

迷思：糖醇如木糖醇和赤藻醣醇完全無害。

甘味劑	
・甜菊糖	・菊苣根（Just Like Sugar 品牌）
・生雪蓮果糖漿（即雪蓮果蜜）	・羅漢果

✳ 飲料

水

所有的一切都來自水。作為最純然的排毒劑和稀釋劑，水可以減少食慾，確保大腸和腎臟功能正常，排除體內廢物，還能減緩水腫。每天喝體重(公斤)×30毫升的水量，可以幫助肝臟代謝儲藏的脂肪，轉化為能量。喝冷水可以促進代謝，脫水反而會刺激皮質醇，導致肚子脂肪更多。最好是在餐前或餐間喝水，才能避免胃液被稀釋掉。

攝取份量：每天喝下體重（公斤）×30 毫升的水量（水和香草茶），在餐間喝可以避免胃液被稀釋。

* 咖啡

咖啡得為心臟病、潰瘍和神經失調負責的年代早已不再。咖啡不僅沒有這些問題，近期研究還指出咖啡豆能改善胰島素敏感度和代謝率，而且它的抗氧化成分能減緩 LDL 和發炎標記。咖啡能降低心臟病和直腸癌的風險，預防神經性退化症狀，包括帕金森氏症和阿茲海默症，還有減少疼痛以及許多其他健康益處。就連咖啡注射（直腸、陰部、陰莖和口部）也會用來治療子宮肌瘤、卵巢囊腫、感染、沾黏等等。更厲害的是，咖啡是苦味食物，歡呼吧！引述馬克‧賽克斯醫師的話，「要抑制我們對咖啡的熱愛，儼然像另一場大滅絕。[17]」唯一的警告在於，要確保你喝的咖啡是有機栽種而非在各種殺蟲劑之下生長，如果你有腎上腺問題，就要謹慎一點。

咖啡有很多多酚類和其他對新陳代謝非常有益的成分。2017 年的實驗老鼠研究證實咖啡對代謝症候群的正面助益。被餵食綜合咖啡成分（咖啡酸、葫蘆巴鹼和咖啡醇）的實驗鼠，胰島素敏感度增加，其肝臟內脂肪減少。[18] 咖啡豆還有另一個祕密武器——綠原酸，為咖啡裡含量最豐富的多酚類。綠原酸（CGA）有產熱性，所以它能指示體內脂肪細胞燃燒脂肪酸來取得能量。《美國臨床營養學期刊》上有篇研究發現，CGA 只需 5 天就能使血糖波動降低 50%。[19]

CGA 可以刺激減重、增加能量、減少糖尿病和心臟病風險。這種強大的多酚甚至能幫助快速入眠，這反倒是咖啡令人驚奇的地方（不是說咖啡因不會消除此效果）。CGA 還會在你熟睡時增加燃脂。挪威的研究指出，喝了高 CGA 咖啡的女性，減掉的體重比喝低 CGA 咖啡的女性還多 3 倍。平均一杯咖啡就含有約 130 毫克的 CGA，但要獲得其益處需要 8 倍之多的份量，那麼該如何使 CGA 增量呢？

綠原酸值取決於咖啡原生地在何處以及其烘焙方式。栽種在高海拔且氣候條件嚴峻地區（溫差大、風速等等）的咖啡樹，會產生更多的多酚類來保護自己。要找來自衣索比亞、肯亞、墨西哥、哥倫比亞和巴西的咖啡豆，特別是高海拔地區。

如果你熱愛深烘焙，那可能就要控制到中烘焙或淺烘焙。一旦咖啡豆是超過中烘焙，那些能讓脂肪爆炸、縮小尺寸的多酚類就會流失 75%。學著喜愛黑咖啡吧，因為它能讓多酚類的生物利用度降低 28%。低咖啡因咖啡？即便是最棒的種類，也會少了 25% 的多酚類。我建議喝 Purity Coffee，因為它的抗氧化成分是今天所有市售咖啡裡最多的。Purity Coffee 為有機咖啡且零汙染，也不含黴。

飲用份量：一天 1 杯咖啡。

烏龍茶

烏龍茶的減重益處已經過科學確證。如果你有甲狀腺的疑慮，那我會建議先不要喝，因為烏龍茶可能有氟汙染。

飲用份量：每天兩杯。

蒲公英根茶

蒲公英根是帶有泥土香氣的香草茶，可以使人窈窕，還是無咖啡因的咖啡替代品。蒲公英根茶更是有效的保肝飲料，使攝取過多酒精、糖、反式脂肪和藥物的人能有效抑制升高的肝臟酵素。加一大匙椰子油也是很好的方法，可以促進代謝健康脂肪來開始新的一天。

木槿茶

木槿茶不論是熱飲或冷飲都能保留水分，其利尿特性還能幫助把毒素和多餘的體液排出體外。木槿經證實也因為其抗炎特性，所以能降低高血壓，而其抗氧化成分也能降低高膽固醇。在感冒和流感盛行期間啜飲可以保持健康，因為它有豐富的抗壞血酸，有助於強化免疫系統。木槿茶也被認為可以幫助舒緩經期疼痛，使心情愉悅。

南非國寶茶

國寶茶是南非的一種香草，富含能促進健康的多酚類抗氧化素，因為此茶是由嫩葉製成，所以氟含量很低。南非國寶茶是唯一帶優質且罕見抗氧化素 aspalathin 的來源，它也以能強化超氧化物歧化酶的能力聞名，此成分是人體細胞膜內外最強大的抗氧化酵素。[20] 超氧化物歧化酶（SOD）可以擊潰自由基，減緩炎症。未發酵（綠葉）的南非國寶茶，抗氧化成分含量比傳統發酵的國寶茶還多。此香草茶也不含咖啡因、草酸鹽和丹寧酸，因此是最棒的激進代謝茶！

有機大骨湯

大骨湯是很好的暖心飲品，在冬季更是……比飲品還好但又不致於是一整餐。你可以另外加上最喜愛且富含 omega 的油脂（大麻籽、芝麻、松子等等）以及產熱的辛香料，這樣就能增加促進健康的效力。你還可以在杯湯裡另外加點檸檬汁！維繫計畫時加上椰奶也很棒。

含酒精飲料

　　這些飲料最好是不要喝。酒精不只會對肝臟造成額外負擔，我的臨床經驗也讓我相信，即便是適量酒精攝取，都會對難以減重的女性造成深遠的影響。這主要是因為它會影響雌激素增加，這可是科學研究驗證過的。這一點很重要，因為有許多嘗試減重的女性體內已經呈現雌激素佔優勢的現象──而酒精會使問題更難解決。酒精也可能與停經前女性黃體素減少有關。[21] 酒精法則的唯一例外在於非基改黑啤酒會被當成醃肉材料，炙烤過程中當然酒精也會完全揮發。

飲料	
咖啡要限制在每天 1 杯，烏龍茶則是 2 杯	保哥果茶
木槿茶	＊薄荷茶
＊蒲公英根茶	迷迭香茶
菊巨根茶	有機非基改黑啤酒
＊薑茶	＊安哥斯苦精酒
繡線菊草茶	＊咖啡
	大骨湯
	無糖蔓越梅汁

激進計畫成功的前 20 名祕方

1. **先從儲藏間激進翻新開始**：把有毒廚具分門別類的同時也要丟棄有毒食物。重新用全食的激進食物充填冷藏庫、冷凍庫和儲藏間。向加工過量、高溫處理和包裝處理過的食物說不。

2. **一開始要慢慢來**：要開始嘗試新的食物或補充品時，一定要慢

慢開始，才能感受到反應。一次嘗試一種新食物，這樣當你確
實有反應時才會知道是由何引起。

3. **事先規劃：**「沒能做好計劃，等於計劃好失敗」這句格言名符
   其實，預留 1~2 週的時間規劃飲食。如果平時有工作，那一週
   就花一兩天自己料理。比如說，搭配幾道慢煮鍋餐點，這樣你
   只要在早上把食材丟入，開電源即可。記得還要準備一些健康
   的「簡便食材」才能快速吃完。你也可以多做一點，用剩下的
   料理交朋友——把平時工作會吃的份量多做一份。

激進廚房設備檢查	
要棄用的食物	可使用的食物
1 大匙糖	1 大匙菊苣甘味劑或幾滴菊糖
1 盎司或 1 塊無糖烘焙用巧克力	3 大匙生可可粉或角豆粉，加上 1 大匙水和 1 大匙麻油
麵包粉	亞麻仁籽粉、Guiltless 七籽粉、堅果粉
醬汁與湯汁增稠劑	葛根、Guiltless 七籽粉
1 大匙瑪琪琳或烹飪用油	*1 大匙草飼動物奶油或 3 大匙亞麻籽粉

＊用亞麻仁籽烘焙能上色地更快，因此也可以縮短烘焙時間，或可以把烤
箱溫度降低 15 度。

其它雜項的同等物	
如果你沒有這個：	那就換成這個：
1 瓣新鮮大蒜	1/8 茶匙蒜粉
1 茶匙新鮮現磨薑泥	1/4 茶匙薑粉

1 大匙新鮮香草	半匙至 1 茶匙乾燥香草碎
1 茶匙新鮮香草	半茶匙乾燥香草粉
1 小顆洋蔥（1/3 杯）	1 大匙洋蔥粉或 1 大匙乾燥洋蔥碎

健康脂肪同等物

下列每一項均等同於 1 大匙的健康脂肪或油脂。品牌建議請見附錄 3

1 大匙自製美乃滋

2 大匙堅果或種籽醬（杏仁、腰果、南瓜籽、芝麻）

堅果：7 顆杏仁、2 顆中型巴西堅果、4 瓣核桃、6 顆腰果、4 瓣胡桃、3 顆夏威夷堅果、15 顆開心果、2 大匙松子

1 大匙奶油或酥油（澄清奶油）

1 大匙種籽（南瓜籽、奇亞籽、芝麻、葵花籽、大麻籽）

3 大匙烤亞麻仁籽粉

2 茶匙酸奶或 1 大匙鮮奶油

椰子：2 大匙椰肉片或 3 盎司椰奶或 1 大匙椰子奶油或椰肉醬

1/4 顆的小顆酪梨

8 大顆橄欖

1 盎司 Vega SaviSeed 點心包（印加堅果籽）

3 條鯷魚

所有產品應當為有機、全脂且取自草飼動物。

4. **全家人一起加入**：就算他們沒有恪遵計畫（雖然我希望他們會這樣做），這也是讓他們能淨化飲食很好的機會。

5. **當個瘋狂科學家吧**：記住——你就是鍊金術士。在廚房裡開心做實驗！

6. **到農夫市集逛逛**：養成習慣到自家區域的農夫市集採買。針對所在區域當季農穫購買有機蔬果來存放。在地農家和食物市場會有非常好的產品，包括手工起司到德國泡菜和韓國泡菜、自製肉乾、益生菌飲料等等。

7. **選購「omega-6」**：不要害怕 omega-6！omega-6 親體油（無摻雜的亞油酸來源）可以是發芽的種子、堅果、大麻籽油等等的形式，這些皆是重置細胞膜、使代謝燃燒的必要成分。

8. **美好的大麻**：嘗試用富含均衡 omega 成分的大麻籽油搭配沙拉，加上一或 2 大匙充滿堅果香氣的大麻籽芯。大麻的 omega-6 和 omega-3 含量比例幾乎是理想狀態。不過要以 TLC 處理大麻籽芯——一定要放入冷藏並盡快食用。

9. **更換烹飪用油**：印度酥油是很好的烹飪用油脂，因為它的發煙點高於奶油，還含有能耐受高溫的 omega-6 可以用。大骨湯也是很適合用來高溫烹煮。21 天重振計畫請專用在這 2 種油之上，之後開始執行維繫計畫時，就能加中性油脂，例如夏威夷堅果油、酪梨油、椰子油等等有適用烹飪發煙點的油脂。所謂的「中性」，我的意思是它們的 omega 比例不會亂掉，或是相互競爭在細胞膜上的空間。

10. **奶油復位**：用有機草飼動物奶油來塗抹蔬菜，這種奶油富含 omega-6 和 omega-3。

11. **一定要有堅果**。堅果是很好的 omega-6 來源，且 omega-3 含量較少。胡桃、核桃和腰果都能取代食譜上的麵包粉和增稠劑。可以用西洋芹、胡蘿和豆薯條來沾堅果醬（南瓜籽、杏仁、芝麻、腰果、核桃）當點心，或是大量抹在澳洲青蘋果上在正餐之間吃。美味的松子可以放在所有番茄醬基底的食物上，烤過的開心果碎則適合塗抹在雞肉和魚肉上。請再次留意，為了公平我不建議任何美國製的杏仁產品，不管有機與否亦然，因為美國所有的杏仁都經過了氣體或高溫處理，營養成分已經破壞。很可惜，但這「堅果王國」的名號已經不再，請盡可能選擇西班牙的杏仁。

12. **早餐建議**：果昔搭配克菲爾或優格，或是來點奇亞籽布丁加大麻籽奶和莓果也很棒！

13. **苦味食物和代謝靈藥**：不要忘記每天要攝取苦味食物！利用苦味食物和代謝靈藥來促進消化，提升代謝。代謝靈藥可以在 21 天徹底重振計畫後再加。

14. **完美的替「蛋」品**：因為膽囊會敏感，所以最好不要吃蛋，因此你需要有替蛋品。這裡提供一個簡單有效的方法！將 1 大匙亞麻仁籽粉與 3 大匙水攪拌在一起，靜置 3 分鐘後再加入料理中。

15. **與椰子同樂**。一旦完成重振計畫，進入維繫階段時，你和老朋友椰子就能重聚！椰子油是有益於代謝的「中性」油脂，不會與 omega 競爭，所以你可以安心的加回飲食中。早上加一點椰子油在咖啡或果汁裡，就能充滿活力。在湯品或咖哩中加半杯椰奶或椰子奶油，就能有非常滑順的口感和味道。椰肉醬現在也很普遍，是椰子油和椰子奶油混合而成——挖一匙或搭配堅果醬非常棒。

16. **激進的睡眠祕訣**：睡在涼爽的房間內會有強大的燃脂特性，因為它能增加體內的褐色脂肪，加速代謝；室內溫度調節在攝氏 15 度至 20 度之間最有效。[22] 充足的睡眠也很重要，每晚睡足 8.5 小時的人，經發現比起夜晚只睡 5.5 小時的人每日能多燃燒 4 百卡熱量。

17. **嘗試斷食：**間歇性斷食經證實能促進身體產生成長荷爾蒙，重新訓練身體燃燒脂肪作為能量，有促進代謝的益處。如果你很擔心飢餓，研究指出這並非常態。飢餓感會很快消失，因為飢餓荷爾蒙「飢餓素」會在兩天內驟增後才會降低。間歇性斷食有很多種形式，請自行嘗試！比如說，限制飲食時間為早上 10 點至下午 6 點之間，或是中午至晚上 8 點之間——配合你自己的時間表和生活方式即可。

18. **排毒是不好玩，但會熬過去的。**你可能會在感覺變好前先覺得不適，因為身體需要更多時間才能成功排毒。這是好的跡象，一定能熬過去！（排毒輔助補充品的部分請見附錄 2。）

19. **記得為什麼要做。**如果你故態復萌，那就複習一下，東山再起！不要放棄——適度調整就好。

20. **這計畫不是飲食法！**把它想成是讓你能變得纖瘦窈窕、健康年輕的路線圖！

徹底重振問與答

以下是準備執行 21 天徹底重振計畫時人們常碰到的問題。

Q：開始實行 21 天徹底重振計畫時，我一定要中斷本來在吃的補充品嗎？

A：你服用的主要補充品應該與激進代謝療法（請參見附錄 2）
建議的品項差不多。請繼續服用綜合維生素、礦物質、維
生素 D、益菌生之類的補充品。如果你正服用共軛亞麻油酸
（CLA）或 γ - 亞麻仁油酸（GLA），請繼續下去，因為這
些都與 omega-6 相關。如果你也有服用 Bile Builder，也請
繼續！

Q：**我無法吃乳製品怎麼辦？**

A：如果你無法耐受乳製品，請一定要攝取發酵蔬菜，好比德國
泡菜、天然發酵的醃漬物等等，才能取得寶貴的益生菌。也
可以考慮加一點益生菌補充品。新的乳製品替代物是腰果優
格，到維繫階段時可以再次選用椰子優格。如果你可以耐受
乳製品，請用生鮮且取自草飼動物的人工乳製品替換原來的
乳製品，比如優格、克菲爾、生起司、人工奶油和酸奶——
這樣你就能一次性獲得自然產生的 omega 和益生菌。不論你
選購哪一種產品，可以在上面撒上脆口的種籽、壓碎的堅果
或椰肉片（僅限維繫階段），既美味又口感十足。

Q：**如果我本來在進行消脂飲食怎麼辦？**

A：這兩種療程完全相容。你可以在消脂飲食階段 1 和 2、2 和 3
之間做 4 天徹底密集，然後在階段 2 或 3 裡執行 21 天徹底重
振。在 21 天徹底重振加到階段 3 時，飲食種類增加，換成新
的油品、激進碳水化合物和美味的益菌生。我會建議消脂飲

食階段 3 做 1 週，然後換成激進代謝做 1 週，然後交叉重複循環。不須無聊或只仰賴單一種食物。

Q：男性有特別的膳食建議嗎？

A：男性方面，我唯一會做的調整是根據體重、活動量和代謝因子不同來增加蛋白質份量，還有多增加一份的澱粉（澱粉類蔬菜、穀物或豆類）。如果要大力減重，那就不要增加澱粉，增加蛋白質就好。

第10章
每日菜單計畫

能認識這個飲食法我真的很開心。我幾乎完全遵照您提供的食譜，不過我自己將苦味食物中的蔬菜去掉了。我一開始就買了一個果汁機，每天做兩杯來喝，非常美味！果汁的部分雖然對我來說功效並不大，但還不至於使我卻步，我認為這是一個能抑制自己想吃甜食慾望的好辦法。

————瑪梨安，50 歲

結束 21 天實驗飲食時，我不僅腦袋更清楚，心志也更加專注。我和丈夫都非常喜歡這些菜單！

————蘇珊，61 歲

　　現在你已經準備好展現全新的自己！參照激進代謝法的飲食，即便是吃著自己熱愛的美食，也保證可以讓新陳代謝加速運作。下方提供的飲食計畫是讓你好好起步的簡單美味 28 天菜單範例。在這新的激進方法之下，你就能一邊燃燒自己體內的 omega 脂肪儲藏、讓膽汁變稀、改善膽囊功能、修整內臟和活化粒線體，開始變瘦。你所吃下、喝下的所有東西都能打造活力和力氣，加強燃脂！你才剛結束 4 天淨化階段，我們想讓你的消化腸道輕鬆點，所以你會留意到接下來的 3 週，早餐都是由輕食、容易消化但充滿營養的流質食物組成。每一天將從我們在第 9 章提到的「柑橘能量飲」開始，這些菜單搭配能讓你獲得燃脂為主的營養大豐收，至於熱愛咖啡的人啊，一起共襄盛舉吧！

　　請記得這些菜單搭配建議不是死的，早餐、午餐和晚餐的內容都可以互換，儘管配合你的生活方式和個人喜好來調整吧。唯一的例外是「柑橘能量飲」，如果你太晚喝，它會讓你持續保持清醒。記得要在份量、大小和食物種類上遵照基本的代謝法則，這樣才能控制胰島素的變化。所有菜單作法可以隨時翻回去第 9 章尋找答案。

飲食指南原則

- **飲料**：每天餐間要喝至少 1.8L 的水和香草茶，比如木槿和蒲公英。如果你喝烏龍茶，那記得一天只能喝兩杯，咖啡則是一天一杯（包含柑橘能量飲）。

- **乳製品**：如果你無法耐受乳製品，那儘管減去此食物吧。也就是說，益生菌食物非常重要，如果你無法耐受發酵的乳製品，那可以選擇發酵的蔬菜，像是酸黃瓜或德國泡菜，或是加一匙味噌在你所喝的湯裡。

- **素食選擇**：如果你是全素主義者或素食者，那每天只要用天貝，或半杯的青豆或其他豆類來取代一種動物性蛋白質即可。

- **omega 脂肪**：不要忘記每一餐都要包含重要的 omega-6 和 omega-3 脂肪，只要另外加點大麻籽油或撒上亞麻籽粉在餐點上即可。

- **奇妙但驚人的激進新食材**：我已經選出幾種有絕佳健康益處的激進新食材，包括醃梅醋和西伯利亞松子油。醃梅醋不僅美味，還具備益生菌的益處，但你也可以替換成蘋果醋。松子油是美味的 omega-6 油品，經證實能有效解決常見的消化問題，所以我強烈建議買一瓶在未來 28 天試試看。

現在來看菜單吧！下面提供了四星期的餐點建議搭配。前三週屬於 21 天重振飲食，第四週則代表維繫計畫的第一週。在維繫計畫裡，你會加進其他健康的中性脂肪和油品，例如酪梨、椰子和橄欖，能耐受的話還有蛋和洋蔥；而你也會在維繫計畫裡每天多增加一至兩份激進碳水化合物和水果。標有星號（＊）的餐點會在激進食譜那一章出現，現在請繼續讀下去，在 28 天內找出能重塑身形、改變生活的方法。

第一週：21 天徹底重振計畫

星期日
早餐：柑橘能量飲
點心：7 顆胡桃、1 小顆蘋果
午餐： 113g 水煮雞胸肉撒上 1 茶匙亞麻仁粉、三色沙拉（芝麻葉、紫菊苣、苦苣）加上 1 大匙大麻籽油和檸檬汁
中午至下午：代謝飲＊或 1 杯大骨湯加 1 茶匙每日蔬果粉
晚餐： 1 份（113g）激進火雞肉漢堡＊、半杯蒸甘藍淋 1 大匙奶油或酥油、小顆地瓜壓成泥加肉桂
甜點：2 小塊苦味黑巧克力

星期一

早餐：柑橘能量飲

點心：西洋芹條和胡蘿蔔條加 1 大匙切碎的新鮮蒔蘿和 1 大匙檸檬汁

午餐：
1/2 杯茅屋起司和貝比生菜、小黃瓜和紅椒切片，淋上 1 大匙 o-mega 6 芝麻沙拉醬 * 和 1 大匙奇亞籽
1/2 杯鳳梨

中午至下午：代謝靈藥飲 * 或 1 杯大骨湯 +1 茶匙每日蔬果粉

晚餐：
113g 水煮野生鮭魚淋上大麻籽油和檸檬汁、1/2 杯青豆加薄荷、香醇輕柔水田芥濃湯 *

甜點：15 顆開心果

星期二

早餐：柑橘能量飲

點心：7 顆胡桃

午餐：
1 份（113g）炙烤牛肉漢堡排搭配芥末和孜然、葡萄柚卷心菜沙拉 * 撒上 1 大匙烤亞麻仁籽粉

中午至下午：代謝靈藥飲 * 或 1 杯大骨湯 +1 茶匙每日蔬果粉

晚餐：
炸雞肉排與黃瓜沙拉 *、1/2 杯蒸綠花椰菜淋上醃梅醋和 1 大匙松子油

甜點：1 杯維爾的歐恰塔 *

星期三

早餐：柑橘能量飲

點心：1 小顆西洋梨加 2 大匙杏仁醬

午餐：
113g 重的鮪魚和鮭魚罐頭搭配檸檬汁，還有混合綠葉沙拉和切碎的西洋芹撒上 1 湯匙大麻油，再加上 1 大匙烤亞麻仁籽粉

中午至下午：代謝靈藥飲 * 或 1 杯大骨湯加 1 茶匙每日蔬果粉

晚餐：
1 份（113g）烤牛排配大蒜與迷迭香、蒸朝鮮薊加 1 大匙辣根油醋醬 *、1/2 杯烤根莖類蔬菜加 1 大匙奶油或酥油

甜點：2 小塊苦味黑巧克力

星期四

早餐：柑橘能量飲

點心：西洋芹棒加 2 大匙腰果醬和大匙烤亞麻仁籽粉

午餐：
1 份（113g）野牛肉或牛肉漢堡搭配酸黃瓜和芥末與紅葉沙拉、胡蘿蔔絲和櫻桃蘿蔔，加上 1 大匙醃梅油醋醬 *

中午至下午：代謝靈藥飲 * 或 1 杯大骨湯加 1 茶匙每日蔬果粉

晚餐：
1 份梅麗莎火雞香腸漢堡排 *、1/2 杯印度香米淋上 1 大匙大麻籽油、大骨高湯炒青豆 * 撒上 1 大匙核桃碎

甜點：3 顆夏威夷堅果和 1 顆橘子

星期五

早餐：柑橘能量飲

點心：6 顆腰果

午餐：
113g 重的天貝搭配大蒜、荸薺、青江菜、竹筍和甜豆，用 2 大匙大骨湯翻炒 *、1 大匙椰子氨基和 1/4 茶匙薑泥淋上 1 大匙亞麻仁油

中午至下午：代謝靈藥飲 * 或 1 杯大骨湯加 1 茶匙每日蔬果粉

晚餐：
摩洛哥烤雞 *、半杯箱烤薑味奶油南瓜淋上 1 大匙松子油、2 顆中型杏桃

甜點：15 顆開心果

星期六

早餐：柑橘能量飲

點心：3/4 杯去皮的豆薯條沾萊姆汁、孜然和 1 大匙奇亞籽、1/2 杯芒果

午餐：
烤雞胸肉搭配龍蒿菜，以及蒸四季豆搭配巴西利，淋上 1 大匙亞麻仁油

中午至下午：代謝靈藥飲 * 或 1 杯大骨湯加 1 茶匙每日蔬果粉

晚餐：
113g 炙烤醃大蒜、乾芥末、迷迭香和檸檬汁的羊排、南瓜麵淋上 1 大匙奶油或酥油

甜點：1 份 o-mega 6 大麻可可魔幻球 *

第二週：21 天徹底重振計畫

星期日

早餐：柑橘能量飲

點心：2 大匙葵花籽、1/8 顆哈密瓜

午餐：

113g 沙丁魚、西洋芹碎、巴西利碎、撒上 1 大匙辣根油醋醬 * 並放上 1 大匙烤亞麻仁籽、香醇輕柔水田芥濃湯 *

中午至下午：代謝靈藥 * 或 1 杯大骨湯加 1 茶匙蔬果粉

晚餐：

113g 檸檬大蒜烤雞 *、烤蘆筍佐檸檬皮與芝麻、半杯煮熟小米淋 1 大匙松子油

甜點：1 片激進巧克力豆餅乾 *

星期一

早餐：柑橘能量飲

點心：1 包（單人份）烤海苔、2 顆中型李子

午餐：

雞肉丼：113g 烤雞肉塊搭配櫻桃蘿蔔切片、水田芥、西洋芹、巴西利和 1 大匙辣根油醋醬 * 撒上 1 大匙大麻芯

中午至下午：代謝靈藥 * 或 1 杯大骨湯加 1 茶匙蔬果粉

晚餐：

1 杯香醇輕柔水田芥濃湯、照燒天貝 *、半杯烤胡蘿蔔加 1 大匙奶油或印度酥油和醃黃瓜

甜點：4 顆胡桃與 2 小塊苦味黑巧克力

星期二

早餐：柑橘能量飲

點心：3/4 杯去皮的豆薯切塊放入 1 杯希臘優格中，撒上 1 大匙大麻心、半杯新鮮的當季莓果

午餐：
火雞肉快炒：113g 火雞肉塊、荸薺、青江菜、荷蘭豆、巴西利淋上 1 大匙亞麻仁油

中午至下午：代謝靈藥飲 * 或 1 杯大骨湯加 1 茶匙蔬果粉

晚餐：
113g 雞肉以 1 大匙酥油搭配薑、大蔥和綠花椰菜煎炒、半杯印度香米淋上 1 大匙松子油

甜點：1 片激進巧克力豆餅乾 *

星期三

早餐：柑橘能量飲

點心：3 顆夏威夷堅果、10 顆櫻桃

午餐：
113g 烤雞肉佐檸檬汁和大蒜、半杯煮熟小米淋上 1 大匙大麻籽油、水田芥與小黃瓜沙拉搭配 1 大匙辣根油醋醬 * 撒上 1 大匙烤亞麻仁籽粉

中午至下午：代謝靈藥飲 * 或 1 杯大骨湯加 1 茶匙蔬果粉

晚餐：
1 份（113g）薄荷羊肉漢堡排，淋上 1 大匙大麻籽油、1 杯香醇輕柔水田芥濃湯 *

甜點：2 小塊黑巧克力和 7 顆杏仁

星期四

早餐：柑橘能量飲

點心：1 包（單人份）烤海苔點心、12 顆葡萄

午餐：
1 份激進火雞培根漢堡 *、紅綠萵苣菜絲沙拉、豆薯、胡蘿蔔搭配 1 大匙 o-mega 6 芝麻沙拉醬 * 再撒上 1 大匙奇亞籽、半杯青豆搭配 1 大匙奶油或印度酥油

中午至下午：代謝靈藥飲 * 或 1 杯大骨湯加 1 茶匙蔬果粉

晚餐：
113g 燉迷迭香大蒜羊排加一撮肉桂、蒸白花菜泥佐茴香，撒上 1 大匙烤亞麻仁籽粉

甜點：1 顆 o-mega 6 大麻可可魔幻球 *

星期五

早餐：柑橘能量飲

點心：蔬菜棒佐葵花「起司」醬 *

午餐：
1 份（113g）牛肉漢堡排，淋 1 大匙亞麻仁籽油、葡萄柚卷心菜沙拉 *

中午至下午：代謝靈藥飲 * 或 1 杯大骨湯加 1 茶匙蔬果粉

晚餐：
芝麻胡桃雞肉 *、半杯烤甜根配酸奶油和蒔蘿 *

甜點：7 顆杏仁

星期六

早餐：柑橘能量飲

點心：半杯茅屋起司搭配半杯鳳梨

午餐：
113g 火雞絞肉以 1 大匙酥油加上大蒜翻炒，再以萵苣葉包裹、蒸綠花椰菜配檸檬汁與 1 大匙大麻心、苦苣和黃瓜沙拉淋上 1 大匙辣根油醋醬 *

中午至下午：代謝靈藥飲 * 或 1 杯大骨湯加 1 茶匙蔬果粉

晚餐：
113g 蝦仁炒 1 大匙印度酥油與薑和大蒜，搭配蒸綠花椰菜、半杯印度香米淋上 1 大匙松子油

甜點：2 小塊苦味黑巧克力

第三週：21 天徹底重振計畫

星期日

早餐：柑橘能量飲

點心：7 顆杏仁、半顆木瓜淋檸檬汁

午餐：
85g 蟹肉碎搭配西洋芹棒和萊姆汁、1 杯香醇輕柔水田芥濃湯 *

中午至下午：代謝靈藥飲 * 或 1 杯大骨湯加 1 茶匙蔬果粉

晚餐：
薑燒牛排佐芝麻葉和小黃瓜沙拉 * 撒上 1 大匙大麻心、半杯烤奶油南瓜佐蕪菁苒淋上 1 大匙亞麻仁籽油

甜點：2 大匙松子

星期一

早餐：柑橘能量飲

點心：1 包（單人份）烤海苔、1 小顆柳橙或橘子

午餐：
激進火雞肉漢堡 *、紅綠萵苣絲沙拉、豆薯和胡蘿蔔搭配 1 大匙 o-mega 6 芝麻沙拉醬 *、半杯青豆和 1 大匙奶油

中午至下午：代謝靈藥飲 * 或 1 杯大骨湯加 1 茶匙蔬果粉

晚餐：
鹹味迷迭香檸檬羊排 *、綜合萵苣沙拉佐苦味蔬菜撒上 1 大匙大麻心淋上 1 大匙大麻籽油醋醬 *、半杯爭綠花椰菜與白花菜

甜點：6 顆夭壽好吃咖哩風味腰果 *

星期二

早餐：柑橘能量飲

點心：嫩黃瓜佐萊姆汁、1 顆奇異果

午餐：
1 份（113g）牛肉漢堡排佐芥末以蘿蔓生菜葉包裹、半杯地瓜薯條、蒸黃櫛瓜捲佐 1 大匙奶油或印度酥油，撒上 1 大匙烤亞麻仁籽粉

中午至下午：代謝靈藥飲 * 或 1 杯大骨湯加 1 茶匙蔬果粉

晚餐：
烤芝麻胡桃雞肉 *、香烤球芽甘藍佐檸檬皮淋上 1 大匙松子油

甜點：7 顆杏仁

星期三

早餐：柑橘能量飲

點心：2 大匙南瓜籽、半根小隻香蕉

午餐：
113g 炙烤雞肉佐續隨子和綜合綠葉沙拉、白蘿蔔切絲、8 顆橄欖、淋上大匙 o-mega 6 芝麻沙拉醬 * 和 1 大匙烤亞麻仁籽粉

中午至下午：代謝靈藥飲 * 或 1 杯大骨湯加 1 茶匙蔬果粉

晚餐：
1 份（113g）羊肉漢堡排搭配新鮮薄荷與蒔蘿、芝麻葉和菊苣佐 1 大匙大麻籽油醋醬 *、半杯印度香米和 1 大匙奶油或印度酥油

甜點：2 小塊苦味黑巧克力

星期四

早餐：柑橘能量飲、半杯新鮮當季莓果

點心：醃嫩黃瓜和 3 顆夏威夷堅果

午餐：
1 杯激進扁豆濃湯 *、綜合綠葉沙拉、胡蘿蔔絲和白蘿蔔搭配 1 大匙 o-mega 6 芝麻沙拉醬 *

中午至下午：代謝靈藥飲 * 或 1 杯大骨湯加 1 茶匙蔬果粉

晚餐：
113g 炙烤野生鮭魚淋上 1 大匙大麻籽油，搭配椰子氨基醬油、檸檬汁和薑；葡萄柚卷心菜沙拉 *；蒸綠花椰菜淋上 1 大匙亞麻籽油

甜點：4 顆胡桃和 2 小塊黑巧克力

星期五

早餐：柑橘能量飲

點心：西洋芹棒搭配 2 大匙腰果醬和 1 大匙奇亞籽、1 顆中型桃子

午餐：
113g 炙烤雞胸肉佐龍蒿搭配菊苣沙拉、8 顆橄欖、白蘿蔔和 1 大匙煙燻油醋醬 *；半杯煮熟小米與 1 大匙奶油或印度酥油

中午至下午：代謝靈藥飲 * 或 1 杯大骨湯加 1 茶匙蔬果粉

晚餐：
炙烤檸檬第戎芥末火雞肉排 *、蒸煮四季豆淋上檸檬皮和 1 大匙亞麻籽油

甜點：1 顆 o-mega 6 大麻可可魔幻球 *

星期六

早餐：柑橘能量飲

點心：2 顆巴西堅果、1 小顆蘋果

午餐：
以 113g 炙烤雞肉絲、西洋芹碎、8 顆橄欖撒上 1 大匙 o-mega 6 芝麻沙拉醬 * 與 1 大匙大麻心製成的雞肉丼

中午至下午：代謝靈藥飲 * 或 1 杯大骨湯加 1 茶匙蔬果粉

晚餐：
1 份（113g）炙烤迷迭香牛排，淋上 1 大匙亞麻籽油；大骨高湯炒卷心菜 * 搭配大蒜碎；半杯青豆佐薄荷

甜點：1 片激進巧克力豆餅乾 *

第四週：維繫計畫

星期日

早餐：柑橘能量飲

點心：蘋果加 2 大匙堅果醬

午餐：
以 113g 鮪魚、1 大匙酪梨油美乃滋、碎西洋芹和一撮咖哩粉製成的鮪魚沙拉；1 杯香醇輕柔水田芥濃湯 * 撒上 1 大匙大麻心；半杯蒸煮蕪菁甘藍佐蒔蘿搭配 1 大匙松子油

中午至下午：代謝靈藥飲 * 或 1 杯大骨湯加 1 茶匙蔬果粉

晚餐：
113g 炙烤檸檬大蒜雞肉；半杯蒸煮紅葉卷心菜和葛縷子；半杯印度香米加 1 大匙奶油或印度酥油

甜點：15 顆開心果、10 顆櫻桃

星期一

早餐：柑橘能量飲

點心：1 片奇異果和半根小隻香蕉切片

午餐：
咖哩白花菜濃湯 *、菠菜與紫菊苣沙拉佐醃梅油醋醬 *、半杯烤山藥撒上顆夏威夷堅果切碎和 1 大匙椰肉片

中午至下午：代謝靈藥飲 * 或 1 杯大骨湯加 1 茶匙蔬果粉

晚餐：
1 份（113g）野牛肉或牛肉漢堡排；蒸綠花椰菜撒上 1 大匙大麻心、半杯小米加 1 大匙奶油或印度酥油

甜點：1 份驚喜吧蛋糕 *

星期二

早餐：柑橘能量飲

點心：半杯綜合新鮮莓果加 1 大匙鮮奶油

午餐：
火雞里肌捲 113g 和青蔥，淋上 1 大匙松子油；貝比生菜和胡蘿蔔絲沙拉佐醃梅油醋醬 *

中午至下午：代謝靈藥飲 * 或 1 杯大骨湯加 1 茶匙蔬果粉

晚餐：
4 盎司水煮羊排；半杯綜合青豆加香米佐薄荷，淋上 Olive Your Heart 油

甜點：2 小塊苦味黑巧克力和 7 顆杏仁、1 顆中型桃子

星期三

早餐：柑橘能量飲

點心：6 顆夭壽好吃咖哩腰果 *、1 小顆蘋果

午餐：
113g 蝦仁佐卷心菜絲和 1 大匙芫荽萊姆醬 *、半杯小米佐薑汁

中午至下午：代謝靈藥飲 * 或 1 杯大骨湯加 1 茶匙蔬果粉

晚餐：
1 杯激進扁豆濃湯 * 撒上 1 大匙烤亞麻仁籽粉、半杯炒菠菜和 1 大匙橄欖油和海鹽

甜點：1 份脆口杏仁水果棒 *

星期四

早餐：柑橘能量飲

點心：胡蘿蔔棒搭配 2 大匙腰果醬、半杯芒果

午餐：

炸雞肉排與黃瓜沙拉 * 撒上 1 大匙大麻心、3/4 杯去皮豆薯切塊淋上萊姆汁、半杯印度香米淋上 1 大匙奶油或印度酥油

中午至下午：代謝靈藥飲 * 或 1 杯大骨湯加 1 茶匙蔬果粉

晚餐：

1 份（113g）烤鼠尾草和迷迭香火雞胸肉，淋上 1 大匙特級初榨橄欖油；半杯以大骨湯燉煮的橡果南瓜捲 *

甜點：4 瓣胡桃、2 顆中型杏桃、2 小塊黑巧克力

星期五

早餐：柑橘能量飲、半杯新鮮當季莓果

點心：鷹嘴豆泥搭配小黃瓜和胡蘿蔔

午餐：

113g 烤牛肉佐醃菜和芥末、菠菜與菊苣沙拉加 1 大匙烤亞麻仁籽和 1 大匙 o-mega 6 芝麻沙拉醬 *

中午至下午：代謝靈藥飲 * 或 1 杯大骨湯加 1 茶匙蔬果粉

晚餐：

白花菜脆口披薩 *：澆上 1 大匙橄欖油，放上 113g 有機火雞香腸、1 盎司起司、8 顆橄欖、朝鮮薊心、菠菜、奧勒岡和羅勒；半杯箱烤地瓜

甜點：1 份脆口杏仁水果棒 *

星期六

早餐：柑橘能量飲

點心：2 顆李子

午餐：
照燒天貝 *、綜合綠葉沙拉搭配半個小顆酪梨和 1 大匙芫荽萊姆醬汁 *、半杯小米淋上 1 大匙奶油或印度酥油

中午至下午：代謝靈藥飲 * 或 1 杯大骨湯加 1 茶匙蔬果粉

晚餐：
1 份（113g）薩利斯伯里肉餅佐椰子氨基醬油、半杯地瓜泥搭配椰奶和肉桂、 綠葉沙拉佐苦味蔬菜和 1 大匙松子檸檬油醋醬 *

甜點：1 片椰子奶油派 *

第11章 激進代謝食譜

請留意：有標示「M」的食譜只能在維繫計畫上使用，其他的食物皆適用於 21 天或維繫計畫。

✴ 代謝靈藥飲

振奮雞尾酒代謝靈藥飲 | 蘋果醋調節代謝靈藥飲 | 蒲公英根代謝靈藥飲

✴ 果汁 & 飲料

透早起床煥新果汁 | 下午活力喝采果汁 | 激進檸檬磚
維爾的歐洽塔

✴ 早餐

柑橘能量飲 | 天貝羅勒輕炒 | 藍莓檸檬杏仁鬆餅 M
Melissa 火雞肉香腸肉餅

✴ 開胃菜

薑薑亞洲萵苣捲餅 | 火雞萵苣捲餅 | 薑汁鳳梨蝦仁
炸雞肉排佐小黃瓜沙拉 | 激進火雞肉漢堡
薑燒牛排佐芝麻葉與小黃瓜沙拉 | 摩洛哥烤雞 | 芝麻胡桃雞肉
炙烤檸檬第戎芥末炸火雞肉排 | 檸檬大蒜烤雞

鹹味迷迭香檸檬羊排　|　照燒天貝　|　白花菜脆口披薩

✳ **蔬菜 & 配菜**

葡萄柚卷心菜沙拉　|　烤甜菜根佐酸奶蒔蘿　|　培根捲球芽甘藍

✳ **濃湯 & 高湯**

基本大骨湯

大骨湯靈藥：

　　　巫婆大骨湯靈藥　|　莽漢武士大骨湯靈藥

　　　黃金威猛大骨湯靈藥

香醇輕柔水田芥濃湯　|　咖哩白花菜濃湯 **M**　|　激進扁豆濃湯

✳ **沙拉醬、沾醬 & 醬汁**

o-mega 6 芝麻沙拉醬

基本油醋醬

　　　變化：希臘油醋醬　|　醃黃瓜油醋醬　|　味噌油醋醬

　　　　　　法式油醋醬　|　辣味芝麻油醋醬　|　泡菜油醋醬

　　　　　　薑汁油醋醬

大麻籽油醋醬　|　芫荽萊姆沙拉醬　|　醃梅醋油醋醬

辣根油醋醬　|　葵花「起司」沾醬　|　阿根廷青醬

✳ **點心 & 甜點**

夭壽好吃咖哩腰果　|　o-mega 6 大麻可可魔幻球　|　激進巧克力豆

餅乾

驚喜吧蛋糕 **M** ｜ 脆口杏仁水果棒 **M** ｜ 椰子白脫牛奶派 **M**

杏仁粉派皮 **M**

代謝靈藥飲

在 21 天重振計畫中，每天下午你得喝一份代謝靈藥飲才能讓消化和代謝系統好好充電；只要你想你也可以多喝。要想讓苦味食物的好處最大化，就要在餐前 30 分鐘吃，如果飯後不消化還可以再吃一份。我喜歡 Quicksilver Scientific 推出的 Dr. Shade's Bitters No. 9（苦味香草劑），你可以上網購買，或是在居住市區的健康食品商店中找到。

✳ 振奮雞尾酒代謝飲 ✳

這款美妙的餐前酒是正餐前很好的雞尾酒。早上喝咖啡之前，可以留30c.c. 的空間給這款雞尾酒，它也是餐後很好的幫助消化飲料。

份量 1 人份

食材：濾煮咖啡 28g（2 大匙） ｜ 苦味香草劑 1/4 茶匙

無糖可可或可可粉 1/4 茶匙 ｜ 橘子皮（自行選用）1 撮

作法：混合均勻後立即享用！

✳ 蘋果醋調節代謝飲 ✳

如果你想要一次就把苦味食物搭配蘋果醋一併喝下，這是很棒的餐前酒。

份量 1 人份

食材：過濾的水 1/4 杯　│　蘋果醋 1 大匙

　　　　苦味香草劑 1/4 茶匙　│　薑 1/4 茶匙　│　卡宴辣椒 1/8 茶匙

　　　　雪蓮果糖漿 1/8 茶匙

　　　　甜菊糖 1 滴或菊苣甘味劑 (Just Like Suger) 1 撮

作法：混合均勻後立即享用！

✳ 蒲公英根代謝飲 ✳

此款美味的餐前飲料最適合喜歡甜食的人。只要不要過量即可──要記得一定要喜愛品嚐苦味食物，才能確實刺激消化液。

份量 1 人份

食材：濾煮的蒲公英根茶 30c.c.（2 大匙）

　　　　苦味香草劑 1/4 茶匙　│　薑泥 1/4 茶匙

　　　　雪蓮果糖漿 1/8 茶匙、甜菊糖 1 滴或菊苣甘味劑 (Just Like Suger)

　　　　1 撮　│　卡宴辣椒 1 撮

作法：混合均勻後立即享用！

果汁＆飲料

✳ 早晨煥新果汁 ✳

此款充滿抗氧化元素的果汁，有薑黃可以減緩發炎，葡萄柚可以增加維生素 C，還有小黃瓜能洗除體內毒素──是款能好好開始全新一天的美食！

份量：約 230c.c.

食材：去皮葡萄柚 1/2 顆 ｜ 胡蘿蔔 1 根 ｜ 小黃瓜 1 根
　　　　貝比或蘿蔓生菜 1/4 顆 ｜ 新鮮薄荷葉（含莖）1 大把
　　　　新鮮薑片 1 片（2.5cm）
　　　　新鮮薑黃 1 片（5cm），或是薑黃粉 1 大匙
　　　　激進檸檬磚 1 塊（請見 265 頁食譜）解凍，或半顆帶皮檸檬

作法：洗淨蔬果，用果汁機或高速攪拌器攪打所有食材（請見說明）。
　　　　為取得最豐富的營養請立即飲用。

※ **請注意**：如果你有在服用藥物且禁食葡萄柚，可換成整顆去皮柳橙。
如果選用薑黃粉，最後再放。如果使用的是高速攪拌器，一定要加入足夠
的水才能充分攪打。

✳ 午後活力喝采果汁 ✳

豆薯富含能增進免疫系統的營養，包含維生素 C、鎂、鉀和錳。檸檬
和薑則提供辛香的刺激酸味。

份量：約 230c.c.

食材：去皮且隨意切塊的豆薯 3/4 杯 ｜ 小黃瓜 1/2 根
　　　　蘋果，去核去籽且去皮 1/2 顆 ｜ 西洋芹莖 3 條
　　　　新鮮薑片 1 片（5cm 厚）
　　　　激進檸檬磚（請見 265 頁食譜）1 塊解凍，或是帶皮檸檬 1/2 顆

作法：洗淨蔬果，用果汁機或高速攪拌器攪打所有食材。
　　　　為取得最豐富的營養請立即飲用。

※ **請注意**：如果使用高速攪拌器，一定要加入足夠的水才能充分攪打。

❋ 激進檸檬磚 ❋

既然有檸檬，那就做些激進檸檬磚吧！這些帶皮檸檬磚能快速成為全家人的主食。使用整顆檸檬時，可以享受到它的植物性營養素和芳香油脂。你只需要一台攪拌器和冰塊模。本食譜也能用萊姆做，或是檸檬加萊姆結合製作。只要任何提到檸檬汁或檸檬皮的食譜不受多一點水分影響，就能使用檸檬磚；也可以加在果昔、果汁或濃湯，或者加在水裡或茶裡都好。

份量：標準尺寸冰塊磚 24 塊（每顆檸檬可做 8 塊）
食材：檸檬對切成四瓣 3 顆
　　　　濾過的水 1 杯
作法：把檸檬和水放入果汁機或食物處理器打成泥，把檸檬泥承裝在冰塊模中，放入冰箱冷凍。一旦冷凍後，可以把檸檬磚裝在有蓋子的容器裡放入冷凍庫備用。

❋ 維爾的歐洽塔 ❋

為滑順、可口經典飲料「昆諾安雅（Kunna aya）」或是奈尼利亞版虎堅果奶的激進版本（改編自美食網站 Nourished Kitchen）。

份量：1.1L
食材：生的有機虎堅果 140g　│　錫蘭肉桂半根至 1 根
　　　　濾過的溫水 1.1L　│　豆蔻莢 2 個
作法：1. 將虎堅果和肉桂放在中型碗中，再倒入溫水覆蓋。浸泡 12 至 24 小時。
　　　　2. 把泡過的虎堅果、浸泡的水和香料放入高速攪拌器，攪打至滑順。必要時可以再另外加冷水輔助攪打。

3. 攪打後混合物倒入堅果奶過濾袋中，慢慢揉壓直到變塊狀且
相對較乾，就像製作其他堅果奶一樣。（此時的成品若對你來
說太濃稠，那就再加些水，攪拌成你喜歡的喝的狀態。）

4. 把虎堅果奶放在玻璃罐或寬口水壺再放入冰箱。

※ 細緻的塊狀物會沉澱到底部，因此你得選擇可以用湯匙挖
到底部的容器。要把底層塊狀攪散需要力氣，但不可遺漏它
們──這些塊狀物才有珍貴的纖維。相信我……搖晃玻璃罐
無法打散的。

※ 請注意：歐洽塔非常適合冷飲，或是直接加香蕉打成果昔。它也適合加
在奇亞籽布丁、燕麥脆穀片，或是放入咖啡或茶……這款飲料根本打遍椰
奶或杏仁奶！

早餐

☀ 柑橘能量飲 ☀

此款能燃脂、增強氣力，幫你開始快速減重的飲品！

份量：226ml

食材：濾煮的有機咖啡 * 或是蒲公英根茶或烏龍茶 226ml
乳清蛋白粉（香草或巧克力）1 球　｜　可可粉 2 大匙
椰奶 2 大匙　｜　薑泥 1/8 茶匙　｜　肉桂粉（錫蘭肉桂）1/4 茶匙
柑橘皮粉（請見說明）半茶匙　｜　海鹽 1 撮

可加可不加：

菊苣甘味劑 (Just Like Sugar) 半茶匙　｜　甜菊糖數滴

把所有食材放入小碗或有附蓋罐子裡搖晃均勻，接著倒入喜歡的杯子
裡直接飲用！

* 如果你無法耐受咖啡，可以換成蒲公英根茶或烏龍茶，但你要知道咖
啡絕對是加快減重的好東西。烏龍茶每一杯含有 50 至 75 毫克的咖啡
因，而咖啡則平均是 180 毫克。蒲公英根茶不含咖啡因，這些茶雖然仍
有效，但咖啡是最好的。

※ 請注意：多虧了希林頓博士（Doc Shilington），現在你可以自製含有芸
香素、橙皮苷和生物類黃酮的綜合維生素 C 飲品。方法在此：將有機的柳
橙和檸檬皮切成條狀，放在盤子上風乾幾天，直到果皮變乾又脆（也可以
用脫水機）。接著用咖啡磨豆器，把果皮磨成粉。

✺ 天貝羅勒輕炒 ✺

你一定會因為這份簡單輕炒有多麼營養而嚇到──而且還很美味！
如果找不到水田芥，可以嘗試芝麻葉。

份量： 2 人份

食材： 大蒜瓣切碎 2 瓣　│　水田芥 1 把　│　天貝（壓碎）453 克
椰子氨基醬油半茶匙　│　切碎的新鮮羅勒 1 杯
大骨湯（請見第 280 頁自行製作）2 大匙　│　現榨檸檬汁 1 茶匙

作法： 1. 在炒鍋內用大骨湯翻炒大蒜和水田芥，直到蔬菜變軟。

2. 將火轉至中文火，放入羅勒、天貝、椰子氨基醬油和檸檬汁。

3. 最後蓋上鍋蓋，燜煮 5 至 7 分鐘，偶爾翻炒即可。

✳ 藍莓檸檬杏仁鬆餅 ✳

用杏仁粉不用小麥粉製作的無麩美食不僅美味，還有豐富的蛋白質。

份量：約 10 塊圓形美式鬆餅
食材：杏仁粉 1 杯 ｜ 小蘇打半茶匙 ｜ 海鹽 1 撮 ｜ 蛋 1 大顆
　　　　蛋白 1 人顆 ｜ 激進檸檬磚（請見第 265 頁）解凍 1 塊
　　　　濾過的水（視情況增減）1/4 杯 ｜ 藍莓半杯
作法：1. 平底鍋或大型煎鍋預熱至攝氏 190 度。

　　　　2. 把杏仁粉、小蘇打和海鹽在碗中混合均勻。

　　　　3. 在另一只碗中打進蛋、蛋白和解凍的檸檬磚。

　　　　4. 把麵粉混合物倒入蛋液中，加進適量的水，讓麵糊達到鬆餅的
　　　　　 濃稠度。

　　　　5. 輕輕拌入藍莓。

　　　　6. 在預熱好的鍋中放入一大匙麵糊，煎到鬆餅底部呈金黃色，邊
　　　　　 緣乾脆，約費時 3 ～ 4 分鐘。翻面，直到另一面也呈金黃，費
　　　　　 時約 2 ～ 3 分鐘。重複動作，煎完剩下的麵糊。

✳ Melissa 火雞肉香腸肉餅 ✳

我把這份餐點歸類在早餐裡，但這些精瘦、充滿風味的肉餅也適合所
有餐點。

份量：3 ～ 4 人份
食材：精瘦的有機火雞絞肉 0.5kg ｜ 大蒜瓣（壓碎）2 ～ 6 瓣
　　　　塗抹用的鼠尾草半茶匙 ｜ 茴香粉半茶匙 ｜ 海鹽適量
作法：1. 先將烤箱預熱至攝氏 176 度。

　　　　2. 除了鹽巴，把所有食材放入碗中混合均勻，塑形成直徑 5cm

的香腸肉餅，放在煎鍋或附有烤架的烤盤上。

3. 接著烘烤到中間沒有血色，約 20 ～ 25 分鐘。必要時可以在上桌時撒上海鹽調味。

開胃菜

✳ 薑薑亞洲萵苣捲餅 ✳

這款風味可口的捲餅有豐富的營養成分 —— 而且鈉含量還沒有其他捲餅來得高。

份量：10 份

食材：酥油 1 大匙　｜　有機草飼牛絞肉 566g　｜　海鹽適量
　　　　大蒜瓣切丁 4 瓣　｜　新鮮薑片切丁（2.54cm）1 片
　　　　白蘿蔔丁 3/4 杯荸薺（洗淨瀝乾後切碎）半杯
　　　　全天然無加糖杏仁醬 5 大匙　｜　貝比生菜葉
　　　　椰子氨基醬油（視情況增加）1 大匙

可選擇撒上：胡蘿蔔絲、隨意切碎的花生、烤過的芝麻

作法：1. 在大型煎鍋裡放進 1 大匙酥油預熱。

　　　　2. 在鍋中把牛絞肉炒至金黃後，以海鹽調味。

　　　　3. 盛盤後靜置備用。

　　　　4. 在同一個鍋中翻炒大蒜和薑，約 2 分鐘。

　　　　5. 接著倒入肉、白蘿蔔和荸薺。加入杏仁醬和椰子氨基醬油翻炒數分鐘直至食材混合均勻。

　　　　6. 上桌時，將炒好的肉餡放在貝比生菜杯中，撒上胡蘿蔔絲、碎花生、芝麻和多的椰子氨基醬油。

✴ 火雞萵苣捲餅 ✴

想來份點心、午餐或開胃菜嗎？這些捲餅適合搭配任何餐點（特別是方便攜帶的午餐）！

份量：6 人份

食材：大骨湯（請見第 280 頁自行製作）1 大匙
有機瘦火雞絞肉 560g ｜ 蒜瓣（切碎）1 瓣
薑泥 1/8 茶匙 ｜ 去皮豆薯切丁 3/4 杯 ｜ 椰子氨基醬油 2 大匙
醃梅醋 1 大匙 ｜ 海鹽 1/8 茶匙 ｜ 貝比生菜葉 12 片

作法：1. 大型煎鍋中倒入大骨湯，開中大火燒熱。

2. 放入火雞肉、大蒜和薑泥攪拌烹煮，約 6 分鐘或直到火雞肉呈金黃為止。

3. 把火雞肉和豆薯倒入大碗中，攪拌均勻靜置一旁。

4. 同時在小碗中，把椰子氨基醬油、醃梅醋和海鹽混合均勻，淋在火雞肉上後，混合均勻。

5. 每片生菜葉上放 1/4 杯的火雞肉餡後，擺盤享用。

✴ 薑汁鳳梨蝦仁 ✴

以印度香米搭配這道熱帶料理，撒上椰肉片，彷彿親臨熱帶小島。

份量：4 人份

食材：大骨湯（請見第 280 頁自行製作）半杯 ｜ 大蒜切碎 1 瓣
去殼去泥的蝦子 0.5kg ｜ 胡蘿蔔，切塊 2 小根
切塊菊苣 1 杯 ｜ 海鹽 1 茶匙 ｜ 薑泥 1 茶匙
現磨萊姆皮 1 茶匙 ｜ 切碎的新鮮芫荽 1/4 杯
現切鳳梨丁半杯

作法：1. 大型煎鍋中放入 2 大匙大骨湯，以中火燒熱。

2. 接著倒入大蒜、蝦子、胡蘿蔔和菊苣，烹煮 5 分鐘或直到香氣出現。

3. 把剩下的食材一同倒入中型碗中攪拌，包括剩下的 6 大匙大骨湯，之後再倒在蝦仁上。

4. 爐火轉至文火，燉煮 5 ～ 10 分鐘，或是直到蝦仁熟，蔬菜變軟為止。趁熱享用。

✳ 炸雞肉排佐小黃瓜沙拉 ✳

此種德國經典菜餚的版本保留所有脆口部分，而且還沒有不健康的食材。

份量：4 人份

食材：英式小黃瓜（切成半英吋後的薄片）6 根
海鹽（準備多一點醃雞肉）1 茶匙　｜　酥油 1 大匙
切細碎的新鮮蒔蘿（多準備一點做綴飾）1/4 杯
希臘優格 1.75 杯　｜　切細碎的杏仁 1.5 杯
有機草飼雞胸肉 4 片（對角切成 12 片約 0.6cm 厚的肉片）

作法：1. 在濾盆裡放入小黃瓜和 1 茶匙鹽，靜置 15 分鐘後，輕輕擠掉多餘的水分。

2. 在大型碗中放入小黃瓜、切碎的蒔蘿和 1/4 杯優格，混合均勻。

3. 將剩下的 1.5 杯優格放在一個淺碗中，然後把杏仁放在另一個淺碗裡。

4. 用鹽巴醃雞肉，沾優格，待多餘的優格滴回碗中後，再把雞肉放入杏仁碎，壓平雞肉，好讓堅果附著。

5. 大型煎鍋中放入 1 大匙酥油，以中大火燒熱。

6. 分批將裹好堅果的雞肉放入鍋中，以適當的中火煎炸（必要時可以再加酥油），翻面一次直到雞肉變金黃酥脆，此需費時約 5 分鐘。接著放到紙巾上瀝油。

7. 盛盤時一旁可放上小黃瓜沙拉，最後再用小撮蒔蘿點綴即可。

✳ 激進火雞培根漢堡 ✳

此款美味的漢堡一定會是 BBQ 的新歡！

份量：4 人份

食材：有機火雞瘦絞肉 450g ｜ 大蒜粉 1 茶匙 ｜ 現魔檸檬皮 1 茶匙
薑黃粉 1 茶匙 ｜ 海鹽半茶匙 ｜ 現切碎巴西利 1 大匙
火雞培根 8 片

作法：1. 烤箱以攝氏 200 度預熱。

2. 將火雞絞肉、大蒜粉、檸檬皮、薑黃、鹽巴和巴西利放入碗中混合。

3. 將肉泥塑形成四個大小差不多的肉餅，每塊以兩片火雞培根包裹。

4. 放在烘焙紙上，放入烤箱烤 20 〜 25 分鐘。

✳ 薑燒牛排佐芝麻葉與小黃瓜沙拉 ✳

香料與辛辣的芝麻葉能讓平凡的牛排沙拉多點風味。

份量：4 人份

食材：中等尺寸的牛排（自選部位）4 塊
大骨湯（請見第 280 頁自行製作）1 大匙
椰子氨基醬油 1/4 杯

激進檸檬磚（請見第 265 頁）解凍 2 塊

大蒜瓣切碎 2 瓣，另外準備 1 瓣只要去皮保留整瓣

現磨薑泥 1 大匙　｜　海鹽適量　｜　芝麻葉 4 杯

小黃瓜（切丁）1 大根　｜　切塊的胡蘿蔔 1/4 杯

熟透的酪梨，去皮後壓泥半顆　｜　現榨檸檬汁 1/4 杯

新鮮羅勒切碎 2 大匙　｜　新鮮巴西利切碎 1 大匙

作法： 1. 將牛排肉放在一個大型可密封塑膠袋中。

2. 在小碗中混合大骨湯、椰子氨基醬油、解凍後的檸檬磚、薑泥、大蒜碎和鹽巴，攪拌均勻。

3. 把上述混合物倒在牛排上，將袋子密封。放入冰箱冷藏至少 2 小時好醃入味。

4. 煎鍋以中火燒熱。

5. 把牛排放在鍋中，每一邊煎約 5 分鐘，或直到你滿意的熟度為止。之後離鍋，讓牛排稍微冷卻後切片。

6. 在大碗中攪拌切片牛排與芝麻葉、小黃瓜和胡蘿蔔。

7. 在果汁機裡放入整瓣大蒜、酪梨、萊姆汁和香草，攪打至滑順。

8. 把醬汁淋在沙拉上，攪拌後享用。

✳ 摩洛哥烤雞 ✳

薑黃、薑和孜然不僅大大增加此料理的營養價值，還能讓你感受異國美味。

份量： 4 ～ 6 人份

食材： 有機草飼雞腿和大腿 4 磅　｜　海鹽 2 茶匙　｜　薑黃粉 1 茶匙

大骨湯（請見第 216 自行製作）3 大匙　｜　薑泥 1 大匙

激進檸檬磚（請見第 265 頁）解凍 8 塊　｜　孜然粉 2 茶匙

乾奧勒岡葉 1 茶匙

作法： 1. 雞肉洗淨拍乾後，放在可密封塑膠袋。

2. 倒入大骨湯、解凍的檸檬磚後密封，搖晃好讓雞肉沾裹。

3. 將剩餘的食材放在小碗中混合，直到完全結合為止。

4. 再倒入雞肉袋，確保雞肉有均勻沾裹。

5. 袋子密封好，接著放入冰箱冷藏至少 6 小時或一個晚上（越久越好）。

6. 炙烤雞肉直到全熟，費時約 30 分鐘。

✳ 芝麻胡桃烤雞 ✳

簡單又美味的雞肉料理，搭配絕妙且適量的沙拉。

份量： 8 人份

食材： 烹飪用噴霧油 ｜ 杏仁奶或大麻奶 1/4 杯 ｜ 杏仁粉半杯
細碎胡桃半杯 ｜ 芝麻 2 大匙 ｜ 紅椒粉半茶匙
鹽巴 1 茶匙 ｜ 酥油 2 大匙
有機草飼無骨去皮雞胸肉，略剖成 8 片（每片約 113g）

作法： 1. 以攝氏 176 度預熱烤箱。在烤盤上噴上油。

2. 在淺碗中倒入杏仁奶。

3. 在另一個淺碗中，將杏仁粉、切碎胡桃、芝麻、紅椒粉和鹽混合均勻。

4. 將雞肉泡在杏仁奶中，再放入杏仁粉混合物中裹粉。

5. 大型不沾煎鍋中放入酥油，再放入雞肉兩邊煎至金黃。

6. 再把雞肉移到備好的烤盤中。

7. 不需覆蓋放入烤箱，烘烤約 15 ～ 20 分鐘，或直到不再有血水為止。

❋ 炙烤檸檬第戎芥末炸火雞肉排 ❋

香草、檸檬和芥末能堆疊風味，還能使這些雞肉排有刺激的辛香口感。

　　份量：4 人份
　　食材：有機火雞肉排 4 片　｜　椰子氨基醬油 2 大匙
　　　　　　激進檸檬磚（請見第 265 頁），解凍 2 塊
　　　　　　第戎芥末 2 大匙　｜　大蒜粉 1 茶匙　｜　切碎的新鮮鼠尾草 1 大匙
　　　　　　切碎的新鮮迷迭香 1 大匙　｜　切碎的新鮮百里香 1 大匙
　　　　　　蘋果醋 2 大匙　｜　大骨湯（請見第 280 頁自行製作）2 大匙
　　作法：1. 把火雞肉放在可密封塑膠袋或玻璃容器中。
　　　　　　2. 在碗中混合椰子氨基醬油、解凍的檸檬磚、芥末、大蒜粉、鼠
　　　　　　　 尾草、迷迭香、百里香、醋和大骨湯後，淋在火雞肉上。
　　　　　　4. 放入冰箱一夜或至少 2 小時，使肉醃入味。
　　　　　　5. 在燒熱的鍋中每面煎 4 分鐘，或直至煎熟為止。

❋ 檸檬大蒜烤雞 ❋

當家中開始充斥大蒜烤雞的香味時，沒有人會相信你正在烹調「減肥食物」！

　　份量：4 ～ 6 人份
　　食材：有機草飼全雞 1 隻　｜　融化的印度酥油 1 大匙　｜　海鹽適量
　　　　　　檸檬（磨皮對半切成四瓣）1 顆　｜　西洋芹莖（切塊）3 根
　　　　　　大蒜（壓扁）3 瓣　｜　胡蘿蔔（切塊）2 根　｜　新鮮迷迭香 2 大匙
　　作法：1. 烤箱以攝氏 176 度預熱。
　　　　　　2. 整隻雞裡外洗淨後拍乾。

3. 用酥油塗抹全雞，包括內部，然後撒上海鹽和檸檬皮。檸檬瓣、切塊西洋芹。

4. 大蒜、切塊胡蘿蔔和 1 大匙的迷迭香塞入雞身。剩下的迷迭香灑在雞身上。

5. 不需包裹放入烤箱烤 1.5 小時，或直到烤雞溫度為攝氏 75 度。

❋ 鹹味迷迭香檸檬羊排 ❋

不論是復活節或平常星期日，這份羊肉料理鹹香又方便。

份量： 2 人份
食材： 室溫下的印度酥油 2 大匙
　　　　激進檸檬磚（請見第 265 頁）解凍 4 塊
　　　　羊排 4 塊 ｜ 大蒜粉 1 茶匙 ｜ 海鹽 1 茶匙
　　　　乾迷迭香 1 大匙
作法： 1. 烤箱以攝氏 176 度預熱。

2. 在小碗中混合融化的印度酥油和解凍的檸檬磚。

3. 用毛刷在羊排兩面刷上酥油混合物，然後在兩面都撒上大蒜粉、海鹽和乾迷迭香。

4. 放在烤盤上入烤箱烤 20 至 30 分鐘，或直到你想要的熟度為止。

❋ 照燒天貝 ❋

照燒是有堅果風味的天貝最棒的烹調方法，搭配煮熟的小米一起吃，就是富含蛋白質的一餐。

份量： 2 人份
食材： 印度酥油 2 大匙 ｜ 天貝（每塊切成 1.3cm 條狀）1 包（226g）

　　　　大蒜粉 1 茶匙　│　椰子氨基醬油 2 大匙　│　杏仁碎 1 大匙
　　　　紫色捲心菜（切絲，大約 2 杯份量）1/4 顆
　　　　胡蘿蔔（剖半後切成橢圓片）2 根
　　　　切片荸薺（洗淨瀝乾）1 罐（113g）
　　　　筍片（洗淨瀝乾）1 罐（113g）

作法： 1. 烤箱以攝氏 232 度預熱。以印度酥油塗抹烤箱的底部和側邊。

　　　　2. 天貝上撒大蒜粉，放在備好的烤盤裡。

　　　　3. 在小碗中混合椰子氨基醬油和杏仁，做成照燒醬。

　　　　4. 以湯匙舀一半的醬料淋在天貝上。

　　　　5. 接著堆疊捲心菜、胡蘿蔔、荸薺和筍片。

　　　　6. 再把剩下的醬料淋上。

　　　　7. 包好後放入烤箱烤 45 分鐘。

✻ 白花菜脆口披薩 ✻

聽清楚囉，白花菜是「新的甘藍菜」。把它製成披薩餅皮後，你肯定
就回不去了！此份食譜很容易增量製作。

份量： 可製成 9 吋披薩

食材： 無鹽奶油或印度酥油 1 大匙　│　白花椰菜 1 杯　│　蛋 1 大顆
　　　　帕瑪森起司半杯　│　義大利香料 1 茶匙　│　蒜泥半茶匙
　　　　披薩料，比如莫札瑞拉起司、番茄、朝鮮薊、菠菜、芝麻葉、牛
　　　　絞肉、雞肉等等。

作法： 1. 烤箱以攝氏 232 度預熱。在餅乾烤盤上稍微用奶油黏上烘焙
　　　　紙。

　　　　2. 將白花菜分入食物處理器攪打，直到花菜變得像米粒，或是磨
　　　　起司塊的程度。

　　　　3. 花菜蒸 3 至 5 分鐘後，用細孔濾網瀝乾，輕輕壓把水分瀝乾。接

　著把花菜放在乾淨的餐巾上，包好後再輕輕壓乾剩餘的水分。

4. 在中型碗中混合白花菜、蛋、起司、義大利香料和大蒜，攪拌均勻。

5. 接著把混合物放到備好的烤盤上，一一壓成 9 英吋的圓形後，烤 15 分鐘。

6. 放上喜歡的披薩配料後，放在烤架下直到配料上的起司融化為止。

接著再放入烤箱，再烤 10 分鐘。

蔬菜 & 配菜

✳ 葡萄柚卷心菜沙拉 ✳

這份酸甜的卷心菜沙拉是夏天吃雞肉和魚肉很好的搭配，如果你正在服用藥物且禁食葡萄柚，可以換成柳橙。

份量：4 人份

食材：切絲大白菜 3 杯　｜　磨碎的胡蘿蔔 1/4 杯　｜　醃梅醋 1.5 大匙
粉紅葡萄柚（去皮切塊，保留 1 大匙果汁）2 顆
中型西洋芹（對角切細絲，約半杯份量）1 個
櫻桃蘿蔔切丁 1/4 杯　｜　切細碎的檸檬皮半茶匙
現榨檸檬汁 1.5 茶匙　｜　南瓜籽 2 大匙　｜　海鹽適量
磨碎的新鮮平葉巴西利 1 大匙

作法：1. 在中型碗中混合白菜、葡萄柚、西洋芹、胡蘿蔔和櫻桃蘿蔔，攪拌均勻。

2. 在小型碗中混合保留的葡萄柚汁、醃梅醋和檸檬皮與檸檬汁。

3. 醬汁淋在蔬菜上混合均勻後，撒上南瓜籽、巴西利，再以鹽巴調味。

✳ 烤甜菜根佐酸奶蒔蘿 ✳

香甜滑順又帶酸味爽口……有誰會不愛呢？甜菜根是非常好的消化、
血壓和排毒輔助食材。

份量：4 人份
食材：甜菜根（綠色部分可以挪作他用，比如炒蔬菜或製成濃湯）3 至 4 顆
　　　　發酵的酸奶 1/4 杯　│　新鮮蒔蘿 1 大匙或乾蒔蘿 1 茶匙
　　　　海鹽適量
作法：1. 烤箱以攝氏 220 度預熱。
　　　　2. 洗淨、挑揀好甜菜根。
　　　　3. 擺進烤盤裡，放入烤箱烤到刀子容易切為止，費時約 45 分鐘。
　　　　　 待稍微冷卻可以用手拿時，去掉甜菜根的皮。
　　　　4. 將甜菜根切丁，拌入酸奶、蒔蘿，再以鹽巴調味。趁熱吃或等
　　　　　 到變溫時享用。

✳ 培根捲球芽甘藍 ✳

球芽甘藍捲土重來了，這些小顆十字花科蔬菜用火雞培根捲起來時，
美味更甚！

份量：4 人份
食材：球芽甘藍，每顆切半半磅（227g）　│　火雞培根片半磅（227g）
　　　　海鹽適量
作法：1. 烤箱以攝氏 190 度預熱。
　　　　2. 用培根片包裹每半顆的球芽甘藍，插上牙籤固定，放在烤盤
　　　　　 上，撒上海鹽。
　　　　3. 放入烤箱烤 25 分鐘，直到培根酥脆且球芽甘藍軟嫩為止，趁
　　　　　 熱享用。

高湯 & 濃湯

✳ 基本大骨湯 ✳

此份基本的食譜做的是雞骨高湯，但也適用在牛骨或其他動物高湯上。只要換成等量的別種肉品即可。

份量：可製成約 3.7L~4.7L 份量的高湯

食材：雞肉 900g 至 1.8kg 草飼雞雞脖子／雞骨架／雞腳／雞翅。

（你也可以用整隻雞或火雞雞骨架。重點是要在慢煮鍋內放入雞骨，把精華慢慢燉出來。僅限用快樂飼育的有機雞肉。）

洋蔥（中型洋蔥，去皮後對切成 4 份）1 顆（21 天激進重振計畫則省略此步驟）

大蒜（不需去皮的蒜瓣，壓扁）4 至 6 顆

月桂葉 2 片 ｜ 新鮮百里香幾株 ｜ 巴西利 1 把

濾過的水（倒入慢煮鍋至其最大容量線，大致能蓋過雞骨即可。）

蘋果醋 2 大匙（有助於從骨頭中萃取礦物質）

作法：1. 把所有固態食材放入約 6.6L 容量的慢煮鍋內，接著放入水和醋。

2. 以小至中燉煮 24 至 48 小時（根據你的慢煮鍋而定，「小」也可能太小）。

3. 關掉電源，讓慢煮鍋慢慢冷卻。用濾盆過濾高湯到一個大碗裡，丟掉用完的食材。根據骨頭和水的比例，最後會剩下約 3.7L~4.7L 的高湯。

4. 把溫熱的高湯裝進大小適中的梅森罐，記得罐口要留點空間好讓高湯冷凍。高湯最多不該超過罐緣的高度，且最好是用量杯不要用長勺子比較容易裝，另外蓋子也要注意不要關太緊，不然高湯冷凍後會太緊。

5. 裝好後立刻將罐子放入冰箱，如果是要冷凍，那先冷藏再放入

冷凍庫。冷藏的話一週內用完，冷凍則可以放至 3 個月。

激進訣竅：

能省時操作的就是湯料包！湯料包是可延展且一次性的紗布包（就像起司製作時用的紗布），你可以把所有食材放入，包好後再丟入慢煮鍋。高湯煮好後能更方便的清理，因為你不需要過濾，只要把湯料包拿出來丟掉就好！

你也可以將大骨湯放在製冰模裡冰起來，這樣就能直接放入快炒或其他料理。

✳ 大骨湯靈藥 ✳

　　不算是濃湯，但絕不僅是飲品想來點溫暖但不要太多負擔⋯⋯不算是正餐，但比茶還要多一點的食物？讓我來介紹大骨湯靈藥！「湯品」如今在全美精緻餐廳裡成為越來越受歡迎的食物，所以我們也研發出三種簡單美味的湯品食譜。以下介紹的是可以快速組裝成最棒輕食或睡前宵夜的湯。你可以用自製的大骨高湯（第 280 頁），或是市售的高湯成品，比如 Kettle & Fire 品牌。

作法都很簡單：只要把所有食材放入馬克杯攪拌均勻，就能享用！

✳ 巫婆大骨湯靈藥

　　食材：溫熱大骨湯 1 杯　|　松子油 1 茶匙　|　醃梅醋半茶匙
　　　　　鹽半茶匙　|　印度綜合香料半茶匙

　　　　※ 醃梅醋可以提供可口的鹹鮮味，也能增加益生菌。

✺ 莽漢武士大骨湯靈藥

食材：溫熱大骨湯 1 杯 ｜ 松子油 1 茶匙 ｜ 椰子氨基醬油 1 茶匙
薑泥半茶匙 ｜ 卡宴辣椒 1 撮

※薑和卡宴辣椒不是為了要讓人卻步，讓你內心的武士增加燃
脂效力吧！卡宴辣椒也能淨化血液。

✺ 黃金威猛大骨湯靈藥

食材：溫熱大骨湯 1 杯 ｜ 松子油 1 茶匙 ｜ 現榨檸檬汁半茶匙
海鹽半茶匙 ｜ 薑黃粉 1/4 茶匙 ｜ 孜然粉 1/4 茶匙
現磨黑胡椒 1 撮 ｜ 卡宴辣椒 1 撮

※薑黃可是打擊炎症的佼佼者，少許的黑胡椒也能幫忙達到最
有效的消化作用。

✺ 香醇輕柔水田芥濃湯

此道美味的濃湯能讓你輕易取得所有水田芥的健康好處。水田芥一般
能從全食超市和喬氏超市，還有其他超市能買到。如果找不到，可以
換成芝麻葉，若是找不到塊根芹，白花菜也適用。

份量：6 杯
食材：大骨湯（自行製作請見第 280 頁）4 杯
大的白花菜，莖部和花株切大塊半顆
新鮮薑片（去皮切碎）1 片（5cm）
大蔥（洗淨後切片）1 把 ｜ 白蘿蔔（隨意切塊）1 根
海鹽（調味用）1 至 2 茶匙 ｜ 激進檸檬磚（請見第 265 頁）1 塊
水田芥（隨意切段）1 大把

* 自行選擇：每一碗熱湯可以另外加半茶匙至 1 茶匙的味噌

作法： 1. 將大骨湯放入深鍋，加熱至接近沸騰的狀態，放入白花菜、薑、大蔥和白蘿蔔。

2. 放入足夠的水，大致淹過蔬菜。燜煮約 20 分鐘，或直到蔬菜變軟為止。

3. 用手持攪拌棒攪打至滑順狀，如果太濃可以再加點水。倒入鹽巴、檸檬磚、水田芥，也可選擇放入味噌。燜煮 5 分鐘後再用手持攪拌棒攪拌。

4. 裝入馬克杯或碗裡享用。剩下的放入冷凍。

❋ 咖哩白花菜濃湯 ❋

咖哩、椰子加芝麻醬，這道風味十足，儼然是餐廳料理的濃湯每一口都滋味滿滿。（請注意：此道食譜因為有椰奶，僅適合用在維繫計畫上。）

份量： 3.8L

食材： 白花菜（莖部和花株切大塊）1 大顆

洋蔥（切成 4 份後隨意切塊）1 顆

雞骨高湯 1.1L（請見第 280 頁自行製作）

濾過的水 3 杯 ｜ 椰奶 2 罐（425g） ｜ 咖哩粉 2 大匙

卡宴辣椒（如果你是用辣咖哩就省略）半茶匙

海鹽適量 ｜ 芝麻醬 1 大匙 ｜ 松子油（做淋醬）

* 自行選擇：新鮮的巴西利或芫荽，點綴用

作法： 1. 在大湯鍋中放入白花菜、洋蔥、大骨高湯、水混合。

2. 讓鍋子燒熱到接近沸騰，然後以低中火慢燉，直到蔬菜變軟，約 20 至 30 分鐘。

3. 用手持攪拌棒或是一般果汁機打成泥。（如果是用一般果汁

機，記得要在攪打完後，把蔬菜泥倒回湯鍋中。）

4. 加入椰奶、咖哩、卡宴辣椒（如果有用）和鹽巴。用幾匙熱湯融化芝麻醬後，放回湯鍋中再攪打均勻——手持攪拌器此時就很好用。用文火繼續燜煮約 20 分鐘，確實讓味道融合。

5. 盛裝時淋上一點松子油，用新鮮的巴西利或芫荽點傳。此濃湯很適合裝入梅森罐裡冷凍，記得先冷藏再移到冷凍庫。

✳ 激進扁豆濃湯 ✳

此道富含蛋白質的湯品，是非常棒的午餐或晚餐主食。

份量：4 杯

食材：綠扁豆（洗淨瀝乾放入 4 杯濾過水後泡一整晚，接著再瀝乾備用）1 杯 ｜ 濾過的水 3 杯 ｜ 印度酥油 2 大匙
激進檸檬磚（第 265 頁）1 塊 ｜ 大蒜瓣（切塊）3 瓣
西洋芹（切塊）2 根 ｜ 胡蘿蔔（切塊）1 根
切碎的新鮮巴西利 2 大匙 ｜ 月桂葉 1 片
海鹽 3/4 茶匙 ｜ 芥末籽半茶匙 ｜ 孜然粉半茶匙

作法：1. 瀝乾的扁豆和水放入鍋子後蓋上蓋子，開火煮到快沸騰後，關小火繼續燜煮。

2. 倒入印度酥油和檸檬磚，燉煮約 30 分鐘或直到扁豆變軟為止。

3. 放入大蒜、西洋芹、胡蘿蔔、巴西利、月桂葉、海鹽、芥末籽和孜然。加蓋燜煮約 20 至 30 分鐘，或直到蔬菜變軟。

4. 盛裝後冷凍起來備用。

沙拉醬、沾醬 & 醬汁

✹ 六六芝麻沙拉醬 ✹

此款美味的亞洲風味沙拉醬提供少許苦味食物和益生菌。雖然這是設計搭配沙拉，但我敢保證你很難不直接從罐子裡挖來吃！

份量： 1.75 杯

食材： 蒲公英根茶 1 杯　|　芝麻醬 1/3 杯　|　發酵酸奶半杯
現榨檸檬汁 3 大匙　|　椰子氨基醬油 1 大匙　|　大蒜 1 瓣
新鮮薑片，去皮新 1 片（1.27cm 厚）新孜然粉 1/4 茶匙
卡宴辣椒 1/4 茶匙新海鹽（有需要再準備）

作法： 1. 把所有食材用攪拌器打成泥就好了！
2. 可裝在有蓋玻璃罐中冷藏。

✹ 基本油醋醬 ✹

此道食譜可能很基本，但這是各種油醋醬變化裡最保險的作法。

份量： 1 杯

食材： 醃梅醋或蘋果醋 3 大匙　|　大蒜，壓成泥 1 瓣　|　第戎芥末 1 茶匙
橄欖油（也可以用大麻油或兩種一起用）3/4 杯
切細碎的新鮮香草 1 茶匙或乾香草碎 1 大匙
海鹽（有需要再準備）

作法： 把所有材料放入玻璃碗攪拌均勻，或是放入玻璃梅森罐裡搖晃到均勻結合為止。

變化： 希臘油醋醬：加 1 茶匙現切碎的奧勒岡和半茶匙細磨的檸檬皮。
醃黃瓜油醋醬：打成泥後加 1 大份切碎的大根醃黃瓜。
味噌油醋醬：加 1 大匙白味噌。

法式油醋醬：加 1 茶匙切碎的新鮮龍蒿。

辣味芝麻油醋醬：加 1 大匙烤芝麻、1 大匙芝麻油和 1 茶匙乾辣椒粉。

泡菜油醋醬：加 2 大匙切碎的韓式泡菜。

薑汁油醋醬：加 2 大匙去皮後的新鮮薑泥。

✳ 大麻籽油醋醬 ✳

這食譜中，大麻美味的堅果香氣與醃梅醋非常地搭。額外驚喜：你不會相信這份油醋醬裡有多少的蛋白質！

份量：1 杯

食材：醃梅醋 3 大匙 ｜ 大蒜（壓成泥）1 瓣 ｜ 第戎芥末 1 茶匙
大麻籽油 3/4 杯 ｜ 大麻籽 1 大匙 ｜ 海鹽（調味用）1/4 茶匙

作法：把所有材料在小碗中拌勻即可。

✳ 芫荽萊姆沙拉醬 ✳

顧名思義，此沙拉醬非常適合用在搭配墨西哥食物的沙拉上，或這也可以抹在豆薯片上當做點心享用。

份量：1.5 杯

食材：大骨湯（自行製作請見第 280 頁）半杯 ｜ 現榨萊姆汁 1/4 杯
松子油 2 大匙 ｜ 切碎的新鮮芫荽半杯 ｜ 海鹽 1/4 茶匙
芝麻 1/4 杯

作法：1. 在果汁機中倒入大骨湯、萊姆汁、松子油、芫荽和鹽巴攪打直到滑順後，倒入小碗中。

2. 再拌入芝麻即完成。

✳ 醃梅油醋醬 ✳

醃梅是有酸有鹹的漬物，可以刺激消化，有助於釋出毒素。非常適合
搭配沙拉上，但用在烹煮過的蔬菜上也同樣美味。

份量：1.5 杯

食材：醃梅醋醬 1 至 2 大匙 (或是 2 大顆去籽、切碎的醃梅)
　　　蘋果醋 1/4 茶匙　｜　MCT 油 1/4 杯　｜　芝麻油 1 茶匙
　　　菊苣甘味劑 Just Like Sugar1 茶匙　｜　芝麻 2 茶匙

作法：1. 在果汁機內放入醃梅、醋、MCT 油、芝麻油和菊苣甘味劑，
　　　　打成泥後倒入小碗中。
　　　2. 再拌入芝麻。

✳ 辣根油醋醬 ✳

用辛辣的嗆味加速代謝吧！

份量：1 杯

食材：處理好的辣根 2 大匙　｜　第戎芥末 2 大匙，或是乾芥末籽 2 大匙
　　　大麻籽油半杯　｜　切碎的新鮮巴西利 2 大匙

作法：在小碗中混合所有材料，直到均勻結合為止。

✳ 葵花「起司」沾醬 ✳

此款簡便沾醬有「起司醬」的濃稠程度，但卻比任何乳製品製作的醬
料都來得美味！不論是搭配現切的蔬菜，或弄稀一點淋在新鮮綠葉沙
拉上都很棒。

份量：1.5 杯

食材：生葵花籽 2 杯 ｜ 松子油 2 大匙 ｜ 新鮮蒔蘿 3/4 杯
現榨檸檬汁 2 大匙 ｜ 切碎的蒜瓣 2 瓣 ｜ 海鹽半茶匙
濾過的水（需要時可以多準備）3/4 杯

作法：1. 在果汁機或食物處理機內倒入所有食材攪打，直到均勻結合
為止。
2. 可以適度加水打到你想要的濃稠度。

✳ 阿根廷青醬 ✳

此款醬料風味正如其名一樣獨特！非常適合搭配雞肉、魚肉或蒸煮的
蔬菜。好康再放送，用你最喜愛的無麩麵包沾點來吃，超級讚。

份量：1 杯

食材：扎實堆疊好的平葉巴西利 1 杯 ｜ 蒜瓣 3 至 4 瓣
新鮮奧勒岡葉 2 大匙，或是乾奧勒岡葉 2 茶匙
特級初榨橄欖油 1/3 杯 ｜ 醃梅醋 2 大匙 ｜ 海鹽半茶匙

作法：1. 把巴西利、大蒜或奧勒岡葉切細碎，或是放入食物處理機輕輕
攪打（按 4 或 5 次）。之後放入小碗中。
2. 拌入剩下的材料，攪拌均勻即可。

零食＆甜點

✳ 夭壽好吃咖哩腰果 ✳

這道美味的堅果非常適合公路旅行或工作時帶著吃——但要記得別
讓同事們看到，否則會被馬上搶光！

份量：2 杯

食材：浸泡的部分：生腰果 2 杯　｜　濾過的水 3 杯　｜　海鹽 1 大匙
香料混合：咖哩粉 2 大匙　｜　卡宴辣椒 1 茶匙　｜　紅椒粉 1 茶匙
海鹽 1 茶匙

作法：1. 浸泡腰果：把腰果、水和海鹽放入碗中，攪拌一下。蓋上鍋蓋
後，靜置約 2 至 3 小時，把濾盆放入水槽後，倒入腰果，瀝乾
約 10 分鐘。

2. 烤箱以攝氏 65 度預熱（除非你有食物脫水機，當然就更
好！），烤盤舖上烘焙紙。

3. 準備香料混合：在小碗中混合所有辛香料後，放入腰果均勻沾
裹。

4. 把腰果均勻鋪平在烘焙紙上。

5. 放入烤箱慢慢烘烤 3 至 5 小時，或是按照脫水機的說明操作。
偶爾試吃一下，堅果不該太濕，中心也不該濕軟，它們在冷卻
時會越變越脆。

6. 存放以前應該沒有任何水分才能避免生黴。放入密封容器以
前要確實冷卻。

✳ o-mega 6 大麻可可魔幻球 ✳

這種小顆能量球本身就是非常好的點心──不過它們也很適合搭配
咖啡。請注意：21 天重振計畫期間請以大麻油替換椰肉醬。

份量：20 ～ 24 顆

食材：生可可粉半杯　｜　胡桃 1 包（156g）或 1.5 杯　｜　大麻心半杯
椰肉醬（椰子奶油）1/4 杯　｜　純香草精 1 茶匙
菊苣甘味劑 Just Like Sugar（或調味用）1 大匙
柳橙的果皮 1 顆　｜　肉桂粉 2 茶匙　｜　薑泥 1 茶匙

海鹽 1 茶匙 ｜ 豆蔻粉半茶匙

糖衣的部分：額外的大麻心、可可粉或是切細碎的胡桃

作法：1. 除了糖衣的材料全放入食物處理機或迷你食物攪拌器中打
　　　　散。攪打到混合物變得滑順或你喜歡的程度，也可以留下大顆
　　　　粒，但要記得得是手指捏時能巴在一起的狀態。

　　　2. 把混合物塑形成球狀，再沾上多餘大麻心、可可粉或胡桃碎。

　　　3. 放入冰箱冷藏，或是多做一份，然後一半放入冷凍之後再吃。

✳ 激進巧克力豆餅乾 ✳

沒錯，你可以一邊吃餅乾，一邊還有激進代謝！這款經典的餅乾既有
飽足感又很美味。

份量：30 片

食材：研磨好的杏仁粉 2 杯 ｜ 菊苣甘味劑 Just Like Sugar1/4 杯
　　　海鹽 1/4 茶匙 ｜ 小蘇打半茶匙 ｜ 草飼無鹽奶油 1/4 杯
　　　純香草精 1 大匙 ｜ 甜菊糖巧克力豆或無糖角豆片半杯

作法：1. 烤箱以攝氏 176 度預熱。在烤盤上舖上烘焙紙。

　　　2. 在食物處理機中倒入杏仁粉、菊苣甘味劑、鹽巴和小蘇打，攪
　　　　拌均勻，再分次放入奶油和香草精攪散，直到有麵團的樣子。

　　　3. 把處理機的刀片取下，拌入巧克力豆。

　　　4. 挖一匙麵糊，一次 1 大匙，放到準備好的烘焙紙上，每一匙之
　　　　間留 2.5cm 的空間，輕輕按壓。

　　　5. 放入烤箱烤 6 至 8 分鐘，或直到餅乾成型，且邊緣有點焦黃
　　　　為止。

✳ 驚喜吧蛋糕 ✳

這蛋糕將是你今後每次慶祝會用的甜點。其美味驚喜在於白豆,不僅能增添蛋白質,還使麵糊有絲綢般的嫩滑質地。如果你是巧克力愛好者,可以看下方的巧克力版本作法。

份量:6 人份

食材:罐裝的有機無鹽白豆,洗淨瀝乾 2 杯　|　雞蛋 6 大顆
菊苣甘味劑,或調味用半杯　|　純香草精 1 茶匙
椰子油(融化備用)1/4 杯　|　過篩的椰子粉 1/3 杯
海鹽半茶匙　|　小蘇打 1 茶匙　|　無鋁泡打粉 1.5 茶匙

作法:1. 烤箱以攝氏 160 度預熱。在 8 吋或 9 吋的中空活動蛋糕模或圓形蛋糕模裡舖上烘焙紙。
2. 用食物處理機混合豆子、雞蛋、菊苣甘味劑和香草精,攪拌均勻。
3. 再加入椰子油、椰子粉、鹽巴、小蘇打和泡打粉,攪打成泥。
4. 把打好的麵糊倒入備好的模子中。
5. 放入烤箱烤約 30 分鐘,可以在中間插入刀子或牙籤來測試是否烤熟,如果取出來沒有沾上麵糊就是烤好了。

變化:要做成巧克力蛋糕,先融化 1.5 盎司的無糖有機巧克力後,拌入麵糊中。

✳ 脆口杏仁水果棒 ✳

各自能帶著吃的堅果結合做成堅果棒其實真的很美味!

份量:可製成 8 英吋大小的方塊;請自行裁切

食材:有機杏仁醬 1 杯　|　濾過的水 1/4 杯　|　雪蓮果糖漿 3 大匙

純香草精 1 茶匙　│　無糖椰子片半杯　│　無糖藍莓半杯
奇亞籽粉 1 大匙　│　肉桂粉 2 茶匙　│　五香粉 1/4 茶匙
無鋁泡打粉半茶匙　│　海鹽 1/4 茶匙　│　小蘇打粉 1/4 茶匙

作法：1. 烤箱以攝氏 176 度預熱，在 8 英吋的方形烤盤中抹上奶油。

2. 把杏仁醬、水、雪蓮果糖漿、香草和椰子片放入大碗中，以電動攪拌器攪拌均勻。

3. 放入藍莓、奇亞籽、肉桂、五香粉、小蘇打粉、鹽巴和泡打粉，再次攪打直到均勻結合為止。

4. 把麵糊倒入備好的烤盤，均勻鋪好。

5. 放入烤箱烤約 20 分鐘，或直到完全烤好為止。

6. 從烤箱內取出，享用前要放在架子上冷卻。

7. 冷卻時，切成適當大小後放入冷藏或冷凍。

✳ 椰子白脫牛奶派 ✳

簡單來說，這道甜派滑順、香醇，還非常美味。

份量：6 人份
食材：杏仁麵粉派皮（請見下方）1 份　│　雞蛋（稍微打散）3 大顆
海鹽半茶匙　│　菊苣甘味劑（調味時可以多準備一些）半杯
白脫牛奶奶粉（或是 Vitol／Rose Acre 品牌的蛋白粉）半杯
有機鮮奶油，加熱（非沸騰）2 杯　│　椰子萃取物 1 茶匙
配料：打發的奶油（1 杯鮮奶油、半茶匙純香草精，加上菊苣甘味劑或甜菊糖，調味用）　│　烤過的無糖椰子片 1 杯
現磨肉豆蔻 1 茶匙
作法：1. 烤箱以攝氏 148 度預熱。將派皮放入 9 英吋的餡餅烤盤中，靜置備用。

2. 在大碗中放入雞蛋、鹽巴、白脫牛奶（或蛋白粉）和菊苣甘味

劑，攪拌均勻。

3. 慢慢加入奶油和椰子萃取物，混合均勻。

4. 把攪拌好的混合物倒入派皮中，放入烤箱烤 45 至 60 分鐘，或直到成型為止。

5. 接著再放上打發好的奶油、烤過的椰子片和現磨肉豆蔻。

✳ 杏仁粉派皮 ✳

此道食譜可以流傳好幾世代。可以用此來替換所有你最愛的派皮，要更厚一點的派皮只需把材料增倍即可。

份量：可製成 9 英吋派皮

食材：杏仁粉（研磨好）2 杯　│　海鹽 1/4 茶匙　│　雞蛋 1 顆
無鹽奶油或印度酥油（融化備用）2 大匙

作法： 1. 在碗中把杏仁粉和鹽巴混合均勻，加入奶油和雞蛋，攪拌到成為球狀。

2. 放在 9 英吋的派皮烤盤上壓平。如果沒有填料，那就在以攝氏 176 度預熱的烤箱裡烤個 8 至 12 分鐘，直到派皮有點金黃色為止，或是直接填滿餡料後放入烤箱烘烤。

謝詞

　　我由衷感謝我身邊那群才華出眾、智識超群的激進團隊。第一個最要感謝的是我最棒的姐妹維樂莉·伯克，她的工作原則就是打造出傳說「好物」。她不僅有我的熱忱、與我如出一徹，我的思維就和她一樣，面面俱到的專業。

　　我得好好讚揚我的經紀人柯琳·歐席亞，我所有的一字一句都是她不畏辛勞的擔綱著第一名號召者。我想誠摯地感謝芮尼·賽德萊爾，她讓這本書成真，並在過去 10 幾年來對我堅信不移。我一定還得謝謝幫我管理大大小小時程安排的史都華·葛特曼，還有在 TLC 最前線上幫忙我的詹姆斯·譚普敦和特雷莎·法夫。

　　我想把最深的謝意致給最厲害的編輯凱緹·瑪爾姆，還有所有 Da Capo 出版公司的所有同仁，包括傑出的編輯群芮尼·賽德萊爾、約翰·拉齊維茲、凱文·漢諾文、昆恩·法里爾、麥克·齊亞拉塔諾、蜜莉昂·李亞德和希斯卡·史瑞福，感謝他們幫助我熬到終點線。

　　我衷心的感謝我最棒的 Beta 測試小組，他們幫我檢測療程，分享寶貴的意見回饋：卡瑟琳·韋恩、瑪琳娜·迪登柯、卡蘿·譚普頓·佛蘭斯基、琳恩·塔波、泰米·J·歐卡蘿、麥迪·李歐納德、雪若·瑞奇歐利、金·波金斯·莫林坎普、安姆·朗姆、比爾·戴維斯、萊斯利·艾許伯瑞·法利、安·羅狄、尼爾·泰特·摩爾、雪婼·愛德華、戴比肯尼·朱特拉斯、珍·利雅、黛·西森、提芳尼·崔西·薩芬、席拉·修威特、霓娜·莫羅、丹尼絲·麥金利·韓森、黛安娜·

雪比、伯尼絲‧加奴修‧桑帕諾、莉絲‧貝克、凱斯琳‧蘇麗文、金‧羅伊、維奇‧嘉南‧歐索洛、蘇珊‧克萊恩、卡洛萊恩‧寇尼、瑪麗蓮恩‧隆巴底、佛傑森、瓊恩‧史翠林普，以及奧爾嘉‧維諾格拉德。

　　我還想以遙想的心情，祝福以下引路人，他們的書寫紀錄一路啟蒙了我：琳達‧克拉克；卡爾頓‧菲德烈克斯博士；羅伯特‧艾金斯醫師；帕沃‧艾羅拉自然療法醫師；海澤爾‧帕歇爾斯醫師；漢納‧克羅格；比利‧克魯克醫師；奧莉安‧特拉斯醫師；奈森‧普莉提金；藍登‧史密斯醫師；羅伯‧曼德爾森醫師；尼可拉斯‧貢薩雷斯醫師；蓋伊羅德‧豪瑟；豪爾‧哈金斯醫師；威廉‧唐納‧凱利醫師；保羅‧艾克醫師；凱瑟玲‧艾爾伍德，還有安‧維格莫爾。

　　最後我還想補充一下，我想謝謝我第一位經紀人麥克‧柯恩，真的很感謝你，幫助我開啟我的寫作之路；還有謝謝出版商奈桑‧基茨先生。

附錄 **1**
皮脂用語彙集

皮脂用語彙集	
磷脂	有脂質成分的含磷化合物，會形成兩層，也就是所謂的「磷脂雙分子層」。磷脂分子一端會吸引水分，另一端則會排斥水分。天然磷脂包括卵磷脂、脂溶性維生素和蠟。
磷脂醯膽鹼（PC）	含有水溶性維生素般必要營養成分膽鹼的磷脂類型。PC 是生物薄膜主要架構成分，包括細胞膜在內就佔了整個薄膜的 50%。PC 有 64% 為脂肪酸，卵磷脂屬於二軟脂醯卵磷脂。
膽固醇	非常重要的結構脂肪，其份量佔據細胞膜的 30 至 40%；為荷爾蒙和膽酸的前驅素；代謝脂溶性維生素 A、D、E 和 K 的必要之物。膽固醇會在血液中結合脂肪酸，形成高密度和低密度脂蛋白（HDL 和 LDL）；出現在全身各處。膽固醇是由身體生成，可從食物取得。
脂肪酸	脂質的重要組成。
必要脂肪酸（EFA）	脂肪酸無法由人體生成，所以一定得從食物攝取。主要有 omega-3 和 omega-6 這兩種。
飽和脂肪酸（SFA）	飽和脂肪酸大多可從動物性產品中取得，因為它們在脂肪酸鍊上沒有雙鍵，所以是最需要的脂肪。對身體而言它們不是必須（沒有生物活性），在室溫下會呈固態。
單一不飽和脂肪酸（MUFA）	在脂肪酸鏈中有一個雙鍵的脂肪酸；為非必要脂肪（沒有生物活性）。夏威夷堅果油就富含 MUFA（請見「omega-7」）；其他 MUFA 來源包括橄欖、酪梨、花生及其油品。MUFA 油在室溫下為液態，冷藏時會呈現半固態或固態。

多元不飽和脂肪酸（PUFA）	在脂肪酸鏈中有兩個以上雙鍵的脂肪酸，包括 omega-6 和 omega-3 脂肪酸。
不飽和脂肪酸	包括單一不飽和脂肪酸與多元不飽和脂肪酸。
Omega-6 脂肪酸	細胞膜上重要的架構成分，也是生物活性脂質介質的前驅素；能量來源；與基因表態有關。
亞油酸（LA）	主要的 PUFA，含有最多 omega-6。為細胞膜、心磷脂和粒線體的主要支持成分。大部分可從種籽和種籽油中取得（例如生的葵花籽、高含量亞油酸的葵花油，以及高含量亞油酸的紅花油，堅果則包括松子、芝麻）。許多市售商品因為經過高溫和加工，其亞油酸成分經發現已被破壞（比如菜籽油），不僅沒有任何健康益處，還對細胞膜有害。
花生四烯酸（AA）	屬於 PUFA，為細胞膜的 14% 組成，是人體內脂質能量最為集中之處。它有「人體代謝公司 CEO」之稱，通常用來形成必要的序列二前列腺素，也就是人體主要的類花生酸，發炎過程的重要之物。對於思考、動作、感知、DNA、重要發展等等功能非常重要。大部分動物性來源可以取得（肉品、奶油、鮮奶油）。
γ 次亞麻油酸 (GLA)	藉由刺激棕色脂肪，促進燃脂的 PUFA。人體會將 LA 轉化成 GLA，最終轉成發炎的序列一前列腺素。GLA 可以轉化成 AA，不過比較困難。GLA 的天然來源包括黑醋栗籽油（15％）、琉璃苣油（不建議）、大麻籽和月見草油。
omega-3 脂肪酸	細胞膜重要的架構成分，也是生物活性脂質介質的前驅素；能量來源；與基因表態有關。
二十碳五烯酸（EPA）	主要用來製造前列腺素的長鏈 PUFA。大多從海洋動物來源取得。

二十二碳六烯酸（DHA）	大腦、神經系統、眼部應用的長鏈 PUFA。主要從海洋動物來源取得。
α 次亞麻油酸（ALA）	為 EPA 和 DHA 的主要 PUFA 建構成分，人體內將近有 85% 的 ALA 會被應用為能量。其來源包括亞麻仁籽和亞麻籽、奇亞籽、南瓜籽及其油品，還有紫蘇籽油（含量為 54 至 64%）。
親體油（PEO）	完整、無加工且功能性完整的 omega-3 和 omega-6 脂肪酸形式（亞油酸和 α 次亞麻油）。最棒的來源是堅果和種籽，以及其油品。
omega-9 脂肪酸（油酸）	橄欖、夏威夷堅果、酪梨、杏仁、胡桃、腰果和其他堅果有的非必要 MUFA。橄欖油特別以其健康益處聞名，但其健康優勢可能是來自其多酚類而非 MUFA。
omega-7 脂肪酸	另一種 MUFA；其中獨特的型態棕櫚油酸對於代謝症候群及心臟健全有很大的益處。棕櫚油酸來源包括夏威夷堅果、沙棘和深海鯷魚。
中鏈甘油三酸酯（MCT）	也就是所謂的中鏈脂肪酸。MCT 包含 6 至 12 個碳原子，有助於燃脂和刺激代謝。它能快速被身體分解吸收，直接進入肝臟存為能量（生酮），也不需要膽汁來幫助消化；因此很難儲存為脂肪。它也是大腦一般以葡萄糖來作為能量之外的另一種能量來源。MCT 可從椰子油（60%）、棕櫚仁油（50%）和乳製品（10 至 12%）取得。
順式脂肪酸	帶有生物相容分子結構的脂肪，呈圓形或可彎曲，有助於在細胞膜壁上確實形成屏障。
反式脂肪酸	「形狀變異」的脂肪，即被以高溫和／或氫化不正常的拉直。反式脂肪會橫切細胞壁，增加其滲透性，使細胞壁更容易受病毒和外來物質入侵，也使必要營養成分更容易流失。反式脂肪來自部分氫化的植物油，例如瑪琪琳和奶油替代物，這些都對細胞有毒，也會使其生理作用失常。

附錄 **2**
激進的營養補充品

如果寬恕是給靈魂的解藥，那感恩就是維生素。

————史蒂夫・馬拉波利醫師

　　營養補充品可以加快減重，還能強化整體健康，特別是如果你有消化問題，或是才剛用手術切除膽囊。下面表格中我列出幾種基本的營養補充品，你看到表格時可千萬別嚇到——它本來就該多元豐富，讓你有更多選擇好達到成功目標。你一定要根據碰到的健康問題，還有身體哪個部位特別需要支持，來評估哪一種補充品最適合自己。與你信任的醫師討論該怎麼吃，也會很有幫助。

　　有幾個類別我有列出建議產品，你也會注意到它們很多都是由 Uni Key Health System 公司製造。這是因為我在過去 25 年來都參與了這家公司的研發配方，不過我也不會不鼓勵你用其他家品牌的同質商品！選擇營養補充品時，有幾點一定要記住。一定要確保綜合維生素、綜合礦物質的補充品不含銅。第 7 章我們曾討論過銅攝取過量的問題（可能會造成雌激素主導、甲狀腺問題、情緒不穩定等等）。另外，如果你本身就有鐵過量的問題，也要謹慎檢查產品的含鐵量。

營養補充品		
膽囊、膽汁和腸漏		
補充品	益處	建議劑量
膽汁支持 膽鹼 牛磺酸 脂酶 牛膽汁 Uni Key Health：Bile Builder （結合了膽鹼、牛磺酸、脂酶、牛膽汁和其他打造膽汁的成分）	沒有膽囊請一定要用，強烈建議其他人，特別是有膽囊問題、消化問題或體重問題的人。 可以分解脂肪、使膽汁變稀，增加膽汁流量，降低肝臟內沈積，減少同半胱胺酸含量，為乙醯膽鹼的前驅素；輔助排毒作用	膽鹼：每餐 500 毫克，或按醫師指示服用 牛磺酸：每餐 250 毫克，或按醫師指示服用 脂酶：根據 1,500 USP 每餐 50 毫克 牛膽汁：每餐 100 毫克 Bile Builder：每餐 2 顆膠囊，或按醫師指示服用
消化性苦味食物 (Dr. Shade's Bitters No. 9 或同質產品） 代謝靈藥 請見第 11 章	治療 GERD、蛋白質和脂肪消化、胃酸過少的問題	每餐餐前 30 分鐘服用，餐後若有消化問題亦可
正磷酸（OPA） Biotics Research 的 Super Phosphozyme	消解膽結石	請見第 4 章的詳細說明
胰臟酵素 American Biologics Inf-Zyme Forte（UNI KEY Health 也能購得）	分解蛋白質、脂肪和碳水化合物	每日三餐搭配 1 至 3 顆好幫助消化，或是按醫師指示服用
西伯利亞松子油 Siberian Tiger Naturals	治療消化腸道，有助於消化和代謝，刺激膽囊收縮素	每日三餐餐前 30 至 60 分鐘服用 1 茶匙

胃酸替代品 氫氯酸（HCl）、蘋果醋 UNI KEY Health: HCL+2（氫氯酸、胃蛋白酶和牛膽汁）	增加胃酸，舒緩胃酸逆流和 GERD，改善脂肪和蛋白質消化，抵禦腸道病原侵襲	蘋果醋：餐前吃 1 大匙，必要時可以用 2 至 3 倍的水稀釋 HCL+2：每日三餐在餐間或餐後服用 2 顆，或按照醫師指示服用
Stoneroot（北美夏枯草根）	有助於消解膽結石、治療便秘	每天 1,000 至 4,000 毫克，或按照醫師指示服用
蛋白質＆胺基酸		
主要胺基酸模式（MAP）	替換蛋白質／補充品	每日三餐餐前服用 5 顆（每一次含有 10 克蛋白質）
蛋白粉 UNI KEY Health：沖脂乳清蛋白或沖脂身體蛋白（全素）	替換蛋白質／補充品	每一次服用 20 克蛋白質
左旋肉鹼酒石酸鹽	產能作用、增加體能，支持粒線體	每天餐間分次服用 1 至 4 克
腎上腺 UNI KEY Health：腎上腺配方	整體的腎上腺支持、壓力調適和幫助睡眠	劑量和配方各有不同，但一般來說每天要分三次在早上 7 點、中午 11 點和下午 3 點服用，或是按照醫師指示服用
Argentyn silver 噴鼻劑	為免疫系統提供抗病毒、抗菌和抗黴支持	請參考產品標示，或是按照醫師指示服用
硼	幫助移除氟化物	每天 3 毫克，或按照醫生指示服用

ASEA 信號分子水	細胞溝通時的氧化信號還原分子來源;可藉由刺激麩胱甘肽使抗氧化的效率多三倍	維繫計畫中可以每天服用 60 ～ 120c.c.,高密度使用時最多為 240c.c.
褐藻萃取物 Modifilan 純褐藻萃取物	可以結合放射性分子,將期待出體外;也能結合重金屬和其他有害成分	每天一起床時吃 4 至 6 顆(約 2 至 3 克)
碳 60 Purple Power 出產的椰子油或酪梨油含有 C60	保護人體不受輻射影響,包含 5G 在內	每天 1 大匙,或按照醫生指示服用
綠球藻	可結合重金屬和其他毒素	每天餐前 45 分鐘吃 3 至 9 克
護士茶 山本玫瑰護士茶或相等的商品	綜合香草和樹皮調製而成的排毒、淨化肝臟茶飲;可以殺死癌細胞	按照商品標示調配
麩胱甘肽 Results RNA 的 ACG 脂質麩胱甘肽	排毒時需要;「需要抗氧化的」傷口、疾病、壓力、毒素等;整體健康和抵禦疾病的主要因子	請參考商品標示,或按照醫師指示服用
綠葉補充品 UNI KEY Health: 每日青綠配方(也包含水耕綠球藻)	支持能量與排毒	每天一匙泡水或放入果昔喝
順勢療法配方 HVS Laboratories Homeobitics	肝臟與排毒支持	只能由醫師開處方

愛爾蘭苔 UNI KEY Health: Super-GI Cleanse	結合重金屬和其他毒素，把它們一併帶離體外	Super-GI Cleanse：每天 3 顆吃 1 至 2 次，搭配 300 ～ 360c.c. 的水
MSM （一種有機硫化物）	提供生物活性硫，刺激免疫功能	每天分三次吃 3 至 6 克，或按照醫師指示服用
泛硫乙胺 維生素 B5	腎上腺支持	每天 1,000 至 2,000 毫克
吡咯并喹啉醌（PQQ）	粒線體支持，預防退化，還有延壽和保護心臟與大腦	每天服用 20 毫克，或按照醫生指示服用

腎上腺、甲狀腺、肝臟和排毒

Super GI Cleanse	肝臟支持與排毒	
Takesumi Supreme（竹炭） Supreme Nutrition Products	能吸收重金屬、輻射、化學物質、黴菌和其他毒素	1/4 茶匙混入 240c.c. 水，每天搭配食物、藥物或營養補充品喝 2 至 3 次（餐前 30 分鐘或餐後 90 分鐘）
THYRO-KEY UNI KEY Health：腺萃取物	整體的甲狀腺支持	每日吃 2 至 3 次，1 次 1 錠
還原型 CoQ10 的高生物活化形式	消除自由基、支持免疫系統	每天 100 至 300 毫克
沸石 ResultS RNA 的 ACZ Nano BioPure 的 ZeoBind	有助於清除體內的重金屬、化學物質、放射性分子和黴菌	ACZ Nano：先從每天噴 1 次開始，然後漸漸累加到每天 2 至 4 次噴 5 至 10 次，或是按照醫生指示服用 ZeoBind：每天半茶匙，在重要的那一餐前 30 分鐘服用

重要補充品		
激進代謝品 UNI KEY Health：蔓越梅生酮、非洲芒果和毛喉素	均衡瘦體素	請按商品標示服用
CLA（共軛亞麻油酸） UNI KEY Health: CLA-1000 魚油	促進燃脂	每天 1,000 毫克分三次服用
魚油	EPA 和 DHA，長鏈 omega-3；支持前列體素、大腦和神經系統	21 天重振計畫後每天服用 1,000 至 2,000 毫克
黑醋栗籽萃取而來的 GLA（γ 次亞麻油酸） UNI KEY Health：GLA-90	刺激棕色脂肪活動和燃脂，減緩發炎，使膽固醇指數適中，消緩 PMS	每天 360 至 1,800 毫克
碘 Health Gem Energy Biodine	使甲狀腺功能最有效化	先從每天 1 滴開始，直到基礎體溫至少為攝氏 36.5 度時再增加，或是按照醫生指示服用
鎂（全光譜） UNI KEY Health：Mag-Key	避免便秘，支持心臟、改善睡眠，調整壓力	看體重每 0.5kg 服用 5 毫克
綜合維生素—綜合礦物質補充（不含鐵或銅；男性不含鐵） UNI KEY Health：Female Multiple 或 Male Multiple	整體營養支持	請按商品標示服用

益生菌補充 UNI KEY Health：Flora-Key	打造健康的微生菌叢	至少一百億菌落(CFU)，且包括有植物乳桿菌、鼠李糖乳酸桿菌，以及／或加氏乳酸桿菌
維生素 C	能幫過量的膽固醇轉化成膽汁；每日的維生素好可以使膽結石風險減半	每日最少 1,000 至 5,000 毫克
維生素 D	消緩發炎，能治療腸漏，還能有效影響超過 200 對的基因；預防癌症	每日 2,000 至 5,000 國際單位（iu）（根據每日血流量調整，或請按照醫師指示服用）
減重支持 UNI KEY Health：減重配方（包括左旋肉鹼酒石酸鹽、鉻和小蘗鹼）	血糖均衡、促進代謝，降低食慾，增強體力	每日三次各 1 錠
雜項		
生物核對荷爾蒙 雌激素、黃體素、睪固酮、DHEA	均衡荷爾蒙，避免雌激素佔優勢現象	請按照醫師指示服用
黑籽油或黑籽粉	橋本氏甲狀腺炎	2,000 毫克或按照醫師指示服用
褪黑激素 UNI KEY Health: 褪黑雞素，含有礦物質支持的逐漸釋出成分配方	改善睡眠，重置生理時鐘，預防癌症，有抗氧化特性，能補充因為接觸 EMF 而導致的激素減少	睡前 1 至 3 毫克，或按照醫生指示服用

參 考 文 獻

INTRODUCTI ON: WHY I WROTE THIS BOOK

1. Joh n LaRosa, "Weight Loss Market Sheds Some Dollars in 2013," Marketdarta En-terprises, February 4, 2014, https://www.marketdataenterprises.com/wp-content/uploads/2014/01/Diet-Market-2014-Status-Report.pdf, accessed June 21, 2017.

CHAPTER 1: RESCUING A STALLED METABOLISM

1. "CAS Assigns the 100 Mi lli onth CAS Registry Number to a Substance Designed to Treat Acute Myeloid Leukemia," Chemical Abstracts Service, June 29, 2015, http://www.cas.org /news/media-releases/100-mi lli onth-substance, accessed June 25, 2017.

2. "Heart Disease Facts," Centers for Disease Control and Preventi on, August 10, 2015, https://www.cdc.gov/heartdisease/facts.htm, accessed June 22, 2017.

3. E. Fothergi ll et al., "Persistent Metabolic Adaptati on 6 Years After 'The Biggest Loser' Competiti on," Obesity 24 (May 2, 2016): 1612–1619, doi:10.1002/oby.21538, accessed June 23, 2017.

4. "Cell Membranes," October 20, 2012, http://www.bi ology-pages.info/C/CellMem branes.html, accessed June 22, 2017.

5. Erwin and Hans-Dieter Kuntz, Hepatology: Textbook and Atlas, 3rd ed. (Heidelberg: Springer, 2008).

6. Chun-Jung Huang et al., "Obesity-Related Oxidative Stress: The Impact of Physical Activity and Diet Manipulati on," Sports Medicine—Open 1 (2015): 32, doi:10.1186/s40798-015-0031-y.

7. Surapon Tangvarasittichai, "Oxidative Stress, Insulin Resistance, Dyslipidemia and Type 2 Diabetes Mellitus," World Journal of Diabetes 6, no 3 (2015): 456–480, doi:10.4239/wjd.v6.i3.456.

8. Sarah K. Abbott et al., "Fatty Acid Compositi on of Membrane Bi layers: Importance of Diet Polyunsaturated Fat Balance," Bi ochimica et Bi ophysica Acta (BBA)—Bi omembranes 1818,no. 5 (2012), doi:10.1016/j.bbamem.2012.01.011, accessed June 22, 2017.

9. V. Santi lli, A. Bernetti, M. Mangone, and M. Paoloni, "Clinical Definiti on of Sarco-penia," Clinical Cases in Mineral and Bone Metabolism 11, no. 3 (2014): 177–180, doi:10.11138/ccmbm/2014.11.3.177, accessed June 22, 2017.

10. Joh n B. Furness et al., "The Enteric Nervous S ystem and Gastrointestinal Innerva-ti on: Integrated Local and Central Control," Advances in Experimental Medicine and Bi ology Microbial Endocrinology: The Microbi ota-Gut-Brain Axis in Health and Disease 817 (2014),doi:10.1007/978-1-4939-0897-4_3, accessed June 22, 2017; Adam Hadhazy, "Think Twice:How the Gut's 'Second Brain' Influences Mood and Well-Being," Scientific American , Febru-ary 12, 2010, https://www.scientificamerican.com/article/gut-second-brain/, accessed June 22,2017.

CHAPTER 2: RADICAL RULE #1: REVAMP YOUR FATS

1. K. L. Stanhope, J.-M. Schwarz, and P. J. Havel, "Adverse Metabolic Effects of Dietary Fructose: Results from Recent Epidemi ological, Clinical, and Mechanistic Studies," Current Opini on in Lipidology 24, no. 3 (2013): 198–206, doi:10.1097/MOL.0b013e3283613bca; R. H. Lustig, Fat Chance: Beating the Odds Against Sugar, Processed Food, Obesity, and Disease (New York: Plume, 2014).

2. B. Best, "Insulin Resistance and Obesity," Life Extensi on Magazine, November 2017, 64–71.

3. "The Official Site of Dr. Pompa," Dr. Pompa, http://drpompa.com, accessed June 22, 2017; "NeuroLipid Research Foundati on—Nourish the Membrane, Nourish the Brain," Neuro Lipid Research Foundati on, http://www.neurolipid.org/, accessed June 22, 2017.

4. J. Bowden and S. T. Sinatra, The Great Cholesterol Myth: Why Lowering Your Cholesterol Won't Prevent Heart Disease—and the Statin-Free Plan That Wi ll (Beverly, MA: Fair Winds Press, 2012).

5. B. J. Nicklas et al., "Diet-Induced Weight Loss, Exercise, and Chronic Inflamma-ti on in Older, Obese Adults," American Journal of Clinical Nutriti on 79, no. 4 (Apri l 2004): 544–551, PMID:15051595, http://ajcn.nutriti on.org/content/79/4/544.long.

6. "Omega-3 Fatty Acids: An Essential Contributi on," Nutriti on Source, May 26, 2015, https://www. hsph.harvard.edu/nutriti onsource/omega-3-fats/, accessed June 22, 2017; "Essen-tial Fatty Acids," Linus Pauling Institute, May 5, 2017, http://lpi.oregonstate.edu/mic/other-nutrients/essential-fatty-acids, accessed June 22, 2017.

7. B. S. Rett and J. Whelan, "Increasing Dietary Linoleic Acid Does Not Increase Tissue Arachidonic Acid Content in Adults Consuming Western-Type Diets: A S ystematic Review," Nutriti on & Metabolism 8 (2011): 36, doi:10.1186/1743-7075-8-36.

8. N. Teicholz, The Big Fat Surprise: Why Butter, Meat, and Cheese Belong in a Healthy Diet (New York: Simon & Schuster, 2014).

9. A. M. Hi ll et al., "Combining Fish Oi l Supplements with Regular Aerobic Exercise Improves Body Compositi on and Cardi ovascular Disease Risk Factors," American Journal of Clinical Nutriti on 85, no. 5 (May 2007): 1267–1274.

10. United Mitochondrial Disease Foundati on, https://www.umdf.org/, accessed June 22, 2017.

11. Brian Peskin, "The Perfect Ten—10 Years in 10 Pages: A Decade of Work by Prof. Brian Peskin," http:// brianpeskin.com/pdf/about/PeskinPrimer.pdf, accessed June 22, 2017.

12. W. S. Harris et al., "Omega-6 Fatty Acids and Risk for Cardi ovascular Disease: A Science Advisory from the American Heart Associati on Nutriti on Subcommittee of the Coun-ci l on Nutriti on, Physical Activity, and Metabolism; Counci l on Cardi ovascular Nursing; and Counci l on Epidemi ology and Preventi on," Circulati on 119, no. 6 (2009), doi:10.1161/circulati onaha.108.191627, accessed June 22, 2017.

13. Frank B. Hu et al., "Dietary Fat Intake and the Risk of Coronary Heart Disease in Women," New England Journal of Medicine 337, no. 21 (1997), doi:10.1056/nejm1997112 03372102, accessed June 22, 2017.

14. Stephen D. Anton, Kacey Heekin, Carrah Simkins, and Andres Acosta, "Differential Effects of Adulterated Versus Unadulterated Forms of Linoleic Acid on Cardi ovascular Health," Journal of Integrative Medicine 11, no. 1 (2013): 2–10, doi:10.3736/jintegrmed2013002, ac-cessed June 22, 2017.

15. I. M. Campbell, D. N. Crozier, and R. B. Caton, "Abnormal Fatty Acid Compo-siti on and Impaired Oxygen Supply in Cystic Fibrosis Patients," Pediatrics 57, no. 4 (Apri l 1976): 480–486, PMID: 1264543, https://www.ncbi.nlm.nih.gov/pubmed/1264543, accessed June 22, 2017.

16. Ji-Yoon Kim et al., "Growth-Inhibitory and Proapoptotic Effects of Alpha-Linolenic Acid on Estrogen-Positive Breast Cancer Cells," Annals of the New York Academy of Sciences 1171, no. 1 (2009), doi:10.1111/j.1749-6632.2009.04897.x, accessed June 22, 2017.

17. A. Cypess et al., "Identificati on and Importance of Brown Adipose Tissue in Adult Humans," New England Journal of Medicine 360, no. 15 (2009): 1509–1517, doi:10.1056/nejmoa0810780, accessed October 29, 2017.

18. U. Risérus, L. Berglund, and B. Vessby, "Conjugated Linoleic Acid (CLA) Reduced Abdominal Adipose

Tissue in Obese Middle-Aged Men with Signs of the Metabolic S yn-drome: A Randomised Controlled Trial," Internati onal Journal of Obesity 25, no. 8 (2001): 1129–1135, doi:10.1038/sj.ijo.0801659, accessed June 22, 2017.

19. S. Torabian et al., "Acute Effect of Nut Consumpti on on Plasma Total Polyphenols, Anti oxidant Capacity and Lipid Peroxidati on," Journal of Human Nutriti on and Dietetics 22,no. 1 (2009): 64–71, doi:10.1111/j.1365-277x.2008.00923.x, accessed June 22, 2017; K. N. Aronis et al., "Short-Term Walnut Consumpti on Increases Circulating Total Adiponectin And Apolipoprotein A Concentrati ons, but Does Not Affect Markers of Inflammati on or Vascular Injury in Obese Humans with the Metabolic S yndrome: Data from a Double-Blinded, Ran-domized, Placebo-Controlled Study," Metabolism 61, no. 4 (2012): 577–582, doi:10.1016/j .metabol.2011.09.008, accessed June 22, 2017; Liya Wu et al., "Walnut-Enriched Diet Re-duces Fasting Non-HDL-Cholesterol and Apolipoprotein B in Healthy Caucasian Subjects:A Randomized Controlled Cross-Over Clinical Trial," Metabolism 63, no. 3 (2014): 382–391,doi:10.1016/j.metabol.2013.11.005, accessed June 22, 2017.

20. Zhi-Hong Yang, Miyahara Hiroko, and Hatanaka Akimasa, "Chronic Adminis-trati on of Palmitoleic Acid Reduces Insulin Resistance and Hepatic Lipid Accumulati on in KK-Ay Mice with Genetic Type 2 Diabetes," Lipids in Health and Disease 10, no. 1 (2011):120, doi:10.1186/1476-511x-10-120, accessed June 22, 2017.

21. "Omega-7 Protects Against Metabolic S yndrome," LifeExtensi on.com, Apri l 2014, http://www.lifeextensi on.com/Magazine/2014/4/Omega-7-Protects-Against-Metabolic-S yndrome/Page-01, accessed June 22, 2017.

22. W. M. A. D. B. Fernando et al., "The Role of Dietary Coconut for the Preventi on and Treatment of Alzheimers Disease: Potential Mechanisms of Acti on," British Journal of Nutri-ti on 114, no. 1 (2015): 1–14, doi:10.1017/s0007114515001452, accessed June 22, 2017.

23. V. Van Wymelbeke et al., "Influence of Medium-Chain and Long-Chain Triacylglyc -erols on the Control of Food Intake in Men," American Journal of Clinical Nutriti on 68, no.2 (August 1998): 226–234, https://www.ncbi.nlm.nih.gov/pubmed/9701177, accessed June 22, 2017; Kai Ming Liau, Yeong Yeh Lee, Chen Chee Keong, and G. Rasool Aida Hanum,"An Open-Label Pi lot Study to Assess the Efficacy and Safety of Virgin Coconut Oi l in Re-ducing Visceral Adiposity," ISRN Pharmacology 2011 (2011): 1–7, doi:10.5402/2011/949686, accessed June 22, 2017; M. L. Assunção, H. S. Ferreira, A. F. dos Santos, et al., "Effects of Dietary Coconut Oi l on the Bi ochemical and Anthropometric Profi les of Women Presenting Abdominal Obesity," Lipids 44 (2009): 593, doi:10.1007/s11745-009-3306-6, accessed June 20, 2017.

24. J. A. Paniagua et al., "Monounsaturated Fat-Rich Diet Prevents Central Body Fat Distributi on and Decreases Postprandial Adiponectin Expressi on Induced by a Carbohy-drate-Rich Diet in Insulin-Resistant Subjects," Diabetes Care 30, no. 7 (2007): 1717–1723, doi:10.2337/dc06-2220, accessed October 29, 2017.

25. Maddie Oatman, "Your Olive Oi l Could Be Fake," Mother Jones, January 19, 2017,http://www.motherjones.com/environment/2016/08/olive-oi l-fake-larry-olmsted-food-fraud-usda/, accessed June 22, 2017; "Olive Oi l Fraud Articles and Updates," Olive Oi l Times,https://www.oliveoi ltimes.com/tag/olive-oi l-fraud?page=3, accessed June 22, 2017.

26. C. A. Daley et al., "A Review of Fatty Acid Profi les and Anti oxidant Content in Grass-Fed and Grain-Fed Beef," Nutriti on Journal 9 (2010): 10, doi:10.1186/1475-2891-9-10.

27. Edward Kane, "4:1 Oi l—the Right Stuff," BodyBi o Bulletin, 2008, http://blog .bodybi o.com/download/why-41-rati o-oi l/?wpdmdl=1268, accessed June 22, 2017.

CHAPTER 3: RADICAL RULE #2: RESTORE YOUR GALLBLADDER

1. C. M. St. George, J. C. Russell, and E. A. Shaffer, "Effects of Obesity on Bi le Forma-ti on and Bi liary Lipid Secreti on in the Genetically Obese JCR:LA-Corpulent Rat," Hepatology 20 (1994): 1541–1547, doi:10.1002/hep.1840200625, accessed June 23, 2017.

2. Yan Zheng et al., "Gallstones and Risk of Coronary Heart Disease," Arteri osclerosis,Thrombosis, and Vascular Bi ology (2016), originally published August 18, 2016, https://doi.org/10.1161/ ATVBAHA.116.307507, accessed June 23, 2017.

3. G. E. Njeze, "Gallstones," Nigerian Journal of Surgery: Official Publicati on of the Nige-rian Surgical Research Society 19, no. 2 (2013): 49–55, doi:10.4103/1117-6806.119236, accessed June 23, 2017.

4. J. R. Thornton, P. M. Emmett, and K. W. Heaton, "Diet and Gall Stones: Effects of Refined and Unrefined Carbohydrate Diets on Bi le Cholesterol Saturati on and Bi le Acid Me-tabolism," Gut 24, no. 1 (1983): 2–6, doi:10.1136/gut.24.1.2, accessed June 23, 2017; L. M. Stinton and E. A. Shaffer, "Epidemi ology of Gallbladder Disease: Cholelithiasis and Cancer," Gut and Liver 6, no. 2 (2012): 172–187, doi:10.5009/ gnl.2012.6.2.172, accessed June 23, 2017.

5. A. A. Siddiqui et al., "A Previ ous Cholecystectomy Increases the Risk of Developing Advanced Adenomas of the Colon," Southern Medical Journal 102, no. 11 (2009): 1111–1115, http://www.medscape.com/ viewarticle/712494_4, accessed June 23, 2017; Charles Thomas, Johan Auwerx, and Kristina Schoonjans, "Bi le Acids and the Membrane Bi le Acid Receptor TGR5—Connecting Nutriti on and Metabolism," Thyroid 18, no. 2 (February 2008): 167–174, https://doi.org/10.1089/thy.2007.0255, accessed June 23, 2017.

6. M.-S. Kwak et al., "Cholecystectomy Is Independently Associated with Nonalcoholic Fatty Liver Disease in an Asian Populati on," World Journal of Gastroenterology 21, no. 20 (2015): 6287–6295, doi:10.3748/ wjg.v21.i20.6287, accessed June 23, 2017; Chao Shen, "Asso-ciati on of Cholecystectomy with Metabolic S yndrome in a Chinese Populati on," PLoS ONE 9, no. 2 (2014), doi:10.1371/journal.pone.0088189, accessed June 23, 2017.

7. J. R. F. Walters and S. S. Pattni, "Managing Bi le Acid Diarrhea," Therapeutic Advances in Gastroenterology 3, no. 6 (2010): 349–357, doi:10.1177/1756283X10377126, accessed June 23, 2017.

8. H. Ma and M. E. Patti, "Bi le Acids, Obesity, and the Metabolic S yndrome" Best Practice & Research Clinical Gastroenterology 28, no. 4 (2014): 573–583, doi:10.1016/j.bpg .2014.07.004, accessed June 23, 2017.

9. "Choline," Linus Pauling Institute, January 3, 2017, http://lpi.oregonstate.edu/mic/other-nutrients/ choline#cardi ovascular-disease-preventi on, accessed June 23, 2017.

10. A. L. Guerreri o, "Choline Intake in a Large Cohort of Patients with Nonalcoholic Fatty Liver Disease," American Journal of Clinical Nutriti on 95, no. 4 (2012): 892–900, doi:10.3945/ajcn.111.020156, accessed June 23, 2017.

11. A. M. Mourad et al., "Influence of Soy Lecithin Administrati on on Hypercholesterolemia," Cholesterol (2010): 824813, doi:10.1155/2010/824813, accessed June 23, 2017; T. A. Wi lson, C. M. Meservey, and R. J. Nicolosi, "Soy Lecithin Reduces Plasma Lipoprotein Cholesterol and Early Atherogenesis in Hypercholesterolemic Monkeys and Hamsters: Beyond Linoleate," Atherosclero-sis 140, no. 1 (September 1998): 147–153, doi:http://dx.doi.org/10.1016/S0021-9150(98)00132-4, accessed June 23, 2017; D. Küllenberg et al. "Health Effects of Dietary Phospholipids," Lipids in Health and Disease 11 (2012): 3, doi:10.1186/1476-511X-11-3, accessed June 23, 2017; Marie-Josée Leblanc, "The Role of Dietary Choline in the Beneficial Effects of Lecithin on the Secreti on of Bi l-iary Lipids in Rats," Bi ochimica et Bi

ophysica Acta (BBA)—Lipids and Lipid Metabolism 1393, no. 2–3 (1998): 223–234, doi:10.1016/s0005-2760(98)00072-1, accessed June 23, 2017.

12. W. H. W. Tang et al., "Intestinal Microbial Metabolism of Phosphatidylcholine and Cardi ovascular Risk," New England Journal of Medicine 368, no. 17 (2013): 1575–1584, doi:10.1056/nejmoa1109400, accessed June 23, 2017.

13. "Epidemi ology of the IBD," Centers for Disease Control and Preventi on, March 31, 2015, https://www.cdc.gov/ibd/ibd-epidemi ology.htm, accessed June 23, 2017.

14. A. C. Dukowicz, B. E. Lacy, and G. M. Levine, "Small Intestinal Bacterial Over-growth: A Comprehensive Review," Gastroenterology & Hepatology 3, no. 2 (2007): 112–122, PMCID: PMC3099351, accessed June 23, 2017.

15. M. F. Leitzmann et al., "Recreati onal Physical Activity and the Risk of Cholecystec-tomy in Women," New England Journal of Medicine 342, no. 3 (2000): 212–214, doi:10.1056/nejm200001203420313, accessed June 23, 2017.

16. Dr. Terry Wahls (July 13, 2015), Ann Louise Gittleman, PhD, CNS (June 6, 2017),and Alice Abler (November 3, 2016), "Debunking the Myths About GERD," Price Pottenger, May 23, 2017, https://price-pottenger.org/journals/debunking-myths-about-gerd, accessed June 23, 2017.

17. J. A. Simon and E. S. Hudes, "Serum Ascorbic Acid and Gallbladder Disease Prevalence Among US Adults," Archives of Internal Medicine 160, no. 7 (2000): 931, doi:10.1001/archinte .160.7.931, accessed June 23, 2017; E. Ginter, "Cholesterol: Vitamin C Controls Its Transforma-ti on to Bi le Acids," Science 179, no. 4074 (1973): 702–704, doi:10.1126/science.179.4074.702, accessed June 23, 2017.

18. Jonathan Wright, Why Stomach Acid Is Good for You: Natural Relief from Heartburn, Indigesti on, Reflux and GERD (Lanham, MD: M. Evans & Co., 2001).

19. "General Informati on/Press Room," American Thyroid Associati on, http://www .thyroid.org/media-main/about-hypothyroidism/, accessed June 23, 2017.

20. J. Laukkarinen, J. Sand, and I. Nordback, "The Underlying Mechanisms: How Hy -pothyroidism Affects the Formati on of Common Bi le Duct Stones—A Review," HPB Surgery 2012 (January 2012): 1–7, doi:10.1155/2012/102825, accessed June 23, 2017.

21. J. Laukkarinen et al., "Increased Prevalence of Subclinical Hypothyroidism in Com-mon Bi le Duct Stone Patients," Journal of Clinical Endocrinology & Metabolism 92, no. 11 (2007): 4260–4264, doi: 10.1210/jc.2007-1316, accessed June 23, 2017.

22. Mitsuhiro Watanabe, "Bi le Acids Induce Energy Expenditure by Promoting Intra-cellular Thyroid Hormone Activati on," Nature 439, no. 7075 (2006): 484–489, doi:10.1038/nature04330, accessed June 23, 2017; Johann Ockenga et al., "Plasma Bi le Acids Are Associ-ated with Energy Expenditure and Thyroid Functi on in Humans," Journal of Clinical Endocri-nology & Metabolism 97, no. 2 (2012): 535–542, doi: 10.1210/jc.2011-2329, accessed June 23, 2017; Thomas, Auwerx, and Schoonjans, "Bi le Acids and the Membrane Bi le Acid Receptor TGR5."

23. Craig Gustafson and Antoni o C. Bianco, MD, PhD, "Is T4 Enough for Patients with Hypothyroid Dysfuncti on? Integrative Medicine: A Clinician's Journal 13, no. 3 (2014): 20–22, accessed June 23, 2017; A. C. Bianco, "Cracking the Code for Thyroid Hormone Signaling," Transacti ons of the American Clinical and Climatological Associati on 124 (2013): 26–35, PM-CID: PMC3715916, accessed June 23, 2017.

24. Johanna Laukkarinen, "Is Bi le Flow Reduced in Patients with Hypothyroidism?," Surgery 133, no. 3 (2003): 288–293, doi:10.1067/ms y.2003.77, accessed June 23, 2017.

25. J. Laukkarinen, "Mechanism of the Prorelaxing Effect of Thyroxine on the Sphincter of Oddi,"

Scandinavian Journal of Gastroenterology 37, no. 6 (2002): 667–673, doi:10.1080/00365520212492, accessed June 23, 2017.

26. "Autoimmune Disease: Stop Your Body's Self-Attack," Dr. Mark Hyman, Apri l 20, 2010, http://drhyman. com/blog/2010/04/20/autoimmune-disease-stop-your-body-from-attacking-itself/, accessed June 23, 2017.

27. Roxanne Nelson, "Autoimmune Diseases Among Top Ki llers of Younger Women," WebMD, September 1, 2000, http://www.webmd.com/women/news/20000901/autoimmune-diseases-among-top-ki llers-of-younger-women#1, accessed June 23, 2017.

28. Dana Trentini, "90% of People Taking Thyroid Hormones Wi ll Fai l to Feel Nor-mal: Why?" Hypothyroid Mom, http://hypothyroidmom.com/90-of-people-taking-thyroid-hormones-wi ll-fai l-to-feel-normal-why/, accessed June 23, 2017.

29. T. Akamizu and N. Amino, "Hashimoto's Thyroiditis" (updated July 17, 2017), in En-dotext, ed. L. J. De Groot, G. Chrousos, K. Dungan, et al. (South Dartmouth, MA: MDText .com, Inc., 2000), avai lable from https://www.ncbi.nlm.nih.gov/books/NBK285557/.

30. T. Akamizu, N. Amino, and L. J. DeGroot, "Hashimoto's Thyroiditis" (updated De-cember 20, 2013), in Endotext, ed. DeGroot, Chrousos, Dungan, et al., accessed June 23, 2017; K. Zaletel and S. Gaberšček, "Hashimoto's Thyroiditis: From Genes to the Disease," Current Genomics 12, no. 8 (2011): 576–588, doi:10.2174/138920211798120763, accessed June 23, 2017.

31. R. Valentino et al., "Markers of Potential Coeliac Disease in Patients with Hashimo-to's Thyroiditis," European Journal of Endocrinology 146, no. 4 (Apri l 2002): 479–483, PMID:11916614, http://www.eje-online.org/content/146/4/479.long, accessed June 23, 2017.

32. M. A. Farhangi et al., "The Effects of Nigella Sativa on Thyroid Functi on, Serum Vascular Endothelial Growth Factor (VEGF)-1, Nesfatin-1 and Anthropometric Features in Patients with Hashimoto's Thyroiditis: A Randomized Controlled Trial," BMC Complementary and Alternative Medicine 16 (2016): 471, doi:10.1186/s12906-016-1432-2, accessed June 23, 2017.

33. "Allergic Reacti on—Gallbladder Problems," Allergy Self Help, http://allergy-book.blogspot. com/2007/11/allergic-reacti on-gallbladder-problems.html, accessed June 25, 2017.

34. "Gallstones," New York Times, August 26, 2013, http://www.nytimes.com/health/guides/disease/ gallstones/risk-factors.html, accessed June 23, 2017.

35. J. J. DiNicolantoni o and S. C. Lucan, "The Wrong White Crystals: Not Salt but Sugar as Aeti ological in Hypertensi on and Cardi ometabolic Disease," Open Heart 1, no, 1 (2014): e000167, doi:10.1136/ openhrt-2014-000167, accessed June 23, 2017.

36. "Dandy Tummy Bitters Recipe," Mountain Rose Herbs, https://blog.mountainrose herbs.com/dandy-tummy-bitters-recipe, accessed June 23, 2017.

37. "Do Angostura Bitters Contain Angostura?" CulinaryLore.com, February 4, 2015, http://www. culinarylore.com/drinks:do-angostura-bitters-contain-angostura, accessed June 23, 2017.

38. Nobuyo Tsuboyama-Kasaoka et al., "Taurine (2-Aminoethanesulfonic Acid) Deficiency Creates a Vici ous Circle Promoting Obesity," Endocrinology 147, no. 7 (2006): 3276–3284, doi: 10.1210/en.2005-1007, accessed June 23, 2017.

39. Leigh Erin Connealy, The Cancer Revoluti on: A Groundbreaking Program to Reverse and Prevent Cancer (Boston, MA: Da Capo Lifelong, 2017).

40. T. Walcher et al., "Vitamin C Supplement Use May Protect Against Gallstones: An Observati onal Study on a Randomly Selected Populati on," BMC Gastroenterology 9 (2009): 74, doi:10.1186/1471-230X-9-74,

accessed June 23, 2017.

41. L. K. Helbronn et al., "Alternate-Day Fasting in Nonobese Subjects: Effects on Body Weight, Body Compositi on, and Energy Metabolism," American Journal of Clinical Nutriti on 81, no. 1 (January 2005): 69–73, https://www.ncbi.nlm.nih.gov/pubmed/15640462, accessed June 23, 2017; Adrianne R. Barnosky, "Intermittent Fasting vs Dai ly Calorie Restricti on for Type 2 Diabetes Preventi on: A Review of Human Findings," Translati onal Research 164, no. 4 (2014): 302–311, doi:10.1016/j.trsl.2014.05.013, accessed June 23, 2017.

42. M. Alirezaei, "Short-Term Fasting Induces Profound Neuronal Autophagy," Autoph-agy 6, no. 6 (2010): 702–710, doi:10.4161/auto.6.6.12376, accessed June 23, 2017.

43. Hallie Levine, "Your Metabolism: A User's Manual," Health, November 2016, 109–112.44. Kris Gunnars, "Intermittent Fasting 101—The Ultimate Beginner's Guide," Authority Nutriti on, June 4, 2017, https://authoritynutriti on.com/intermittent-fasting-guide/, accessed June 23, 2017.

CHAPTER 4: RADICAL RULE #3: REBUI LD YOUR MUSCLES

1. "Appendix 7. Nutriti onal Goals for Age-Sex Groups Based on Dietary Reference In-takes and Dietary Guidelines Recommendati ons," Nutriti onal Goals for Age-Sex Groups Based on Dietary Reference Intakes and Dietary Guidelines Recommendati ons—2015–2020 Dietary Guidelines, https://health.gov/dietaryguidelines/2015/guidelines/appendix-7/, ac-cessed June 24, 2017.

2. Christopher A. Taylor et al., "Traumatic Brain Injury–Related Emergency Department Visits, Hospitalizati ons, and Deaths—United States, 2007 and 2013," MMWR Survei llance Summaries 66, SS-9 (2017): 1–16, doi: http://dx.doi.org/10.15585/mmwr.ss6609a1.

3. L. Wandrag et al., "Impact of Supplementati on with Amino Acids or Their Metabolites on Muscle Wasting in Patients with Critical I llness or Other Muscle Wasting I llness: A S ystem-atic Review," Journal of Human Nutriti on and Dietetics 28, no. 4 (2014): 313–330, doi:10.1111/jh n.12238, accessed June 24, 2017; G. Marchesini et al., "Branched-Chain Amino Acid Sup-plementati on in Patients with Liver Diseases," Journal of Nutriti on 135, no. 6 Suppl. (June 2005): 1596S–1601S, http://jn.nutriti on.org/content/135/6/1596S.long, accessed June 24, 2017.

4. Geoffrey M. Cooper, The Cell: A Molecular Approach , 2nd ed. (Sunderland, MA: Si-nauer Associates; 2000), avai lable from https://www.ncbi.nlm.nih.gov/books/NBK9928/, accessed June 24, 2017; "Cell Bi ology@Yale," Medcell.med.yale.edu, http://medcell.med.yale .edu/lectures/introducti on_cell_membrane.php, accessed June 24, 2017.

5. G. A. Garden and A. R. La Spada, "Intercellular (Mis)communicati on in Neurode-generative Disease," Neuron 73, no. 5 (2012): 886–901, doi:10.1016/j.neuron.2012.02.017, accessed June 24, 2017.

6. I.-S. Cheng et al., "The Supplementati on of Branched-Chain Amino Acids, Arginine, and Citrulline Improves Endurance Exercise Performance in Two Consecutive Days," Journal of Sports Science & Medicine 15, no. 3 (2016): 509–515, https://www.ncbi.nlm.nih.gov/pmc/articles/PMC4974864/, accessed June 24, 2017.

7. E. Blomstrand, "Branched-Chain Amino Acids Activate Key Enzymes in Protein S ynthesis After Physical Exercise," Journal of Nutriti on 136, no. 1 Suppl. (January 2006):269S–273S, https://www.ncbi.nlm.nih.gov/pubmed/16365096, accessed June 24, 2017.

8. L.-Q. Qin et al., "Higher Branched-Chain Amino Acid Intake Is Associated with a Lower Prevalence of Being Overweight or Obese in Middle-Aged East Asian and Western Adults," Journal of Nutriti on 141, no. 2 (2011): 249–254, doi:10.3945/jn.110.128520, accessed June 24, 2017.

9. G. Howatson et al., "Exercise-Induced Muscle Damage Is Reduced in Resistance-Trained Males by Branched Chain Amino Acids: A Randomized, Double-Blind, Pla-cebo Controlled Study," Journal of the Internati onal Society of Sports Nutriti on 9 (2012): 20, doi:10.1186/1550-2783-9-20, accessed June 24, 2017.

10. Shinobu Nishitani et al., "Branched-Chain Amino Acids Improve Glucose Metabo-lism in Rats with Liver Cirrhosis," American Journal of Physi ology—Gastrointestinal and Liver Physi ology 288, no. 6 (June 2005): G1292–G1300, doi:10.1152/ajpgi.00510.2003, accessed June 24, 2017.

11. J. J. Hulmi, C. M. Lockwood, and J. R. Stout, "Effect of Protein/Essential Amino Acids and Resistance Training on Skeletal Muscle Hypertrophy: A Case for Whey Protein," Nutriti on & Metabolism 7 (2010): 51, doi:10.1186/1743-7075-7-51, accessed June 24, 2017.

12. David Wi lliams, MD, "The Health Benefits of Whey | Dr. Wi lliams," Digesti on & Joint Health Tips & Vitamin Products, https://www.drdavidwi lliams.com/the-health-benefits-of-whey, accessed June 24, 2017.

13. C. B. Newgard, "Interplay Between Lipids and Branched-Chain Amino Acids in Development of Insulin Resistance," Cell Metabolism 15, no. 5 (2012): 606–614, doi:10.1016/j.cmet.2012.01.024, accessed June 24, 2017.

14. L. Wandrag et al., "Impact of Supplementati on with Amino Acids or Their Metab-olites on Muscle Wasting in Patients with Critical I llness or Other Muscle Wasting I llness:A S ystematic Review," Journal of Human Nutriti on and Dietetics 28 (2015): 313–330, doi:10.1111/jh n.12238, accessed June 24, 2017.

15. H. Zhou and S. Huang, "Role of mTOR Signaling in Tumor Cell Moti lity, Inva-si on and Metastasis," Current Protein & Peptide Science 12, no. 1 (2011): 30–42, PMCID: PMC3410744, https://www.ncbi. nlm.nih.gov/pmc/articles/PMC3410744/, accessed June 24,2017.

16. A. C. Knapp et al., "Effect of Carnitine Deprivati on on Carnitine Homeostasis and Energy Metabolism in Mice with S ystemic Carnitine Deficiency," Annals of Nutriti on and Me-tabolism 52 (2008): 136–144, doi:10.1159/000127390, accessed January 16, 2018.

17. A. Biswas, P. I. Oh, G. E. Faulkner, R. R. Bajaj, M. A. Si lver, M. S. Mitchell et al.,"Sedentary Time and Its Associati on with Risk for Disease Incidence, Mortality, and Hospi-talizati on in Adults: A S ystematic Review and Meta-Analysis," Annals of Internal Medicine 162 (2015): 123–132, doi: 10.7326/M14-1651.

CHAPTER 5: RADICAL RULE #4: REPAIR YOUR GUT

1. J. Lloyd-Price, G. Abu-Ali, and C. Huttenhower, "The Healthy Human Microbi ome," Genome Medicine 8 (2016): 51, doi:10.1186/s13073-016-0307-y, accessed June 24, 2017; S.Qi, M. Chang, and L. Chai, "The Fungal Mycobi ome and Its Interacti on with Gut Bacteria in the Host," Internati onal Journal of Molecular Sciences 18, no. 2 (2017): 330, doi:10.3390/ijms18020330, accessed June 25, 2017; E. Delwart, "The Human Virome," The Scientist Mag-azine, November 1, 2016, http://www.the-scientist.com/?articles. view/articleNo/47291/title/Viruses-of-the-Human-Body/, accessed June 24, 2017.

2. R. Sender, S. Fuchs, and R. Mi lo, "Revised Estimates for the Number of Human and Bacteria Cells in the Body," bi oRxiv 036103; doi: https://doi.org/10.1101/036103, now pub-lished in PLOS Bi ology, doi: 10.1371/journal.pbi o.1002533, accessed June 24, 2017.

3. R. Eveleth, "There Are 37.2 Tri lli on Cells in Your Body," Smithsonian Magazine, Oc-tober 24, 2013, http://www.smithsonianmag.com/smart-news/there-are-372-tri lli on-cells-in-your-body-4941473/, accessed June 24, 2017.

4. F. Karlsson et al., "Assessing the Human Gut Microbi ota in Metabolic Diseases," Dia-betes 62, no. 10 (2013): 3341–3349, doi:10.2337/db13-0844, accessed January 30, 2018; C. M. Ferreira et al., "The Central Role of the Gut Microbi ota in Chronic Inflammatory Diseases," Journal of Immunology Research 2014

(2014);689492, doi:10.1155/2014/689492, accessed Jan-uary 30, 2018.

5. F. D. Karlsson et al., "S ymptomatic Atherosclerosis Is Associated with an Altered Gut Metagenome," Nature Communicati ons 3 (2012): 1245, doi:10.1038/ncomms2266, accessed June 25, 2017.

6. M. C. Dao et al., "Akkermansia muciniphi la and Improved Metabolic Health During a Dietary Interventi on in Obesity: Relati onship with Gut Microbi ome Rich ness and Ecology," Gut 65 (2016): 426–436, accessed October 30, 2017.

7. L. Guo et al., "PGRP-SC2 Promotes Gut Immune Homeostasis to Limit Commensal Dysbi osis and Extend Lifespan," Cell 156, no. 1–2 (January 16, 2014): 109–122, doi: http://dx.doi.org/10.1016/j.cell.2013.12.018, accessed June 24, 2017.

8. M. Sanchez et al., "Effect of Lactobaci llus rhamnosus CGMCC1.3724 Supplementa-ti on on Weight Loss and Maintenance in Obese Men and Women," British Journal of Nutri-ti on 111, no. 8 (2013): 1507–1519, doi:10.1017/s0007114513003875, accessed June 24, 2017.

9. S.-P. Jung et al., "Effect of Lactobaci llus gasseri BNR17 on Overweight and Obese Adults: A Randomized, Double-Blind Clinical Trial," Korean Journal of Fami ly Medicine 34,no. 2 (2013): 80–89, doi:10.4082/kjfm.2013.34.2.80, accessed June 25, 2017.

10. M. Mar Rodríguez et al., "Obesity Changes the Human Gut Mycobi ome," Nature News (October 12, 2015), http://www.nature.com/articles/srep14600, accessed January 30, 2018; M. Ghannoum, "The Mycobi ome,"The Scientist (February 1, 2016) http://www.the -scientist.com/?articles.view/articleNo/45153/title/The-Mycobi ome/, accessed January 30, 2018.

11. S. O. Fetissov, "Role of the Gut Microbi ota in Host Appetite Control: Bacterial Growth to Animal Feeding Behavi or," Nature Reviews Endocrinology 13, no. 1 (2016): 11–25, doi:10.1038/nrendo.2016.150, accessed October 16, 2017.

12. Kelly Brogan, MD, "Ps ychobi otics: Bacteria for Your Brain?" GreenMedInfo (blog entry), July 2, 2015, http://www.greenmedinfo.com/blog/ps ychobi otics-bacteria-your-brain, accessed June 25, 2017.

13. "Facts and Statistics," FARE, https://www.foodallergy.org/facts-and-stats, accessed June 25, 2017.

14. "Intestinal Bacteria Influence Food Allergies," ScienceDai ly, September 7, 2016, https://www.sciencedai ly.com/releases/2016/09/160907125125.htm, accessed June 25, 2017.

15. J. Hollon et al., "Effect of Gliadin on Permeabi lity of Intestinal Bi ops y Explants from Celiac Disease Patients and Patients with Non-Celiac Gluten Sensitivity," Nutrients 7, no. 3 (2015): 1565–1576, doi:10.3390/nu7031565, accessed June 25, 2017.

16. H. J. Freeman, "Hepatobi liary And Pancreatic Disorders in Celiac Disease," World Journal of Gastroenterology 12, no. 10 (2006): 1503, doi:10.3748/wjg.v12.i10.1503, accessed June 25, 2017.

17. S. R. Gundry, The Plant Paradox: The Hidden Dangers in "Healthy" Foods That Cause Disease and Weight Gain (New York: Harper Wave, 2017).

18. "Genetically Engineered Foods May Cause Rising Food Allergies," Organic Con-sumers Associati on, May 1, 2007, https://www.organicconsumers.org/news/genetically -engineered-foods-may-cause-rising-food-allergies, accessed June 25, 2017.

19. M. B. Abou-Donia et al., "Splenda Alters Gut Microflora and Increases Intestinal P-Glycoprotein and Cytochrome P-450 in Male Rats," Journal of Toxicology and Environmental Health, Part A 71, no. 21 (2008): 1415–1429, doi:10.1080/15287390802328630, accessed June 25, 2017.

20. V. Leone et al., "Effects of Diurnal Variati on of Gut Microbes and High Fat Feeding on Host Circadian Clock Functi on and Metabolism," Cell Host & Microbe 17, no. 5 (2015):681–689, doi:10.1016/j.chom.2015.03.006, accessed June 25, 2017.

21. B. J. Hardick, "Is Xylitol a Friend or Foe?" DrHardick.com, Apri l 14, 2017, http://drhardick.com/xylitol-sugar-alcohols, accessed June 25, 2017.

22. M. Kumar et al., "Cholesterol-Lowering Probi otics as Potential Bi othera-peutics for Metabolic Diseases," Experimental Diabetes Research 2012 (2012): 902917, doi:10.1155/2012/902917, accessed June 25, 2017.

23. A. T. Stefka et al., "Commensal Bacteria Protect Against Food Allergen Sensitiza-ti on," Proceedings of the Nati onal Academy of Sciences of the United States of America 111, no. 36 (2014): 13145–13150, doi:10.1073/pnas.1412008111, accessed June 25, 2017.

24. J. Tan et al., "Dietary Fiber and Bacterial SCFA Enhance Oral Tolerance and Protect Against Food Allergy Through Diverse Cellular Pathways," Cell Reports 15, no. 12 (2016):2809–2824, doi:10.1016/j.celrep.2016.05.047, accessed June 25, 2017.

25. A. Trompette et al., "Gut Microbi ota Metabolism of Dietary Fiber Influences Allergic Airway Disease and Hematopoiesis," Nature Medicine 20, no. 2 (2014): 159–166, doi:10.1038/nm.3444, accessed June 25, 2017.

26. T. Raftery et al., "Effects of Vitamin D Supplementati on on Intestinal Permeabi lity,Cathelicidin and Disease Markers in Croh n's Disease: Results from a Randomised Double-Blind Placebo-Controlled Study," United European Gastroenterology Journal 3, no. 3 (2015):294–302, doi:10.1177/2050640615572176, accessed June 25, 2017; S. Chen et al., "1,25-Di-hydroxyvitamin D3 Preserves Intestinal Epithelial Barrier Functi on from TNF-α Induced Injury via Suppressi on of NF-kB p65 Mediated MLCK-P-MLC Signaling Pathway," Bi o-chemical and Bi ophysical Research Communicati ons 460, no. 3 (2015): 873–878, doi:10.1016/j .bbrc.2015.03.125, accessed June 25, 2017.

27. C. Staley et al., "Successful Resoluti on of Recurrent Clostridium Diffici le Infecti on Using Freeze-Dried, Encapsulated Fecal Microbi ota; Pragmatic Cohort Study," American Journal of Gastroenterology 112, no. 6 (2017): 940–947, doi:10.1038/ajg.2017.6, accessed June 25, 2017.

28. A. Vrieze et al., "Transfer of Intestinal Microbi ota from Lean Donors Increases Insu-lin Sensitivity in Individuals with Metabolic S yndrome," Gastroenterology 143, no. 4 (2012), doi:10.1053/j.gastro.2012.06.031, accessed June 25, 2017.

29. The Power of Poop, http://thepowerofpoop.com/, accessed June 25, 2017.

CHAPTER 6: RADICAL RULE #5: REDUCE YOUR TOXIC LOAD

1. R. E. Brown et al., "Secular Differences in the Associati on Between Caloric Intake, Macronutrient Intake, and Physical Activity with Obesity," Obesity Research & Clinical Prac-tice 10, no. 3 (2016): 243–255, doi:10.1016/j.orcp.2015.08.007, accessed June 25, 2017.

2. "Body Burden: The Polluti on in Newborns," Environmental Working Group, July 14, 2005, http://www.ewg.org/research/body-burden-polluti on-newborns, accessed June 25.

3. B. C. Wi lding, K. Curtis, K. and Welker-Hood, "Hazardous Chemicals in Health Care," Physicians for Social Responsibi lity, http://www.psr.org/assets/pdfs/hazardous-chemicals-in-health-care.pdf, accessed June 25, 2017.

4. "Drugs in the Water," Harvard Health, Accessed October 17, 2017. https://www .health.harvard.edu/newsletter_article/drugs-in-the-water.5. S. Özen and S. Darcan, "Effects of Environmental Endocrine Disruptors on Pubertal Development," Journal of Clinical Research in Pediatric Endocrinology 3, no. 1 (2011): 1–6, doi:10.4274/jcrpe.v3i1.01, accessed June 26, 2017.

6. "Dirty Dozen Endocrine Disruptors," Environmental Working Group, http://www .ewg.org/research/

dirty-dozen-list-endocrine-disruptors, accessed June 26, 2017.

7. "Health Effects," Fluoride Acti on Network, http://fluoridealert.org/issues/health/, ac-cessed June 26, 2017.

8. "Pesticides," Fluoride Acti on Network, http://fluoridealert.org/researchers/pesticide/, accessed June 26, 2017.

9. E. Malinowska et al., "Assessment of Fluoride Concentrati on and Dai ly Intake by Human from Tea and Herbal Infusi ons," Food and Chemical Toxicology 46, no. 3 (2008):1055–1061, doi:10.1016/j.fct.2007.10.039, accessed June 26, 2017.

10. "The Japanese Secret That Doubles Fat Loss," First for Women Magazine, November 13, 2017, 26–27.

11. Gadolinium Toxicity, https://gadoliniumtoxicity.com, accessed October 27, 2017.

12. C. Exley, "Aluminum Should Now Be Considered a Primary Eti ological Factor in Alzheimer's Disease," Journal of Alzheimer's Disease Reports 1, no. 1 (June 8, 2017): 23–25, doi:10.3233/ADR-170010, accessed June 26, 2017.

13. "Nickel—Toxicity and Detoxing," DoctorMyhi ll, http://www.drmyhi ll.co.uk/wiki/Nickel_-_toxicity_and_detoxing, accessed June 26, 2017.

14. Y.-H. Chi ou et al., "Nickel Accumulati on in Lung Tissues Is Associated with In-creased Risk of p53 Mutati on in Lung Cancer Patients," Environmental and Molecular Muta-genesis 55 ((2014): 624–632, doi:10.1002/em.21867, accessed June 26, 2017.

15. S. Olson, "E-Cigs' Dangerous Duo: The Lowdown on Nickel and Chromium," Med-ical Dai ly, September 2, 2014, http://www.medicaldai ly.com/e-cigarettes-emit-levels-nickel-and-chromium-4-times-higher-tobacco-smoke-300704, accessed June 26, 2017.

16. L. Yin et al., "Associati ons of Blood Mercury, Inorganic Mercury, Methyl Mer-cury and Bisphenol A with Dental Surface Restorati ons in the U.S. Populati on, NHANES 2003–2004 and 2010–2012," Ecotoxicology and Environmental Safety 134 (2016): 213–225, doi:10.1016/j.ecoenv.2016.09.001, accessed June 26, 2017.

17. J. T. Salonen et al., "Intake of Mercury from Fish, Lipid Peroxidati on, and the Risk of Myocardial Infarcti on and Coronary, Cardi ovascular, and Any Death in Eastern Finnish Men," Circulati on 91, no. 3 (1995): 645–655, doi:10.1161/01.cir.91.3.645, accessed June 26, 2017.

18. "Health Effects of Lead Exposure," Oregon Department of Human Services, http://www.oregon.gov/oha/ph/HealthyEnvironments/HealthyNeighborhoods/LeadPoisoning /MedicalProvidersLaboratories/Documents/introhealtheffectsmedicalprovider.pdf, accessed June 26, 2017.

19. N. D. Vaziri, "Mechanisms of Lead-Induced Hypertensi on and Cardi ovascular Dis-ease," American Journal of Physi ology—Heart and Circulatory Physi ology 295, no. 2 (August 2008): H454–H465, doi:10.1152/ajpheart.00158.2008, accessed January 17, 2018.

20. J. A. Monro, R. Leon, and B. K. Puri, "The Risk of Contaminati on in Bone Broth Diets," Medical Hypotheses 80, no. 4 (Apri l 2013): 389–390, doi:10.1016/j.mehy.2012.12.026, accessed January 30, 2018.

21. K. Daniel, "Chicken Soup with Lead? Looking into a Controvers y," Dr. Kaayla Daniel: The Naughty Nutriti onist, 2013, http://drkaayladaniel.com/boning-up-is-broth-contaminated-with-lead/, accessed January 30, 2018.

22. "The BEST Article on Glyphosate with Comments from Jeffrey Smith," Institute for Responsible Tech nology, February 9, 2017, http://responsibletech nology.org/best-article-glyphosate-comments-jeffrey-smith/, accessed June 26, 2017.

23. J. L. Phi llips, W. D. Winters, and L. Rutledge, "In Vitro Exposure to Electro-magnetic Fields: Changes in Tumour Cell Properties," Internati onal Journal of Radiati on Bi ology and Related Studies in Physics, Chemistry and Medicine 49, no. 3 (1985): 463–469, doi:10.1080/09553008514552681, accessed October 24, 2017.

24. "Quotes from Experts," Electromagnetichealth.org, July 18, 2010, http://electro magnetichealth.org/quotes-from-experts/, accessed June 26, 2017.

25. V. Burke, "Shungite: The Electropolluti on Soluti on," January 9, 2018, www.shungite queen.com

26. Powerwatch, http://www.powerwatch.org.uk/, accessed June 26, 2017.

27. O. M. Amin, "Seasonal Prevalence of Intestinal Parasites in the United States During 2000," American Journal of Tropical Medicine and Hygiene 66, no. 6 (2002): 799–803; doi:10.4269/ajtmh.2002.66.799, accessed June 26, 2017.

28. L. M. Stinton and E. A. Shaffer, "Epidemi ology of Gallbladder Disease: Cholelithi-asis and Cancer," Gut and Liver 6, no. 2 (2012): 172–187, doi:10.5009/gnl.2012.6.2.172, ac-cessed June 26, 2017.

29. "What Is Bi otoxin I llness?" Bi otoxin Journey, December 3, 2014, http://bi otoxinjour-ney.com/what-is-bi otoxin-i llness/, accessed June 26, 2017.30. A. L. Gittleman, "Medical Mysteries Solved with 6 Strands of Hair?" annlouise.com, February 20, 2015.

31. Environmental Working Group, http://www.ewg.org/, accessed June 26, 2017.

32. W. Chowanadisai et al., "Pyrroloquinoline Quinone Stimulates Mitochondrial Bi o-genesis Through cAMP Response Element-Binding Protein Phosphorylati on and Increased PGC-1 α Expressi on," Journal of Bi ological Chemistry 285, no. 1 (2010): 142–152, doi:10.1074/jbc.M109.030130, accessed January 18, 2018.

CHAPTER 7: DETOX YOUR KITCHEN

1. Sadettin Turhan, "Aluminium Contents in Baked Meats Wrapped in Aluminium Foi l," Meat Science 74, no. 4 (2006): 644–647, doi:10.1016/j.meatsci.2006.03.031, accessed June 23, 2017.

2. C. A. Full, and F. M. Parkins, "Effect of Cooking Vessel Compositi on on Fluoride," Journal of Dental Research 54, no. 1 (1975): 192, doi:10.1177/00220345750540012501, ac-cessed June 23, 2017.

3. Truman Lewis, "Study Finds Teflon Chemical in Newborns' Umbi lical Cords," Con-sumer Affairs, February 21, 2017, https://www.consumeraffairs.com/news04/2006/02/teflon _umbi lical.html, accessed June 23, 2017.

4. Chun Z. Yang, "Estrogen Activity in Plastic Products: Yang et al. Respond," Environ-mental Health Perspectives 119, no. 9 (2011), doi:10.1289/ehp.1103894r, accessed June 23, 2017.

5. "Electromagnetic Fields (EMF) & Public Health: Microwave Ovens," World Health Organizati on, February 2005, http://www.who.int/peh-emf/publicati ons/facts/info _microwaves/en/, accessed June 23, 2017.

6. D. F. George, M. M. Bi lek, and D. R. Mckenzie,"Non-Thermal Effects in the Micro-wave Induced Unfolding of Proteins Observed by Chaperone Binding," Bi oelectromagnetics 29, no. 4 (2008): 324–330, doi:10.1002/bem.20382, accessed June 23, 2017.

7. "DNA and the Microwave Effect," RF Safe, Penn State University, January 20, 2001, https://www.rfsafe.com/dna-and-the-microwave-effect/, accessed June 23, 2017.

8. F. Vallejo, F. A. Tomás-Barberán, and C. García-Viguera, "Phenolic Compound Con-tents in Edible Parts of Broccoli Inflorescences After Domestic Cooking," Journal of the Science of Food and Agriculture 83, no. 14 (2003): 1511–1516, doi:10.1002/jsfa.1585, accessed June 23, 2017.

9. R. Quan et al, "Effects of Microwave Radiati on on Anti-Infective Factors in Human Mi lk," Pediatrics 89, no. 4, part 1 (1992): 667–669, https://www.ncbi.nlm.nih.gov/pubmed/1557249, accessed June 23, 2017.

10. "Microwave Oven and Microwave Cooking Overview," Powerwatch, http://www .powerwatch.org.uk/rf/ microwaves.asp, accessed June 23, 2017.

CHAPTER 8: THE 4-DAY RADICAL INTENSIVE CLEANSE

1. C. Sandoval-Acuña, J. Ferreira, and H. Speisky, "Polyphenols and Mitochondria: An Update on Their Increasingly Emerging ROS-Scavenging Independent Acti ons," Archives of Bi ochemistry and Bi ophysics 559 (2014): 75–90, doi:10.1016/j.abb.2014.05.017, accessed No-vember 1, 2017.

2. "Lose Your Worst," First for Women Magazine, June 19, 2017, 28–31.

3. C. A. Thaiss, "Persistent Microbi ome Alterati ons Modulate the Rate of Post-Dieting Weight Regain," Nature 540, no. 7634 (2016): 544–551, doi:10.1038/nature20796, accessed June 22, 2017.

4. M. C. Fogarty et al., "Acute and Chronic Watercress Supplementati on Attenuates Exercise- Induced Peripheral Mononuclear Cell DNA Damage and Lipid Peroxidati on," British Journal of Nutriti on 109, no. 2 (2012): 293–301, doi:10.1017/s0007114512000992, accessed January 29, 2018.

5. "Watercress," LifeExtensi on.com, http://www.lifeextensi on.com/magazine/2007/11/sf_watercress/Page-01, accessed November 1, 2017.

CHAPTER 9: THE 21-DAY RADICAL REBOOT—AND BEYOND

1. N. Hongu and D. S. Sachan, "Caffeine, Carnitine and Choline Supplementati on of Rats Decreases Body Fat and Serum Leptin Concentrati on as Does Exercise," Journal of Nutri-ti on 130, no. 2 (January 2000): 152–157, accessed January 16, 2018.

2. W. J. Pasman et al., "The Effect of Korean Pine Nut Oi l on In Vitro CCK Release, on Appetite Sensati ons and on Gut Hormones in Post-Menopausal Overweight Women," Lipids in Health and Disease 7, no. 10 (March 2008), doi:10.1186/1476-511x-7-10, accessed July 10, 2017.

3. S. Park et al., "Korean Pine Nut Oi l Attenuated Hepatic Triacylglycerol Accumulati on in High-Fat Diet-Induced Obese Mice," Nutrients 8, no. 1 (2016), doi:10.3390/nu8010059, accessed July 10, 2017.

4. "Dandy Tummy Bitters Recipe," Mountain Rose Herbs Blog, https://blog.mountain roseherbs.com/dandy-tummy-bitters-recipe, accessed June 22, 2017.

5. B. Rubik, "How Does Pork Prepared in Vari ous Ways Affect the Blood," Weston A. Price Foundati on, October 12, 2011, https://www.westonaprice.org/health-topics/food-features/how-does-pork-prepared-in-vari ous-ways-affect-the-blood/, accessed November 3, 2017.

6. "The Down Side to High Oxalates–Problems with Sulfate, B6, Gut, and Methyla-ti on," Beyond MTHFR, March 21, 2016, http://www.beyondmthfr.com/side-high-oxalates-problems-sulfate-b6-gut-methylati on/, accessed June 22, 2017.

7. "Cornucopia Yogurt Buyer's Guide," https://www.cornucopia.org/yogurt-scorecard/, accessed June 22, 2017; Sandor Ellix Katz, Wi ld Fermentati on: The Flavor, Nutriti on, and Craft of Live-Culture Foods (White River Juncti on, VT: Chelsea Green Publishing, 2016).

8. Katz, Wi ld Fermentati on; Sally Fallon et al., Nourishing Traditi ons: The Cookbook That Challenges Politically Correct Nutriti on and the Diet Dictocrats (Washington, DC: NewTrends Publishing, Inc., 2005).

9. Valerie Burke, "Val's Naturally Fermented Veggies," Panther Speak, February 2015, https://pantherspeak. wordpress.com/; Valerie Burke, "Val's Naturally Fermented Pickles," Pan-ther Speak, August 2015, https://

pantherspeak.wordpress.com.

10. Su-Chen Ho, Tsai Tzung-Hsun, Tsai Po-Jung, and Lin Chih-Cheng, "Protective Ca-pacities of Certain Spices Against Peroxynitrite-Mediated Bi omolecular Damage," Food and Chemical Toxicology 46, no. 3 (2008): 920–928, doi:10.1016/j.fct.2007.10.028, accessed June 22, 2017.

11. "Cancer-Fighting Properties of Horseradish Revealed," ScienceDai ly, May 17, 2016,https://www.sciencedai ly.com/releases/2016/05/160517122054.htm, accessed June 22, 2017.

12. Kento Kitada et al., "High Salt Intake Repri oritizes Osmolyte and Energy Metabo-lism for Body Fluid Conservati on," Journal of Clinical Investigati on (May 18, 2017), https://www.jci.org/articles/view/88532, accessed June 22, 2017.

13. Robert H. Lustig, et al., "Isocaloric Fructose Restricti on and Metabolic Improve-ment in Chi ldren with Obesity and Metabolic S yndrome," Obesity 24, no. 2 (2015): 453–460,doi:10.1002/oby.21371, accessed June 22, 2017.

14. "Glycemic Index for Sweeteners," http://www.sugar-and-sweetener-guide.com/glycemic-index-for-sweeteners.html, accessed June 22, 2017.

15. Susana Genta et al., "Yacon S yrup: Beneficial Effects on Obesity and Insu-lin Resistance in Humans," Clinical Nutriti on 28, no. 2 (2009): 182–187, doi:10.1016/j.clnu.2009.01.013, accessed June 22, 2017.

16. Aleksandra M. Mirończuk et al., "A Two-Stage Fermentati on Process of Erythritol Producti on by Yeast Y. Lipolytica from Molasses and Glycerol," Bi oresource Tech nology 198 (2015): 445–455, doi:10.1016/j.bi ortech.2015.09.008, accessed June 22, 2017.

17. "The Healthiest Coffee in the World," Dr. Sircus, Apri l 10, 2017, http://drsircus.com/seed-nutriti on/the-healthiest-coffee-in-the-world/, accessed June 22, 2017.

18. P. Shokouh et al., "A Combinati on of Coffee Compounds Shows Insulin-Sensitizing and Hepatoprotective Effects in a Rat Model of Diet-Induced Metabolic S yndrome," Nutrients

10, no. 1 (December 2017): pii E6; doi: 10.3390/nu10010006, accessed January 16, 2018.

19. I. Park et al., "Effects of Subacute Ingesti on of Chlorogenic Acids on Sleep Architec-ture and Energy Metabolism Through Activity of the Autonomic Nervous S ystem: A Ran-domised, Placebo-Controlled, Double-Blinded Cross-Over Trial," British Journal of Nutriti on 117, no. 7 (Apri l 2017): 979–984, doi: 10.1017/S0007114517000587, accessed January 16, 2018.

20. Haruna Baba et al., "Studies of Anti-Inflammatory Effects of Rooibos Tea in Rats," Pediatrics Internati onal 51, no. 5 (2009): 700–704, doi:10.1111/j.1442-200x.2009.02835.x, accessed June 22, 2017; South African Rooibos Counci l, Rooibos Counci l, http://sarooibos.co.za/, accessed June 7, 2017.

21. J. Gi ll, "The Effects of Moderate Alcohol Consumpti on on Female Hormone Levels and Reproductive Functi on," Alcohol and Alcoholism 35, no. 5 (2000): 417–423, doi:10.1093/alcalc/35.5.417, accessed June 22, 2017; J. S. Gavaler, "Alcoholic Beverages as a Source of Es-trogens," Alcohol Health and Research World 22, no. 3 (1998): 220–227, PMID:15706799, https://pubs.niaaa.nih.gov/publicati ons/arh22-3/220.pdf, accessed June 20, 2017.

22. "Cool Temperature Alters Human Fat and Metabolism," Nati onal Institutes of Health, May 15, 2015, https://www.nih.gov/news-events/nih-research-matters/cool-temperature-alters-human-fat-metabolism, accessed June 26, 2017.

HealthTree 健康樹 健康樹系列 120

擊潰脂肪 21 天激進代謝法
Radical Metabolism: A Powerful New Plan to Blast Fat and Reignite Your Energy in Just 21 Days

作　　者	安・露易絲・吉圖曼（Ann Louise Gittleman）
譯　　者	游卉庭
總 編 輯	何玉美
主　　編	紀欣怡
責　　編	林冠妤
封面設計	比比司工作室
版面設計	葉若蒂
內文排版	許貴華

出版發行	采實文化事業股份有限公司
行銷企劃	陳佩宜・黃于庭・馮羿勳
業務發行	盧金城・張世明・林踏欣・林坤蓉・王貞玉
國際版權	王俐雯・林冠妤
印務採購	曾玉霞
會計行政	王雅蕙・李韶婉
法律顧問	第一國際法律事務所　余淑杏律師
電子信箱	acme@acmebook.com.tw
采實官網	www.acmebook.com.tw
采實臉書	www.facebook.com/acmebook01

Ｉ Ｓ Ｂ Ｎ	978-957-8950-85-6
定　　價	380 元
初版一刷	2019 年 2 月
劃撥帳號	50148859
劃撥戶名	采實文化事業股份有限公司
	104 臺北市中山區建國北路二段 92 號 9 樓
	電話：（02）2518-5198　　傳真：（02）2518-2098

國家圖書館出版品預行編目資料

擊潰脂肪 21 天激進代謝法 / 安 . 露易絲 . 吉圖曼 (Ann Louise Gittleman)
著 ; 游卉庭譯 . -- 初版 . -- 臺北市 : 采實文化 , 2019.02
　　面 ；　公分 . -- (健康樹系列 ; 120)
譯自 : Radical metabolism : a powerful new plan to blast fat and
reignite your energy in just 21 days.
ISBN 978-957-8950-85-6(平裝)

1. 健康飲食 2. 減重

411.3　　　　　　　　　　　　　　　　　　　107022763

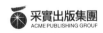